医学教育改革新探索研究

廖德君　著

吉林科学技术出版社

图书在版编目（CIP）数据

医学教育改革新探索研究 / 廖德君著. -- 长春：
吉林科学技术出版社, 2022.9
ISBN 978-7-5578-9756-7

Ⅰ. ①医… Ⅱ. ①廖… Ⅲ. ①医学教育－教育改革－
研究－中国 Ⅳ. ①R-4

中国版本图书馆 CIP 数据核字(2022)第 179476 号

医学教育改革新探索研究

著	廖德君	
出 版 人	宛 霞	
责任编辑	孟祥北	
封面设计	树人教育	
制 版	北京荣玉印刷有限公司	
幅面尺寸	185mm×260mm	
字 数	280 千字	
印 张	12	
印 数	1-1500 册	
版 次	2022年9月第1版	
印 次	2023年3月第1次印刷	

出 版	吉林科学技术出版社
发 行	吉林科学技术出版社
地 址	长春市福祉大路5788号
邮 编	130118
发行部电话/传真	0431-81629529 81629530 81629531
	81629532 81629533 81629534
储运部电话	0431-86059116
编辑部电话	0431-81629518
印 刷	三河市嵩川印刷有限公司

书 号	ISBN 978-7-5578-9756-7
定 价	105.00元

前 言
PREFACE

医学教育改革是全球面临的重大课题，首先要明确的是医学教育需要在哪些方面改革？怎样进行医学教育改革？改革最终目标在哪里？每一次变革的动因都源于医学本身，是医学发展中的问题激发了医学教育变革，从而再次推动医学领域的大发展，因此，医学教育改革是现代医学进步的重要途径。

本书就是针对医学领域的严峻挑战，揭示医学现代困境，认识医学未来走向，为加强卫生系统绩效而改革医学教育。简单说，岗位胜任能力、批判性思维能力和职业道德素养成为现代医学教育的三大基本任务。

教育和医疗是支撑人类社会发展的两大基础领域，前者决定着人的素质，后者决定着人发挥效能的时效，两个因素的共同作用决定着人类社会是否能以一种高效、健康、可持续的模式发展。同时，科学技术作为人类社会发展的原动力，是人类智慧的结晶，推动着社会螺旋式上升发展。时至今日，信息技术作为现代社会的主要标志，正在推动着一场新的社会变革，教育和医疗领域必然也在经历着冲击和蜕变。

对医学教育而言，就是要坚持以人为本的教育理念和救死扶伤的医疗信仰，推进模式创新，促进交叉融合。随着物联网，大数据、云计算、虚拟仿真、人工智能等信息技术与医疗教育相关领域的结合日趋紧密，医教工融合已成为未来医学教育发展的必然趋势。未来的医学专业的学生既要熟练掌握医学门类知识，也要学习信息技术，如人工智能、大数据，虚拟现实，移动互联网等相关课程；毕业后不仅要具备医学专业基础和临床实践能力，也要具备运用前沿信息技术破解医学问题的能力。

本书不仅试图揭示当今教育问题所在，更重要的是分析问题的衍变过程，揭示问题的本质，从而探索医学教育改革的方向。对新时期医学教育的思考是从临床医学现实层面出发，反思医学教育中存在的问题，同时还从历史层面、理论层面给予分析，探讨医学教育应有的历史责任。比如，临床医疗中技术主体化的双重效应对医学生的影响，我们认同以科学为基础模式是医学教育的成功与骄傲，但是单纯绝对化的"科学"也是当今备受指责的靶标。如何看待科学技术，如何评价技术与技术应用中的利益关系，是医学教育不可回避的问题。

本书通过对现代医学走向的关注，探索医学教育的变革方向，教育改革任重道远，有识之士尚需努力。教育改革推进现代医学的飞速发展，从而推进现代医学的发展。对医学教育工作者有一定的借鉴效果。

目　录

第一章　医学与医学生

第一节　医学

一、医学的学科性质

医学，是旨在保护和加强人类健康、预防和治疗疾病的科学知识体系和实践活动。医学是伴随着人类同疾病长期斗争的社会需要而产生和发展起来的，但对于医学的学科性质并没有形成一个比较一致的看法。这是因为医学本身具有复杂性和综合性，不仅表现在疾病的复杂性和变化性，而且表现在医学的对象——人本身也是一个综合体，影响人类健康的不仅有生物因素，也有心理和社会因素。医学在发展中综合了各个时代科学技术的最新成果，多学科交叉融合，医学既有理论的要素，也有经验的要素，还有技术、艺术等人文要素，是一个多要素综合而成的学科体系。

医学又不仅仅是科学，医学的本质是人学。医学研究的不仅是疾病本身，而且要研究疾病这种现象的载体——人。人，不仅是自然的人，更是社会的人，是有意识、有思想、有情感的具体的人。医学不仅高度重视疾病的普遍性东西，而且重视人体结构、功能及疾病的异质性。医学远比其他学科复杂。据经典医学书籍记载，现有病种已达4万种之多，加之不同疾病有不同的分期和分型，而且又发生在不同人群或不同个体身上，这就更为复杂。因此，我们认识医学不能千篇一律，对待病人更应因人、因时、因地而异。医学是人学，是对人的关注，对人的生命的珍视，对人的精神世界的诉求。德国伟大的哲学家康德认为人有三种生命：一种是动物的生命；一种是人的生命；一种是精神的生命。康德讲："精神生命指的是人性中实践理性或最高理性那部分，它在概念中令人愉快，这就是伦理的善。"德国细胞病理学家鲁道夫·魏尔啸（1821—1902）提出"医学科学的核心是社会科学"，"医学是一门社会科学，任何社会都应对居民健康负责"等观点。魏尔啸参加西里西亚地区斑疹伤寒流行病学调查，指出了流行病的社会属性，提出单纯治疗不搞社会预防是不能控制斑疹伤寒流行的观点。瑞士医学史名家亨利·E. 西格里斯特（1891—1957）指出："当我说与其说医学是一门自然科学，不如说它是一门社会科学的时候，我曾不止一次地使医学听众感到震惊，医学的目的是社会的，它的目的不仅是治疗疾病，使某个机体康复，而且它的目的还要使人能调整以适应环境。作为一个有用的社会成员，为了做到这一点，医学经常要应用科学的方法，但是最终的目的仍然是社会的。"对于医学问题，不仅要从生物角度进行研究，也要从社会角度进行研究。医学要研究社会因素与健康之间的相互作用及其规律，进而制订社会措施（包括政治、经济、法律、教育、社会保障、环境保护、卫生服务等），保护和促进人们的身心健康和社会活动能力，保证人们积极地、全面地发展，提高生活质量，造福人类社会。

医学是科学、技术与人文的结合。没有技术，医学没有了躯干；没有人文，医学就没有了灵魂。美国学者佩里格利诺（Edmund D.Pellegrino）曾指出："医学居于科学与人文之间，并且并非二者中的任何一方，而是包含了双方的很多特性。医学是最人文的科学，最经验的艺术，并且是最科学的人文。"我国著名理论家于光远在《关于科学分类的一点看法》中提出："很明显，医学不是纯粹的自然科学，而是两大科学门类（自然科学和社会科学）相结合的科学。因为医学的对象一方面是作为自然界物质的人，另一方面这个人又是在一定的社会中生活的，他的健康和疾病受到社会环境的影响，有些疾病甚至完全是由于社会的原因引起的。"就整个医学来说，医学具有自然科学性质和社会科学性质；就医学的每

一个具体分支学科来说，它们各有特点，有的自然科学性强一些，甚至完全属于自然科学，有的不可忽视其社会科学性质，有的几乎纯粹属于社会科学。

二、医学的研究对象

医学研究的对象主要是人体以及与人的健康有关的各种因素，医学研究离不开人、疾病、健康这些关键词。

（一）人的生物属性、社会属性和个体差异

人是世界上最复杂的生命体。人既具有生物性，又具有社会性；既具有一般的生理活动，又具有特殊的心理活动。人的生命现象既不能简单地用一般的物理化学运动规律来解释，也不能简单地用一般的生物学规律来解释。医学研究除了考虑生物学因素外，还必须考虑心理因素、自然环境因素、社会环境因素对人体产生和可能产生的各种影响。

首先，人具有生物属性。人是通过生物遗传方式所获得的有生命的肉体组织及其器官的结构与功能。从生物学意义上看，人起源于动物，由古猿进化而来，隶属于动物界、脊椎动物、灵长类、人科、人属。因此与其他生命有机体存在许多相似之处，如营养、新陈代谢、生长发育、生殖遗传等等。人作为有机存在体，天生注定其生存必须依赖自然界，必须不断同自然界进行物质、能量、信息的交换，以充实和更新自身生命活动所必需的要素，保持其内环境的稳态。内环境的稳态是细胞保持正常生理功能的必要条件，也是机体保持正常生命活动的必要条件，内环境的稳态失衡可致疾病。内环境稳定的维持有赖于各器官，尤其是内脏器官功能状态的稳定、机体各种调节机制的正常以及血液的纽带作用。

其次，人具有社会属性。马克思说："人的本质不是单个人所固有的抽象物，在

其现实性上，它是一切社会关系的总和。"人的生命、健康、长寿、疾病无不与复杂多变的社会息息相关。在社会环境中，政治制度的变革，社会经济的发展，文化教育的进步与人类的健康紧密相关。在现代社会中，随着物质技术的进步和社会的发展，人们的物质生活越来越好，但一部分人的精神生活却显空虚，社会压力加大，人们的脚步加快，有的人没有很好的渠道去化解这些压力而是用自杀或吸毒来结束或忘掉自己的存在，导致颓废病、疯狂病、网络综合征、耳塞机综合征等现代社会病的发生，也会影响到自己的身心健康。人是有意识的社会存在物，具有主观能动性。医学有很长一段时间过于强调主体医者的主动性而忽视了客体患者的能动性和参与意识，在医学领域出现了纯粹的技术理性主义。

最后，人具有个体差异。医学不仅重视疾病的高度普遍性，而且重视人体结构、功能及疾病的异质性。病人个体差异是复杂的生命现象，受到生物因子集、心理因子集和社会因子集的制约。生物因子集包括年龄、性别、种族、生理、生化、免疫、病史等差异；心理因子集包括个性、个体心理、病人心理的差异；社会因子集包括地区、职业、行为、文化、生活等差异。如病人心理，病人是求助于医学，需要医学给予医学技术帮助和医学人文关怀的人。病人在疾病过程的特定境遇中形成了具有病人角色特征的病人意识活动，表现为依赖性增强，被动性加重，对医生的话比较敏感，易发怒，情绪波动性大，恐惧与担忧，自卑感加重，等等。这些心理如果得不到及时疏导会影响到疾病的进程和转归。

（二）疾病与健康

健康与疾病是生命活动的两种基本状态，也是医学研究的永恒主题。健康是生命活动的常态，表现为机体机能、结构的完好，机体与环境关系的协调。疾病是一种特殊的生命过程，此时机体机能、结构出现障碍，机体与环境关系不协调。医学要研究人在什么条件下能处于常态，促进机体与环境关系协调，如果关系失衡或处于非常态下如何向常态转化。1996年，世界卫生组织在《迎接二十一世纪挑战》的报告中明确宣称，21世纪的医学不应该继续以疾病为主要研究内容，而应以人类的健康为主要研究领域。在生物医学模式下，人们认为健康和疾病史是完全对立的，非此即彼，把健康仅仅理解为生理上的没有疾病即健康。1977年，美国精神病专家恩格尔在《需要新的医学模式：对生物医学模式的挑战》一文中，首次提出了生物-心理-社会医学模式的概念，健康不仅指生理上的，还包括心理上的和社会适应性等问题。在此基础上，人们把健康作为社会发展的目标，打破了健康与疾病的二元划界，引入了亚健康的概念和理论，促进了预防和公共卫生事业的发展。

医学要研究如何通过药物或手术来减轻或消除疾病恢复健康，这里有些共性可循。疾病的临床表现千变万化、错综复杂。疾病种类繁多，据统计疾病有24大类989个病种，具体的疾病名称有上万个，新的疾病还处在不断地被发现中。疾病的表象具有复杂性。有的疾病有特异性的临床表现，有的疾病没有特异性表现；有的疾病症状表现很典型，有的症状表现不典型；有的疾病症状与其他疾病症状很相似；有的疾病甚至无症状。疾病的发生有三大要素：致病因子、宿主和环境。从致病因子来说，有生物的，也有物理的和化学的，有的一因一果，也有的一因多果或多因一果。宿主是为寄生物提供生存环境的生物，包括人和其他生物。人的遗传因素、年龄、性别、职业、文化、种族、生理状态、免疫状况、既往病史、性格等都会影响到人的健康状况。所有这些都增加了医学研究的难度。

亚健康是指身体介于健康与疾病之间的边缘状态，又叫作"慢性疲劳综合征"，或称"第三状态"。经过统计学统计，人群中真正的健康者"第一状态"和患病者"第二状态"所占比例不足1/3，有2/3的人处于亚健康状态。导致人体处于亚健康状态的原因也是多样化的，如过度疲劳造成的精力体力透支；人体自然衰老，机体器官开始老化出现的体力不支；现代身心疾病，如心脑血管疾病、肿瘤等的潜临床或前临床状态；人体生命周期中的低潮导致维持生命的器官运行和新陈代谢等生物节律的紊乱；个人的不良生活方式；社会环境及人性需求产生的压力；环境污染的影响等。这种亚健康状态如果调理得当会向健康发展，否则将会导致疾病的发生。

21世纪的医学正从原来单纯生物医学模式，转变为生物-心理-社会的医学模式；从传统的"一个医生，一个病人，一个处方，一个手术"的纯医疗模式，转变为群体保健、预防和主动参与的新模式。从20世纪下半叶起，以保护环境和减少心脑疾病、恶性肿瘤、意外损伤等主要死因为主要目标的预防医学得到迅速发展。预防医学是以人群为主要研究对象，用预防为主的思想，针对人群中疾病的消长规律，采用基础科学和环境卫生科学方法探索自然和社会环境因素对健康和疾病的作用规律；应用卫生统计学和流行病学等原理和方法，分析环境中主要致病因素对人群健康的影响；利用现代科学技术和社会卫生措施，以达到预防疾病、增进健康、提高生活质量的一门学科。预防医学的发展使得医学研究由个体到群体，由治已病到防未病，由考察生物因素到心理、社会因素，大大拓宽了医学研究的领域和范围，促进了人类的健康。

三、医学的目的

现代医学的目的是什么？这个问题是由美国哈斯廷中心主任丹尼尔·卡拉汉于20世纪80年代末90年代初提出来的，并由他发起了国际研究计划。传统医学的目的主要有治疗疾病、恢复健康、抢救和延长寿命、减少死亡、解除疼痛和疾苦。这样的医学目的导致人们为了治愈疾病而无限制地追求技术的进步；把治疗的点定在消除致病性，即治已病而不是防未病；强化生命的神圣观念，而不是重视生命质量。这样的医学目的导致了医疗危机的产生。1993年在北京举行了"医学目的"国际计划的中国组首次讨论会。会议认为，发达国家出现医疗危机直接和医学观念与技术先进有关，随着医学科学的进步，疾病不仅没有被消灭反而愈治愈多；高技术带来高消费、高开支、高需求，虽然各国也采取了一些相应的措施，但无法从根本上解决。这些都引发了人们对传统医学目的的重新思考。1996年6月，14国会议在意大利那不勒斯举行，会议通过了《医学的目的，确定新的优先战略》文件，文件主张的医学目的有：

（一）预防疾病和损伤，促进和维持健康

医学不仅治疗已病而且预防未病，这是上医。《黄帝内经》当中提道：高明或远见的智者，往往是在疾病没有蔓延或症候的时候及早干预，防患于未然，提前做好防护，防治疾病的发生与蔓延。随着时代的发展，更应借助于高科技智能仪器及早对身

体进行针对性筛查，发现潜病态，科学制定干预调理方案，以求将潜病态消灭在萌芽状态，争得健康最大化。

（二）解除由疾病引起的疼痛和痛苦

医学不仅要解除病人生理上的疼痛而且要关注疾病给病人带来的精神上和感情上的痛苦。医学是一种回应他人痛苦的努力。只有当医生在某种程度上了解患者的经历，医疗照护才能在谦卑、信任和尊重中进行。患者一旦患病，对病的近、远期危险程度，疾病的发展与转归，是否选择有创伤、效果又有限的手术，生活、工作如何安排？这些对疾病的不安所致的焦虑、抑郁、惊恐给他们带来的痛苦往往会远远超过疾病本身。

（三）对疾病的照料和治疗，对不治之症的照料

医学不是万能的，并不是所有的病都能治愈，照料是广义的治疗。除了技术的治疗，医护人员有时也需要给予病人生活护理。如果只依靠科学性，医学无法帮助患者在与疾病斗争时，找到疾病和死亡的意义。为此，缓和医疗应运而生。缓和医疗也叫姑息治疗，主要针对不能治愈的严重疾病和终末期慢病患者，要密切关注他们的情绪、精神、灵性需要，减轻病人的痛苦，提高生活质量，帮助病人和家属达成心愿。1987年缓和医疗被英国政府正式确立为一个独立的临床专业学科。1990年世界卫生组织提出缓和医学的原则：维护生命，把濒死作为正常过程，不加速也不拖延死亡，提供疼痛的缓解服务。

（四）避免早死，追求安详死亡

现代医学对疾病的认识更加客观，认为医学本身和医学目的并非要消除疾病，而要减少疾病和预防疾病，公共卫生、营养、保健和良好的生活方式显得非常重要，避免早死仍是医学的重要目的。世界卫生组织2015年1月19日发布《2014年全球非传染性疾病现状报告》指出，与不良生活方式有关的疾病已经成为全球公共健康的主要威胁之一。具体到中国，超过300万中国人在70岁之前死于心脏病、肺病、脑中风、癌症和糖尿病等非传染性疾病，许多人去世时只有30多岁或40多岁，世界卫生组织将此类死亡定义为过早死亡。传统上，医生们或亲属常常为了挽救生命，不惜昂贵的花费，但常常换取的只是病人更大的痛苦和苦恼，这一点引发了人们对临终关怀更多的思考。临终关怀的伦理意义在于它有利于医学人道主义的升华，可以使病人在临终阶段活得有意义、有价值、有尊严，死得安享舒适，实现生命价值。现代医学不仅仅是单纯追求寿命的延长，而是更加重视生命质量的提高。把避免早死和追求安详死亡作为医学的目的之一，标志着人对自己的生老病死有更理智、科学的认识和选择。

通过现代医学目的可以看出新的医学：将促进和提高全体居民的健康状况作为主要目标，而不仅仅是医治患病的人群；新的健康目标包括生理、心理、社会适应性等全方位的良好状态，而不仅仅是没有疾病；医学的目的是减少疾病、预防疾病，而并非消灭疾病；重视生命质量的提高，维护有意义的生命质量，有选择地阻止死亡，而不仅仅是单纯追求寿命的延长。医学活动体现了真理和价值、科学精神和人文精神的统一。

第二节　医学生的职业素质

医学生是指在医学院校学习各类医学知识的人员。包括临床医学、护理学、医学影像学、口腔医学、药学、医学检验学、预防医学等专业方向。在我国，医学生的教育，走的是理科教育的途径，但是现代医学实际上应是一门文理兼容的学科，医学治疗的是疾病，但接触的是人。我们的预防、诊断、治疗和康复皆以人为对象。所以医学在很大程度上又具有人文科学的特征。

一、医学生必备的基本素质

1984年，美国约翰.霍普金斯大学校长缪琴博士发表了《为二十一世纪培养医生》的报告，即著名的GPEP报告，该报告指出为能够跟上科学的发展来为病人服务，医学院校培养的专门人才首先要加强一般专业教育，具体目标是使医科大学学生获得作为一名医生所必需的基本品质和为毕业后继续接受教育做好准备，高等医学院校要确定未来医生所需要的基本知识和基本技能，还要关心这些在社会中处于独特地位的未来医生的人格、价值观和态度。可见，医学生要具备一定的理论知识、较强的能力和健全的人格，这是医学生成为真正医者的必备的基本素质。

（一）医学生的理论素养

医学生要掌握深厚的理论知识。这些理论知识存在于医学生意识之中，以医学生专业知识为主的多学科、多层次的知识相互联系构成的知识系统。

基础知识要广博。《礼记·中庸》第二十章十九条讲到为学的几个层次："博学之，审问之，慎思之，明辨之，笃行之。""博学之"意味着要广泛猎取，培养自己的好奇心，这是为学的第一阶段。随着科学技术和社会的发展，医学基础知识涉及的范围越来越广，不仅涉及自然科学、社会科学，还涉及人文科学。《希氏内科学》指出："医学不是一门纯科学，而是深深扎根于众多学科之中，负有用其为民造福之责的博学职业。"为此，世界上的许多医学院校开展了通识教育。如美国，加强医学预科阶段的学习，通过均衡地学习自然科学、社会科学和人文科学，为接受专业教育做好广泛的准备；改革入学考试，鼓励具有社会科学和人文科学背景的学生报考医学院校，入学考试强调报考者的批判思维能力、解决问题能力和交际能力。英、法、德、俄、日、澳等发达国家都有为期一年或一年以上的医学预科，主要完成数学、物理、化学、生物学、心理学、伦理学和社会医学等方面的课程学习，不合格者不能继续医学阶段的学习。我国的医学院校对于这些课程是作为基础课或共同课在大学期间开设，有的学科是部分医学院校或部分专业开设，医学生需要从多种渠道扩充自己的知识面。

专业知识要精深。国家中医药管理局前副局长李振吉教授对名医做出如下定义："名医是指那些在一定时期和范围内，为行业内外公认的医学理论功底深厚、医术精湛、医德高尚、有相应社会影响和知名度的临床专家。"作为一名医学生，将来从事治病救人的工作，事关生死，"病家求医，寄以生死"，必须要有较高的医术，这是为医之本。医学是一门博大精深、内容丰富、分支繁多的学科。要做到理论功底深厚，就要有勤奋、严谨求实的态度，要有创新精神，医学是在不断发现问题和解决问题的过程中发展的，要善于发现问题、分析问题和解决问题，要始终站在学科发展的前沿，对于自己的相关专业知识有独到的见解，对医学规律有正确的把握。要做到医术精湛，就要重视医学实践，多动手、多实践，练好基本功。医学的实践性非常突出，医疗检查、治疗、护理都要依靠许多技术操作来完成，操作技能不熟练不精确，轻者增加病人痛苦，重者威胁生命。唐代著名医学家孙思邈在他的《大医精诚》中表述了"精、诚"理念，"大医"一是要"精"，二是要"诚"。所谓"精"，即要求医者要有精湛的医术，认为医道是"至精至微之事"，习医人必须"博极医源，精勤不倦"。

要有一定的医学人文知识。医学人文是医学与人文的叠加，产生了知识的"交集效应"。医学人文包含三重意思，一是指人文知识（文、史、哲、艺术、法律、宗教等）和医学人文知识（医学伦理、医学心理、医患沟通学、社会医学、卫生事业管理等）。二是指医学人文方法（强调用系统、思辨的方法和批判精神去分析解决医学问题）。三是指医学人文精神（医者理想人格的养成、对患者的人文关怀）。医学的核心目的是满足人的健康需求，人作为有意识的类存在物是有各种需要的，需要的满足与否会影响到他的健康。对患者而言，精神的慰藉、情绪的稳定、希望的存在、人格的尊重、相关权利的确保等都是至关重要的，这些需要医者具备一定的医学人文知识，如语言的艺术、与患者沟通的技巧、相关的伦理、法律知识等。医学结构如一个"人"字，如果一撇是技术的医学，那么一捺就是人文的医学。只有技术与人文的协调，才能写出最美的"人"字。医者既要施以医术又要怀有仁心，要重视医学的人文价值，倡导医学的人文精神，这是医学发展的方向，离不开医学生对医学人文知识的认知。

（二）医学生需具备的主要能力

语言沟通能力。语言是人们用来与自己或他人沟通思想、传递信息的方式。列宁说："语言是人类最重要的交际工具。"希波克拉底曾说，医生有"三大法宝，分别是语言、药物和手术刀。"医者的语言既能治病也能致病。语言在输入大脑皮层后，经过边缘系统，影响内分泌系统和自主神经系统，对组织器官产生作用，导致机能改变。患者由于身体处于异样境况下会产生特殊心理，如易怒、不安、焦虑甚至恐惧心理，对医者的依赖性增强、期望值提高。医者一句安慰的话语、一句暖心话可能会增加患者抵御疾病的信心，使病情有所好转；也可能由于医者一句不当的话语使患者更加焦虑、恐惧，使病情恶化；医者语言过于强烈也有可能使患者产生对抗情绪，医患关系激化，对双方都不利。医学生要熟悉医务语言（规范），掌握与患者沟通的语言技巧（艺术），了解患者群体的特点，注意与患者沟通的一些礼仪要求（称呼、接待、服饰等）。

团队合作能力。现代医学在不断发展变化，各种新病、各种疑难杂症不断呈现，医学的复杂性需要医务工作者发挥团队合作精神，共同攻克医学难关。如果说传统的医疗活动多是医者的个人行为，而今天医疗机构中的医疗行为是团队合作的结果，如一台手术需要有主刀、助手、麻醉师、器械护士等，重症患者治疗方案的确定也需要团队协商讨论决定。医学生团队合作能力的强弱，直接影响到他们在未来职业生涯中参与医疗工作的质量，与患者的健康和利益息息相关。医学生要增强自己的团队合作能力就要培养自己宽容与合作的品质；培养表达和与人沟通的能力；培养自己的大局观念；培养奉献和敬业精神；学会尊重、欣赏、信任他人。

终身学习能力。医生不仅是一个很辛苦的职业，而且是一个需要终身学习的职业，医学学习贯穿人生的全过程。在知识经济时代，医学知识在不断更新有时甚至是颠覆性的改变，医疗技术在不断发展，医学生在医学院校的本科学习中所获得的知识和技能不能满足其职业发展的需求，医学生必须把学习当作生活的一种常态，不断地探索和学习医学领域中的新知识、新理论、新技术和新方法，及时更新自己的知识体系和职业能力，并将其有效地运用到实际临床工作中去。医学生要树立终身学习的意识，养成自主学习习惯，培养创新学习能力，主动去获取医学新知识和新信息，善于发现新问题，积极主动分析问题，并大胆尝试解决问题，只有这样才能适应医学事业不断发展的需求。医生持续学习也是对病人的健康负责任的一种表现。

学术研究能力。随着社会不断发展，我国的医学模式和疾病谱已发生显著的变化，需要医学深入系统地总结以往临床经验，加深对人的生命和疾病现象及其发生、发展规律的认识，获得医学新理论，开拓医学研究新领域，不断寻求维护人类健康和防治疾病的最佳途径和方法。学术研究能力是今天医学生必备的一种能力。如何提高医学生的学术科研能力？首先，医学生要夯实自己的专业基础，这是开展学术研究的前提。医学生除了课堂学习的医学知识外，要充分利用好图书馆和网络资源查找老师课上提到的或书本上涉及的医学前沿知识，做好知识储备。其次，医学生可以在在校期间组建学术团队或科研小组，对一些医学问题开展初步的研究，尝试撰写有新意的文章，并可以请求老师给予指导。最后，医学生要培养自己批判性思维能力。既然是学术研究就要解决未解决的问题，探索未知领域，所以医学生要善于质疑，大胆推测和假设，并尝试去验证。

观察力和记忆力。医学是一门实践性很强的学科，医学知识一部分来自书本，还有相当大的一部分来自科学实验和临床经验积累，这些都离不开医学生细致的观察。在临床诊治中，正确的诊断源于医生对疾病的严密认真的观察。疾病是作为一个过程展开的，在不同阶段呈现出不同的症状；疾病也存在个体差异，同一种疾病在每一个个体身上表现不同；疾病的因果关系比较复杂，可能是同因异果，也可能是异因同果。这些都需要医生去甄别，利用眼睛、鼻子、耳朵和双手去认真观察体征，聆听患者主述或他人代述，去触诊，才不会放过任何细微的变化，从而做出正确的诊断。医学生要注意培养自己的观察力，把它作为自己的一种职业习惯，勤于观察、善于思考、持之以恒。医学上，病种病名繁多，临床表现不一、面对着成千上万的药物名称、使用方法、不良反应等都需要记忆。医学生如果没有一个良好的记忆力是很难胜任以后的工作的。医学生要培养自己的记忆力，一是靠勤奋，二是要掌握记忆的技巧和方法。

临床技能与医疗服务能力。临床技能是医学生的基本功，是医学生内化知识的一个外在表现。具有一定临床技能的医学生，才能在未来的工作中以不变应万变，以自己的实际能力来应对医务工作中遇到的各种各样的问题和挑战。临床技能主要包括三个方面的内容：临床操作能力、临床思维能力、人文关爱及沟通技巧。为了提高自己的临床技能，医学生在临床实习中或临床技能课上，要增强自己的主动意识，多动手，在模型上多练习，多向带教老师请教，目的就是提高自己的操作能力。多看以往的病例及分析，多思考，多比较，积累经验，为以后临床中能独立诊断并做出医疗决策奠定基础。医学生要树立以病人为中心的理念，学会换位思考、注意细节、微笑服务，把关爱贯穿于医疗、服务的全过程。

信息与管理能力。信息社会，医学生作为国家医疗领域的后备军，其信息素养水平直接关系到国家医疗服务水平的高低。1999年6月9日，国际医学教育专门委员会制定的本科医学教育"全球医学教育最低基本要求"（以下简称"基本要求"）界定了医学教育的7个领域的60项能力要求。在这些基本能力中，特别强调了信息管理方面的能力。"基本要求"中对医学生信息能力方面的具体要求：（1）从不同数据库和数据源中检索、搜集、组织和分析有关卫生和生物医学信息。（2）从临床医学数据库中检索特定病人的信息。（3）运用信息和通信技术帮助诊断、治疗和预防，以及对健康状况的调查和监控。（4）懂得信息技术的运用及其局限性。（5）保存医疗工作的记录，以便进行分析和改进。（6）懂得从不同信息源获得信息，在确定疾病的病因、治疗和预防中进行科学思维的重要性和局限性。（7）应用个人判断来分析和评论问题，主动寻求信息而不是等待别人提供信息。（8）根据从不同来源获得的相关信息，运用科学思维去识别、阐明和解决病人的问题。医学生要增强获取和利用信息的自觉性和主动性，以适应21世纪社会对高素质医学人才的需要。

（三）医学生的健康人格

人格这个概念来源于希腊语persona，也称个性，原来主要是指演员在舞台上戴的面具，类似于中国京剧中的脸谱，后来心理学借用这个术语用来说明：在人生的大舞台上人也会根据社会角色的不同来换面具，这些面具就是人格的外在表现。

学术界对人格概念的界定不一：有的把它定义为一个人独特而稳定的思维方式和行为风格；有的把它界定为人的整体精神风貌，是一个人比较稳定的心理特征的总和；也有的把它定义为法律上做人的资格。

学者杨国枢的人格界定受到学术界的广泛好评："人格是个体与环境交互作用的过程中所形成的一种独特的身心组织，而这一变动缓慢的组织是个体适应环境时，在需要、动机、兴趣、态度、价值观念、气质、外形及生理方面，各有不同于其他个体之处。"

在国际上影响力比较大的有弗洛伊德和奥尔波特的人格理论。

奥地利心理学家西格蒙德·弗洛伊德从性欲出发，将人格视为由三个层面所组成的动力系统，即本我、自我和超我。这三个层面也可对应分为三种人格，即自然人格、实有人格和道德人格。在弗洛伊德那里，本我包括所有的本能，受快乐原则的支配；自我是人格的控制部分，从事合适的环境活动以满足本我的需要，支配自我的是现实原则；超我是人格的道德部分，包括良知和自我理想两部分，支配超我的是至善原则。健全人格是这三者的和谐统一。

　　1937年，美国心理学家高尔顿·乌伊拉德·奥尔波特在其名著《人格：心理学的解释》一书中，得出他自己对人格的定义："人格是个体内部决定其独特的顺应环境的那些心理生理系统中的动力组织。"他把人格定义为一种"动力组织"，并把这种人格组织命名为"统我"，即"自我统一体"。奥尔波特提出健康人格具有以下六个特点：（1）自我扩展的能力。健康成人参加活动的范围极广。（2）密切的人际交往能力。健康成人与他人的关系是亲密的，富有同情心，无占有感和嫉妒心，能宽容自己与别人在价值观上的差异。（3）情绪上有安全感和自我认同感。健康成人能忍受生活中不可避免的冲突和挫折，经得起不幸，保持良好的形象和乐观态度。（4）体现知觉的现实性。健康成人根据事物的实在情况看待事物。（5）体现自我客观化。健康成人十分清楚自己的所有和所缺，理解真实自我和理想自我的差距。（6）体现定向一致的人生观。健康成人为一定的目的而生活，有一种主观的愿望，能对自己的行动产生创造性的推动力。

　　医学职业人格是指从事医学职业的人们在医疗工作中所具备的基本品质和心理特征。医学生的健康人格主要包括以下两方面的内容：（1）良好的职业品格。医学生由于其将来从事的特殊职业——医学具有服务性、实践性、风险性等特征决定了其具有的品质突出地表现为：情绪的自控力、行为的目的性、决策的果断性和意志的坚韧性。情绪的自控力就是控制自我、约束自我的一种自我调节能力。医学生要有比较强的自控力，在遇到某些意外如医患矛盾甚至冲突时，要能够理智控制自己的情绪，以冷静的态度处置。行为的目的性是指人的思想和行为的统一协调。医学生要有强烈的事业心和责任感，明确自己行为的目的，做事有条不紊。决策的果断性是指一个人在必要时能当机立断地做出正确决定并贯彻执行，这在医务行业是非常重要的，特别是对急症患者的处理上。意志的坚韧性，这是个体主观能动性发挥到极致的表现，它使个体为实现目标而坚韧不拔。医务行业工作一般难度较大，面临的急重患者和疑难杂症较多，工作风险较大，医患矛盾和纠纷也多，对医学生来说都是巨大的困难和挑战。医学生要勇于面对各种困难，具有坚持不懈迎接挑战，永不退缩的意志品质。（2）正确的职业心理。医学生对医学工作有着执着的追求和热爱，能够以满腔的热情对待病人、对待同事、对待自己，能够以平和心态对待工作中的各种困难，有爱心、细心、热心、耐心、诚心，能够冷静地分析工作中的得与失，有正确的义利观、价值观、荣誉观，能够不断克服自己的不足，促进人格的完善和医疗技术水平的提高。

二、医学生的职业道德与职业精神

（一）职业道德与职业精神的内涵

　　职业道德是从业人员在职业活动中应当遵循的符合自身职业特点的职业行为规范，是职业品德、职业纪律、专业胜任能力及职业责任等的总称。职业精神是从业人员在对其职业规范和要求深刻认识的基础上，表现出的行为特征和思想成果，并进一步升华为一种高品位的职业风范和精神境界。道德是客观存在的，要遵守的东西；精神是主观的，是自己追求的东西。人的行为受人的大脑或思想的支配，职业道德是从业群体的道德认知，要内化为个人一定的道德情感或职业精神，在外化为一定的职业行为。职业精神是职业道德的内化，要为从业个体主观接受或认可。职业道德的一般内容为：爱岗敬业、诚实守信、办事公道、服务群众、奉献社会。

（二）医学生的职业道德

医学生的职业道德也就是我们通常所说的医德，是医务工作者必须遵守的职业道德，它同医务人员的职业生活紧密联系着，是在医务实践中形成的，并依靠社会舆论和良心指导的，用以调整医务人员和服务对象之间、医务人员之间以及社会之间相互关系的行为规范的总和。

西方最早论述医德之人是今天被尊称为"医学之父"的古希腊的希波克拉底，以其命名的《希波克拉底誓言》向全世界医者发出道德倡议书。誓言中讲："我愿尽余之能力与判断力所及，遵守为病家谋利益之信条，并检束一切堕落及害人行为，我不得将危害药品给予他人，并不做此项之指导，虽然人请求亦必不予之。尤不为妇人施堕胎手术。我愿以此纯洁与神圣之精神终身执行我职务。凡患结石者，我不施手术，此则有待于专家为之。无论至于何处，遇男或女，贵人及奴婢，我之唯一目的，为病家谋幸福，并检点吾身，不做各种害人及恶劣行为，尤不做诱奸之事。凡我所见所闻，无论有无业务关系，我认为应守秘密者，我愿保守秘密。"誓言论及了医学道德问题：为服务对象谋利益，做自己有能力做的事；绝不利用职业便利做缺德乃至违法的事情；严格保守秘密，即尊重个人隐私。在第二次世界大战结束后审判了纳粹分子医生的罪行，医生的职业道德的特殊性和重要性又引起了人们的重视。1948年世界医学会（WMA）在希波克拉底誓言的基础上，制定了《日内瓦宣言》。"值此就医生职业之际，我庄严宣誓为服务于人类而献身。我对施我以教的师友衷心感佩。我在行医中一定要保持端庄和良心。我一定把病人的健康和生命放在一切的首位，病人吐露的一切秘密，我一定严加信守，决不泄露。我一定要保持医生职业的荣誉和高尚的传统。我待同事亲如弟兄。我决不让我对病人的义务受到种族、宗教、国籍、政党和政治或社会地位等方面的考虑的干扰。对于人的生命，自其孕育之始，就保持最高度的尊重。即使在威胁之下，我也决不用我的知识做逆于人道法规的事情。我出自内心以荣誉保证履行以上诺言。"宣言明确指出病人的健康是医务人员要首先关心、具有头等重要地位的问题，医务人员应无例外地保守病人的秘密，对同事如兄弟，坚持医业光荣而崇高的传统的职业道德准则。以后随着社会发展，内容不断修订和补充。英国古典经济学大师亚当·斯密在他的名著《道德情操论》中提出的建立在人性基础——同情心之上的仁慈、审慎、正义、节制的四大美德思想对我们今天的医学生职业道德培养也深有启发。

我国古代传统医德思想博大精深，对今天提高医学生个人修养、改善医患关系仍具有深远意义。中国传统医德受儒家思想影响很深，儒医称医学为"仁术"，"仁"即爱人，仁爱救人是医学的重要目标。药王孙思邈被认为是第一个完整论述医德的人，在他的名著《备及千金要方》第一卷中提出"大医精诚"思想："凡大医治病，必当安神定志，无欲无求，先发大慈恻隐之心，誓愿普救含灵之苦。若有疾厄来求救者，不得问其贵贱贫富，长幼妍媸，怨亲善友，华夷愚智，普同一等，皆如至亲之想。亦不得瞻前顾后，自虑吉凶，护惜身命。见彼苦恼，若己有之，深心凄怆。勿避险峻、昼夜寒暑、饥渴疲劳，一心赴救，无作功夫形迹之心。如此可为苍生大医，反此则是含灵巨贼。"何谓大医？要严谨、刻苦钻研，提高医术，"博极医源，精勤不倦"；要有感同身受的心，策发"大慈恻隐之心"；要不分贫富贵贱，一视同仁；不为名利，要不得"自逞俊快，邀射名誉"，"恃己所长，经略财物"。明代陈实功的《外科正宗·医家五戒十要》是世界上最早成文的医德法典之一、指出为医要尊重病人的隐私，一视同仁，严肃认真，不唯利是图，谦虚好学，鼎力相助。

中外许多著名医家之所以博得广大病人和社会的欢迎，都是同他们精湛的医术和高尚的医德密切相连的。如果说传统医德的出发点更多是个人行医的准则，今天的医德规范则是行业群体的行为准则。卫生部于1988年颁布的《中华人民共和国医务人员医德规范及实施办法》对从业者提出了如下要求：（1）救死扶伤，实行社会主义的人道主义。时刻为病人着想，千方百计为病人解除病痛。（2）尊重病人的人格与权利，对待病人，不分民族、性别、职业、地位、财产状况，都应一视同仁。（3）文明礼貌服务。举止端庄，语言文明，态度和蔼，同情、关心和体贴病人。（4）廉洁奉公。自觉遵纪守法，不以医谋私。（5）为病人保守医密，实行保护性医疗，不泄露病人隐私与秘密。（6）互学互尊，团结协作。正确处理同行、同事间关系。（7）严谨求实，奋发进取，钻研医术，精益求精。不断更新知识，提高技术水平。《中华人民共和国执业医师法》对执业医师的义务做出如下规定：（1）遵守法律、法规，遵守技术操作规范；（2）树立敬业精神，遵守职业道德，履行医师职责，尽职尽责为患者服务；（3）关心、爱护、尊重患者，保护患者的隐私；（4）努力钻研业务，更新知识，提高专业技术水平；（5）宣传卫生保健知识，对患者进行健康教育。在社会主义条件下，广大医务工作者对以往传统的医德有继承、有发展。它的宗旨是全心全意为人民服务，救死扶伤，实行革命的人道主义。

（三）医学生的职业精神

医学生的职业精神是医学生职业道德的强化状态，将对职业的热爱上升为一种理想和信仰。2002年由美国内科基金会、ACP基金和欧洲内科医学共同发起和倡议的《新世纪的医师职业精神——医师宣言》充分体现了当代医学的职业精神。到目前为止，已有包括中国在内的36个国家和地区的120个国际医学组织认可和签署了该宣言。宣言将医师职业精神概括为四个方面：患者利益至上、医学诚信第一、提高业务能力、促进社会公平。可见医学的职业精神是科学精神与人文精神的统一。人类实践活动要遵循两大原则：真理原则和价值原则。科学精神体现了这种真理原则，求真务实、推崇理性、意识创新。人文精神体现了价值原则，求美向善、非功利化、以人为本。

今天要培养医学生的职业精神，关键是处理好各种利益关系，树立正确的价值观、功利观，弘扬利他主义精神。

所谓利他主义，就是一个个体在特定的时间和空间条件下，以牺牲自己的适应性来增加、促进和提高另一个个体适应性的表现。伦理学上，一般泛指把社会利益放在第一位，为了社会利益而牺牲个人利益的生活态度和行为的原则。19世纪法国哲学家和伦理学家孔德首先把这个概念引进道德理论，并以它作为他的伦理学体系的基础。

从人类社会的演进过程看，利益追求是人类社会属性的核心。所以，利他主义的实质在于主体间的利益博弈，并且应是长期利益博弈的一种均衡。医者为什么缺乏职业精神？有学者认为主要原因是部分医者在个人利益与社会利益之间的游移。今天，医患之间实际上是一个利益共同体。只有发扬利他主义精神，医者才能真正做到将患者利益放在首位；才能爱岗敬业、恪尽职守；才能把救死扶伤、服务健康作为第一要职。

第二章 医学模式与医患关系

第一节 医学模式

一、医学模式演化的历史进程

医学模式也称医学观，是指特定历史时期人们在观察和处理人类健康和疾病问题时的思维方式和行为范式，也是指在特定历史阶段人们对医学的总体认识。具体来说，它是在医学科学的发展和医学实践活动过程中逐渐形成的观察和处理医学领域中医学问题的基本思路和主要方法，也可称医学观和方法论。在不同的历史时期有着不同的医学模式。医学模式具有历史继承性。

（一）古代医学模式

1. 神灵主义医学模式

在远古时代，人们把病因归咎于某种超自然的神秘因素，以占卜、祭祀、祈祷等方式使人们获得健康或治愈疾病的一种医学模式，也称为巫医模式。

由于生产力水平比较低下，科学不发达，人们对一些自然现象包括人的生老病死无法给予科学的解释，只能靠直观经验和猜测，从人体以外寻找一种超自然的力量，把疾病说成是神灵的惩罚或者是"妖魔鬼怪"附身，所以古埃及医师用念咒或画符来治病。神灵主义医学模式认为病人是从外部获得了某种异己的东西，疾病是这种异己的东西在人体里作祟。它以扭曲的形式体现了人类同疾病做斗争的理念，实质上是唯心主义的。马克思指出，"观念的东西不外是移入人脑并在人的头脑中加工改造过的物质的东西而已"。

2. 自然哲学医学模式

到了奴隶社会后期，随着社会经济、科学、文化的发展，特别是哲学的发展，出现古代朴素唯物主义和朴素辩证法思想，人们对事物的认识虽然仍是以直观经验和猜测为基础，但是带有一定的思辨性。受自然哲学影响，在医学上人们立足于从物质性、整体性上说明人体生命现象和疾病，自然哲学模式较神灵主义医学模式是有进步的，是一种整体的医学观，又称朴素整体的医学模式。

自然哲学医学模式以希波克拉底医学、古代中医学和古印度医学为代表。

古希腊文化是西方文化的发源地，古希腊医德也是西方医德的肇始。希波克拉底将古希腊唯物主义哲学家德谟克利特的原子理论运用于医学实践中，创立了颇具影响的"体液学说"，认为人体由血液、黏液、黄胆汁和黑胆汁组成，这四种体液的不同配合使人们有不同的体质，四种体液配合恰当，身体健康，否则就会出现疾病，这就摒弃了当时各种神学巫医思想，使医学开始转向科学的轨道。希波克拉底强调机体整体观和预防思想，将古希腊哲学家的朴素辩证法思想应用于医学，在其《论气候水土》中提出，投身于研究医学的人必须掌握季节、土壤、风向、水质、居住条件以及当地的习俗，因为这些都对健康产生影响。他认为身体的各部分也是相互联系的统一体，各种疾病都会引起全身性反应，因而医生要全面观察，治病需调动机体的自然疗能，推行全身强壮疗法。医生要十分重视防病于未然，对疾病的预防负有重要责任。希波克拉底的医德思想很丰富而且影响深远。《希波克拉底誓言》为医学生建构了职业的核心价值理念，体现了医者崇高的道德标准。在《预后论》中，对不同的疾病的检查进行了详细地要求和说明。在《礼仪论》中，它不仅阐述了医生应该的装束穿戴，且探讨了医生应有的穿着仪表和言行举止。希波克拉底认为，医生应当具有哲学家的一切品质：利他主义，热心、谦虚，有高贵的外表，严肃、冷静的判断，生活遇事沉着果断，日常生活纯洁简朴。

与希波克拉底的医学理论相似，华夏祖先运用阴阳五行说解释疾病，认为疾病是阴阳平衡失调所致。阴阳学说认为，自然界的任何事物都包含着阴和阳既对立又统一的两个方面。阴阳的对立统一运动，是自然界一切事物发生、发展、变化及消亡的根本原因。五行说认为，世间一切事物都是由金、木、水、火、土这五种物质运动变化生成的，这五种物质相生相克在运动中保持动态平衡。阴阳五行说在中国古代中医学中有着广泛的应用。如《黄帝内经》中讲："阴平阳秘，精神乃治。"人体之阴阳若保持在平衡状态下，人体就是健康的。古人对疾病症状的分类，也是用阴阳来代表和说明的。阳证（或热证），一般表现的症状是：发热、口渴、脉数。阴证（或寒证），一般表现的症状是：手足冷、脉迟等。这就是《黄帝内经》中所说的："阳胜则热，阴胜则寒。"汉代名医张仲景进一步发展了《黄帝内经》的思想，在他的著作《伤寒杂病论》中开辟了寓有以"阴、阳、表、里、虚、实、寒、热"八纲为基础的辨证论治的治疗法则，直到现代，按八纲进行辨证论治，已成为中医学中最基本、最重要的诊疗方法。

尽管古印度医学发展缓慢而曲折，但人们在长期的实践中还是形成了自己的一整套完整理论。在《阿输吠陀》中就有关于健康与疾病的三体液说，即气、胆及痰，又称三大。古印度人认为三者必须均衡才能保持人体的健康，一旦紊乱，人就会患各种疾病。后来人们又加入了七种成分，即血、肉、骨、精、脂、骨髓和乳糜（消化的食物），还有人并入了排泄物：尿、粪、汗、黏液、发爪和皮屑。这样就形成了一个较为完整的理论体系：一切疾病皆来源于体液、身体成分和排泄物的紊乱。

自然哲学医学模式使医学摆脱了神祇及巫术的沼泽地，哲学思考代替了神学解释，哲学家医生代替了神卜人员，为医学走上科学道路指明了方向，但由于科学发展和认识水平的局限，这时的医学理论还过于笼统和粗糙，有些缺乏科学依据，有待做出更加科学的解释。

（二）近代医学模式

1. 近代机械论医学模式

欧洲文艺复兴运动推动了生产力的发展和科学技术的进步。自然科学取得了重大突破，自然科学中机械力学发展尤为突出，人们喜欢用机械力学的理论解释一切生命现象，于是就出现了机械论医学模式。代表性人物有法国笛卡儿的《动物是机器》和拉美特里《人是机器》。拉美特里是法国哲学家、医生，初学神学后转学医学。他继承和发展了唯物主义经验论和笛卡儿的机械唯物主义，提出了人是机器的观点，认为统一的物质是唯一的实体，感觉是人的心灵一切活动的基础，否定心灵是独立的精神实体，论证了思维活动依赖于人脑，是人脑的功能和属性。疾病是机器出现故障或失灵，因此需要修补和完善。尽管机械医学模式下将医学带入了实验科学时代，极大地推动了医学的发展，但却忽视了人作为生物的复杂性和人的社会性，人和机器不一样，不能头痛医头，脚痛医脚，机械对待。

2. 近代生物医学模式

人们运用生物与医学联系的观点认识生命、健康与疾病的关系的一种医学模式。在关于健康与疾病的认识上，认为健康是宿主（人体）、环境与病因三者之间的动态平衡，这种平衡被破坏便发生疾病。

16世纪前后，在欧洲新兴资产阶级思想解放运动和社会变革的强力推动下，西方实验医学得到了长足进步。在基础医学方面，16世纪的比利时医生维萨里不满足于古代医学和盖伦对人体的种种解释，冒着生命危险亲自进行了大量的人体解剖，出版了《人体之构造》一书奠定了近代西方医学理论的基础。17世纪英国医生哈维在大量实验基础上，发现了血液循环系统。1628年哈维出版了《论动物的心脏和血液运动的解剖学研究》提出了血液循环理论，打破了统治西方医学1500年之久的盖伦"血液潮汐"理论，奠定了近代西方医学的生理学基础。在对疾病的认识方面，18世纪意大利的摩尔干尼创立了病理解剖说，提出了疾病的器官定位说，认为疾病发生的真正原因是脏器的变化。1801年法国的医生比沙出版了《普通解剖学》一书，指出人体每一器官是由不同类型的组织所构成的，总共21种类型的组织，比沙成为组织学的奠基人。19世纪德国的魏尔啸借助于显微镜技术和细胞学说，进一步建立了细胞病理学。法国的巴斯德通过加热实验证实了细菌在食物发酵中的作用，建立了微生物学，使人们对外界致病因素的认识又进一步。同时关于神经生理学、人体代谢过程和高级神经活动等方面的研究也开展起来。基础医学的进步直接推动临床医学的发展。

近代生物医学模式较之前的无论是古代的巫医模式和自然哲学模式还是近代的机械模式都是医学史上的进步。生物医学模式对于抑制当时传染病的爆发和传播，对于治疗寄生虫病、营养缺乏病及地方病等方面起了极其重要的作用，极大地推动了医学研究步入科学轨道。但是随着社会的发展，近代生物医学模式也逐渐暴露出其局限性。在诊治疾病时，由于只关注人的生物属性，总是试图在器官、细胞或生物大分子上寻找形态上、生物化学上的变化，寻找致病因子，用手术、药物促使其发生病理变化以治愈疾病，忽视了人是有意识的社会存在物，导致思维方式固化，缺乏从整体上全面把握人体各方面的关系，医患关系疏远。随着传染病得到有效控制，人类疾病谱发生变化，人们愈来愈认识到一些疾病如心脑血管病、肿瘤、精神病等与人的心理和精神欲求、个人生活方式有关，也会受到社会环境的影响。有些疾病不能仅仅从生物医学上给予合理的解释，时代呼唤新的医学模式的产生。

（三）现代生物-心理-社会医学模式

现代生物-心理-社会医学模式是20世纪70年代以后建立起来的一种全新的医学模式。这种医学模式从生物、心理、社会全面综合地认识和处理人的健康与疾病问题。

1. 现代生物-心理-社会医学模式形成的背景

心理学与社会科学的发展以及向医学的渗透为现代医学模式的产生奠定了理论基础。19世纪以来随着心理学特别是实验心理学的发展，研究结果向各个领域的应用推动了医学心理学和社会心理学的进展，同时社会医学也获得了巨大进步。生物医学模式向现代医学模式转变的最大特征就是加进了心理和社会因素，更加强调医学的整体性。

1852年德国医学家、哲学家洛采编写了历史上第一部以《医学心理学》命名的专著，着重论述了健康、疾病与心理生活的关系，标志着现代医学心理学的兴起。1887年德国学者威廉·冯特出版了《医学物理学手册》一书，论述了用实验方法研究人在医疗过程中的心理学问题。冯特的学生——美国的魏特曼1896年在宾夕法尼亚大学建立了第一个临床心理诊治所，专门诊疗有情绪问题或学习困难的儿童，首创用心理学理论去解决医学临床问题。20世纪初，奥地利医学家、心理学家和精神分析学派创始人弗洛伊德开辟了重视心理治疗的医学途径。美国心理学家约翰·华生创立了行为主义心理学派，认为行为是有机体适应环境的全部变化，人的思维和情绪会引起身体内隐和轻微变化（肌肉收缩和腺体变化）。20世纪30年代以来，心理学进入一个新的发展时期，派系融合、学科融合、注重应用。随着电子学和工程技术的发展，各种现代心理仪器发明和应用大大提高了心理学研究特别是实验研究的客观性和准确性。

社会医学是从社会角度研究医学和卫生问题的一门交叉学科，研究社会因素与个体及群体健康和疾病之间的相互作用及其规律，制定相应的社会卫生策略和措施，保护和增进人群的身心健康和社会活动能力，提高生命质量，充分发挥健康的社会功能，提高人群的健康水平。"社会医学"一词最早出现在19世纪中叶。1848年法国医生盖林首次提出把医学监督、公共卫生和法医学等构成一门整体的学科，统称为"社会医学"。19世纪后半期，德国医学家诺尔曼和病理学家魏尔啸强调社会经济条件对健康和疾病的重要作用，提出"医学科学的核心是社会科学"，"医学是一门社会科学"等观点。随着生产社会化和科技现代化，越来越多的医学科学技术成就阐明了社会因素对健康与疾病有着不可忽视的作用。人具有生物和社会的双重属性，是自然机体与社会实体相统一的存在物，社会因素（如社会生活事件、就业与经济收入、卫生服务等）一定程度上决定疾病的发生、发展和转归。社会医疗卫生事业在不同时期面临不同的任务。第一次卫生革命以传染病、寄生虫病和地方病为防治对象，主要是研究有效疫苗和生物制品使得发病率和死亡率大幅度下降。第二次卫生革命以慢性非传染性疾病为主攻目标，主要是心脑血管系统疾病、恶性肿瘤、意外伤害和精神疾病等。这些病与心理紧张、生态失衡、环境污染、吸烟、酗酒、吸毒等心理、行为与生活方式、社会因素等极为密切。生物、心理和社会因素常常互为因果、综合作用，引起疾病发生、发展的多样性和复杂性。有效防治疾病，保护人群健康，提高生命质量，单纯依赖生物医学技术的作用是不够的，需要充分重视心理和社会因素的作用。

对健康的深入认识推动了医学模式的转变。随着人们对保护健康、防治疾病的实践和经验积累，人们对健康的认识也在不断深化。人们对健康的理解不再局限于生理上，无病即健康，而是有了新的认识。1946年世界卫生组织（WHO）成立时在它的宪章中这样定义健康：健康乃是一种在身体上、心理上和社会上的完满状态，而不仅仅是没有疾病或虚弱的状态。传统医学模式认为无病即健康，关注点在疾病上，医者往往只停留在"见病不见人"的生物层次上，缺乏整体医学观。随着医学的发展，人们逐渐认识到人体不是系统、器官、细胞、分子的简单堆砌，而是一个多层次、多功能，相互联系、相互作用的有机整体。人的健康也是全方位的，其中身体健康是物质基础，心理健康是精神支柱，社会适应性是保障条件。医者的关注点不仅在病上而且要关注病人，因为不仅一些生物因素可以致病，人的心理和社会因素也可以致病。心理学家认为，人的心理健康包括以下七个方面：智力正常、情绪健康、意志健全、行为协调、人际关系适应、反应适度、心理特点符合年龄。影响人身心健康的主要是一些负面情绪，如恐惧、紧张、焦虑、愤怒、悲伤、内疚等等，这些情绪如果长期积压得不到有效释放，会导致神经内分泌系统、免疫系统功能紊乱，甚至会导致器官的组织结构水平上的变化，产生心身疾病。

2. 现代生物-心理-社会医学模式的提出

布鲁姆（Blum）于1974年提出环境健康医学模式，认为环境、遗传、行为与生活方式以及医疗卫生是影响健康的最重要因素。布隆达和德威尔对环境健康医学模式加以修正和补充后，提出综合健康医学模式，把影响人类健康的四大类因素，每一大类又分为3个因素，共计12个因素，各类因素对不同疾病的影响是不同的。在此基础上，1977年美国纽约州罗切斯特大学精神和内科教授恩格尔（Engel）提出生物-心理-社会的现代医学模式。

恩格尔在《科学》杂志上发表了题为《需要新的医学模式：对生物医学的挑战》的文章提出："为理解疾病的决定因素，以及达到合理的治疗和卫生保健模式，医学模式必须考虑到病人、病人生活在其中的环境以及由社会设计来对付疾病的破坏作用的补充系统，即医生的作用和卫生保健制度"。这就是说，人们对健康和疾病的理解不仅仅包括对疾病的生物学解释，还包括病人的心理因素、病人所处的自然和社会环境以及社会保健体系等因素的考虑。

二、现代生物-心理-社会医学模式对医学认识与实践的意义

（一）医学模式的转变对医学研究思维方式和行为范式的影响

医学模式的转变标志着人们对医学的研究从唯心走向唯物，从形而上学走向辩证法。传统医学模式孤立地、静止地、片面地看待疾病和健康问题，现代医学模式坚持

医学整体观，以联系的、发展的眼光去对待和解决问题。

1. 疾病和健康的因果关系是复杂和多样化的，要综合各种因素全面分析以寻找最佳治疗方案

生物医学模式的医学，其观念上最根本的特点是要求任何疾病都要有生物学上的证据，凡病均有"病灶"。即要求任何疾病都可以在器官、组织、细胞的形态上找到可以检测的形态变化或生理生化上的异常。在因果关系中是一对一的关系，即一旦有细菌、病毒、螺旋体等生物性病因以及物理的、化学的、机械的外因，就一定会导致这样的疾病，反之亦然。生物医学模式很少考虑患者的内因——心理情绪情感的变化对人的疾病和健康的作用，也很少考虑社会因素包括自然和社会环境的影响。生物医学模式很容易使医疗实践只关注病不关注人，认为治好了病就治好了人。

现代医学模式下医学研究和实践注重的是"人"，认为人是心身统一的整体和心身统一的社会实体。对人的全面认识有利于医学全方位探求影响人类健康与疾病的关系。现代医学模式下对人的疾病和健康的研究具有三个显著特征：一是整体性。强调人体是一个具有高度能动性的整体系统，任何器官和组织之间都是相互联系，相互影响，相互制约，相互作用的，构成一个有机的统一整体。二是动态性。认为人体是一个开放的系统，健康是人的生理与心理和社会环境之间保持一种动态的平衡关系，一旦平衡关系被打破就会引发疾病。三是全面性。不仅承认人的自然属性，而且强调人的社会属性，是处在一定社会关系中的现实的人。现代医学模式正是通过透视人体固有生物性和人的外显社会性把人类医学、人类自身、人类社会的联系上升到理性和科学层面，既坚持了科学精神，又体现了人文诉求。

2. 坚持"社会大卫生"观念，调动社会各方面的力量既要治又要防

现代医学模式带来卫生保健观念的转变。1978年，国际初级卫生保健大会发表的《阿拉木图宣言》建议："健康是基本人权，达到尽可能的健康水平是世界范围内的一项重要指标。"社会大卫生观的基本思想：指导卫生系统从封闭变为开放系统；卫生与社会发展同步；做到"健康为人人，人人为健康"；国家、社会各系统把健康和幸福作为共同的社会目标。

随着医学模式的转变，医学目的也由原来的"治疗疾病，延长生命，降低死亡率"发展为"预防疾病，减少疾病发生率和优化生存环境，增进身心健康，提高生命质量"。传统生物医学模式侧重于治已病，现代医学模式强调不仅治已病而且要防未病。疾病的发生是一个从量变到质变的过程，量变积累到一定程度必然会导致事物质变。有些疾病，通过早期的健康体检或筛查有利于及时发现、诊断和治愈，早期采取干预措施是非常必要的，医学服务由以医疗为导向向以预防为导向转变。"无病即健康"，这个健康观是片面的。健康和疾病之间不是非此即彼的关系，在疾病之前，存在着一个"病前状态"，我们称之为"第三状态"或"亚健康状态"。亚健康的趋向可以指向疾病，也可以指向健康。随着预防医学的发展，医学关爱的对象也在不断拓展，既包括病人，也包括亚健康人群和健康人群。

人体健康是与整个社会和群体的政治、经济、文化背景紧紧联系在一起的。大卫生观体现了这种整体性。大卫生观是一种现代卫生观，它以全民整体健康为内涵，强

调卫生与社会经济协调发展，强调社会环境对全民健康的影响，强调政府对人民健康负有责任，强调每个人积极参与卫生活动。卫生事业不仅是卫生部门的事，也是全社会的共同事业。在"社会大卫生"观念指导下，医学科学技术服务由治疗服务扩大到预防服务；由生理服务扩大到心理服务；由院内服务扩大到社区服务；由技术服务扩大到社会服务；由个体健康服务扩大到群体健康服务。医学是一种社会事业，国家、社会和群体要承担起更多的卫生保健责任。如在2003年的防范严重急性呼吸综合征（SARS）战斗中，首先是政府迅速审议和通过了《突发公共卫生事件应急条例草案》，建立了信息通畅、反应快捷、指挥有力、责任明确的行政应急法律制度；其次是建立了自上而下的防范网络，尤其是社区防范网络构建了无缝隙的社会化管理；再次是政府加大了卫生经费的投入，所有这些努力使防范SARS的战斗获得了决定性胜利。

（二）医学模式的转变对医学教育的影响

随着医学模式的转变，医学教育也要从重点教学生掌握生物学知识，转变到教会学生掌握生物学、心理学及社会学等其他方面的知识，并且提高能够综合运用各方面知识的能力。

1. 医学教育结构和课程体系的变化

新医学模式要求对原有的医学教育结构进行调整。在继续加强基础医学和临床医学的基础上，要关注预防医学和康复医学等薄弱环节的研究和建设，实现由医疗为中心向保健为中心的转变。医学课程不仅要囊括理论医学、临床医学、预防医学、康复医学和技术医学等学科，还要注意相关的边缘学科和交叉学科的开设，如医学心理学、医学伦理学、医学社会学等。医学心理学是研究心理活动与病理过程相互影响的心理学分支学科。它既具有自然科学性质，又具有社会科学性质，主要研究心理因素在疾病病因、诊断、治疗和预防中的作用。医学伦理学是伦理学的一个分支学科，是运用一般伦理学原则解决医疗卫生实践和医学发展过程中的医学道德问题和医学道德现象的学科。随着医学理论和技术的发展，一些医学研究确实挽救了很多人的生命，但也出现了一系列伦理争论，如基因技术、干细胞研究和克隆技术、器官移植技术、安乐死是否合法化，这里都涉及一些伦理道德原则需要医学生明确和遵循。医学社会学是研究病人、医生、医务人员和医疗保健机构的社会关系、社会功能及其与整个社会相互关系的一门社会学分支学科。学习医学社会学有助于医学生厘清医学与各种社会因素政治、军事、经济、文化、宗教的关系。

医学是科学精神与人文精神的最好结合，要求医学院校建立人文科学与医学交叉的开放式教育体系。医学院校要积极创造条件，开设足够的人文社会医学课程，帮助医学生和广大医务工作者不断补充和掌握多种学科的理论和知识，促使知识结构更趋于完整，以符合新模式的要求。如医学史、医患沟通学、医学哲学、卫生法学、卫生经济学、大学语文、音乐、美术等。现代医学模式的确立以及人们文化素质、生活水平的提高，病人对医生也提出更高的要求。病人不仅要求医生重视自己的疾病、治愈疾病，而且要关注病人，使病人在感官舒适度、便利程度、被尊重程度等方面得到满足；不仅希望医生尊重患者的生命价值，还需要医生尊重患者的人格、尊严、地位和自主权，以满足患者的心理和社会需求。医学生的人文精神只能靠在教育、生活和实践中学习、内化而养成，学校教育是主渠道。

2. 医学教育对象要求的变化

医学生要想成为未来的合格医生，就必须对人类进行全面的了解和认知，要注重自身知识结构的优化，科研能力的培养以及职业技能的提升。1999年国际医学教育专门委员会制定本科医学教育的"全球最低基本要求"，包括医学知识、临床技能、职业态度、行为和职业道德等。根据最低基本要求，医学生要追求正确的职业价值，包括卓越、利他、责任感、同情心、负责、诚实以及严谨的科学态度；要懂得决定健康和疾病的各种重要因素和影响健康的危险因素，人类同自然和社会环境之间的相互影响；要掌握医患沟通技巧，有效地进行口头和书面的沟通，注意倾听、收集有关信息，介绍适合他们需要的信息，使他们能以平等合作者的身份接受治疗方案；具备独立、自我引导学习的能力，能够对病人做出包括健康促进和疾病预防的处理；掌握对一个群体的健康和疾病起重要作用的生活方式、遗传、人口学、环境、社会、经济、心理和文化的各种因素的知识；医学生要培养自己分析批判的精神、创造精神和对事物进行研究的态度，这样在未来的职业活动中才能根据有关信息，运用科学思维去识别、阐明和解决病人的问题。

生物-心理-社会医学模式在原有医德要求的基础上，对医务工作者提出更高的道德要求：要高度弘扬医学人道主义精神，尊重患者的生命价值、尊严、地位和自主权，平等对待每一位患者；全面接触病人，在情感和实践上体现对患者整体的充分理解，深入了解患者的社会处境和心理状况；在高度尊重患者权利的基础上实施医疗决定权。这些职业道德不是自然形成的，医学生必须养成高度自觉性，持之以恒，以榜样的力量锤炼自己高尚的道德修养。

第二节　医患关系

一、医患关系概述

（一）医患关系的内容

医患关系是医疗服务活动中客观形成的医患双方以及与双方利益有密切关联的社会群体和个体之间的互动关系。"医"是指包括医生、护士、药检与管理等人员在内的医务人员群体，"患"是指包括患者或有直接或间接联系的亲属、监护人员以及其所在的工作部门、单位等群体。著名医史学家西格里斯曾经说过："每一个医学行动始终涉及两类当事人：医师和病员，或者更广泛地说，医学团体和社会，医学无非是这两群人之间多方面的关系。"

1. 技术关系

技术关系是指在诊疗措施的决定和执行中医务人员与病人的相互关系，或称为医患关系的技术模式。

目前世界范围内公认的医患关系模式主要有三种：萨斯-荷伦德模式、维奇模式和布朗斯坦模式三种。

1956年美国学者萨斯（Szase）和荷伦德（M.H.Hollender）在《内科学成就》中发表了一篇题为《医患关系的基本模式》的文章将医患关系概括为三种类型。

（1）主动-被动型。这是一种传统的医患关系类型。在这种模式中，医生处于主动或支配地位，具有绝对权威，患者处于被动的地位。医疗行为完全由医生决定，排除患者在医疗过程中的主观能动性。这种模式主要适用于急诊治疗、严重创伤、大出血或休克昏迷，患者缺乏理智或判断力，不能主动表达意见。在传统的生物医学模式下，医者主要负责治疗疾病，很少考虑患者的心理、情感或社会因素，病人处于被动地位，被动执行医者的判断和决定，医患之间基本上就是这样一种关系类型。

（2）指导-协作型。医患之间存在着一定程度的相互作用，患者因某些情况，如急性感染，主动寻求医者的帮助，医者给予指导，并希望患者按照指令性的诊疗措施去做，积极配合医生治疗。这种关系虽然病人有了一定的地位和主动性，但在总体上医患的权利还是不平等的。目前临床上部分疾病的诊疗仍然采取的是这种模式，如病情重、病程短、患者对疾病的诊疗及职业了解少的情况下仍然适用。

（3）共同参与型。医生和病人有近似相等的权力和地位，医生向患者介绍相关的诊疗信息，倾听并尊重患者的想法，医患双方相互协商、相互了解，患者积极参与，医患双方共同制订医疗方案。在实施过程中，医生不但要对患者在诊疗上做出建议和指导，而且要不断接受患者的体验和感受等反馈信息，进一步改进诊疗措施。这种模式适合于大多数慢性疾病和能够清晰表达自己的意识并且有相当医学知识的患者。

美国学者罗伯特M.维奇也曾提出三种医患关系模式。

（1）工程模式。医生就扮演着工程师的角色，负责整个医疗行为的诊断、决策、管理和评估。"工程师"本着科学精神从事医疗实践活动，基本不考虑患者的主观因素。

（2）教士模式。教士是技术和信仰的传播者，拥有无限的力量。在此模式中，医生充当家长式的角色，具有绝对的权威性，患者必须唯命是从。

（3）契约模式。医患双方是一种非法律形式的权利—义务的契约关系，双方都要守信用，对各自做出的决定负责，医生要对整个医疗过程的技术细节负责，未经患者许可的情况下，不能采取重大的医疗措施，患者的参与度有了提高。

1981年美国学者布朗斯坦Braunstein在《行为科学在医学中的应用》一文中也提出了两种医患关系模式。

（1）传统模式。医生具有职业上的优势，有绝对的权威，患者只是服从。

（2）人道模式。肯定患者的主观存在，强调把患者看成是一个有思想、情感、欲望和权利的完整的人。医患之间是一种在相互尊重、相互信任基础上建立起来的朋友式关系。这种模式重视患者的心理和社会因素，符合现代医学模式的要求。

2．非技术关系

医患之间的非技术关系是指在医疗活动中医者和患者由于社会的、心理的、经济的等方面的影响所形成的关系，在整个医疗过程中起着一种无形的作用。由于医疗活动技术含量比较高，患者对诊疗效果无从评价。患者的评价多来源于直观的感受，例如医生的态度是否热情，语气是否和蔼可亲，对工作的责任心是否强，对患者能否尊重，是否从患者利益出发考虑问题等，这些都属于医患非技术关系。调查显示，在目前医患纠纷中非技术因素占的比例比较大，因此也成为社会公众和舆论关注的焦点问题。非技术关系主要包括伦理道德关系、利益关系、法律关系、文化关系。

（1）伦理道德关系。医疗卫生行业是以服务于人的健康为目的的特殊行业，道德是维系医患关系的主要手段。这里既有医者的职业道德也有患者的道德要求，从道德角度讲更多地体现为一种责任、一种义务。宋代诗人林逋在《省心录·论医》中讲："无恒德者，不可以做医。"唐代著名医学家孙思邈提出"人命至重，有贵千金"的思想。医者要时刻把维护病人生命，增进人民健康作为自己的神圣职责；要钻研医术、精益求精；要尊重病人的人格和尊严，平等对待每一位病人；要语言文明、礼貌待人，亲切的语言可以使病人产生良好的心理状态，取得良好的疗效；要廉洁行医、无私奉献。患者也要尊重医者的疾病诊治权；积极配合诊疗活动，相信医者；要尊重医者的劳动，承担医疗费用，尊重医者的人格和尊严。

（2）利益关系。医患之间围绕着医疗活动所发生的经济关系，核心是物质利益关系。在市场经济条件下，医者为患者提供医疗服务理应得到合理合法的报酬，患者为解除病痛理应支付一定货币。医患之间实际上是一个利益共同体，是唇齿相依的关系，医因患愈而荣，患因医高而敬。如果没有了患者，医者就失去了自己的职业价值；如果没有了医者，患者也无法满足身心对健康的需求。医者在医疗活动中面临利益抉择：医者利益、患者利益、社会利益、医疗机构的利益，这里的利益既包括物质方面的利益，也包括名声、形象等精神方面的利益，是顾其一还是兼顾？如何兼顾？选择时既有感性的因素也有理性的因素，应权衡后做出最佳选择。

（3）法律关系。医患法律关系是指被民法及医事法律所调整的具有权利义务内容的一种社会关系，具体地说，是指医疗方受患方的委托或其他原因，在对患方实施诊断、治疗等医疗行为的过程中，受现行相关法律所调整而形成的一种民事法律关系，是医患双方人身关系和财产关系与民事法律形式相结合的产物。根据规定医患法律关系主要分三类：医患合同关系，患方挂号成功后合同即告成立；医患无因管理关系，无合同约定的患方人身财产服务关系；医患事实合同关系，如医疗方对通过绿色通道送入的急危重病人的诊治行为。

（4）文化关系。医患双方由于文化、信仰、宗教、风俗、生活习惯等方面的差异，彼此都有一个相互尊重、相互体谅的问题。从文化角度讲，医患之间存在信息的不对称关系，医者对患者的疾病比较了解，患者缺乏相关的医学知识，对于医者的诊断患者是否认同；对于患者的质疑、不理解，医者能否耐心解答，用患者可接受的语言方式沟通，这对建立和谐、良好的医患关系都是十分重要的。

医患关系在不同的医学模式下和人类文明发展的不同时期，有着不同的内容。随着医学的发展，医学技术更加精细化，更加强调研究对象的整体性，也随着人作为类本质的自主意识的不断增强，医患关系的内容也在不断发生变化。这些新变化表现在：一是建立和谐的医患关系成为疾病治疗的一部分。生理—心理—社会医学模式对人的健康理解更加深入，强调心理和社会因素。建立和谐的医患关系有助于消除患者的恐惧心理，增强对疾病的认知和战胜疾病的信心。对患者生活方式、行为方式、人际关系的关注有助于医者全面找寻致病因素。建立和谐的医患关系，患者才能敞开心扉，医者能够获得更多的信息，医疗活动才能对双方达到利益最大化。二是医患关系的范围扩大到某些健康人群。传统医学模式认为"无病即健康"，来医院的患者就是患有生理上疾病的人。而现代医学观念下，健康不仅指生理健康还包括心理健康，不仅要治病而且要防病，所以现在来医院寻求帮助的人员范围更加扩大了。三是患者的维权意识增强。在传统医学模式下，患者处于被动地位，医者有绝对权威。随着社会的发展，特别是医务活动的市场化，医患矛盾增多，患者的维权意识增强，要获得平等医疗权、疾病认知权、知情同意权等等。

（二）医患关系的性质

对于医患关系的性质，目前的主要观点有：

1. 医患关系是一种合同关系

从患者到医院挂号提出要约，挂号成功院方承诺提供服务，双方形成合同关系。

医患之间的合同关系又具有特殊性，表现在：第一，合同缔结的强制性。由于医疗行为关乎人的健康和生命安危，具有社会公益的性质，所以医方无正当理由不得拒绝患者的诊疗要求。第二，合同内容的不确定性和双方当事人地位的不对等性。由于诊疗的内容具有个体差异，所以带有很大的不确定性。医患双方地位也是不对等的。医者具有技术上的优势，患者缺乏相关的医学知识，双方存在信息上的不对称，如果沟通不畅很容易引发医患矛盾和纠纷。第三，合同履行存在风险。医疗过程中的不确定因素很多，医疗行业是高风险行业，疾病种类繁多，病情千变万化，患者个体又存在特殊性，所以合同的履行不能以诊疗效果为标准。第四，对患者决定权的尊重。现代医学观念注重调动患者的主观能动性，赋予患者知情同意权，医者要尊重患者的理性决定。

2. 医患关系是一种信托关系

医患之间的信托关系是指患者基于对医者的信赖将自己的生命健康交于医者管理，医者承诺为患者的最佳利益而行为或为了双方共同利益而行为。

信任在先，托付在后。患者到医院就医就是要寻找自己健康的拯救者和生命的托付者，这种托付的前提是信任，信任是对这个职业的肯定。我国著名肝胆外科专家吴孟超讲"医生治病就好像把病人一个一个背过河"，这里河水湍急、暗礁密布，信任是最好的托付。人们之所以把生命托付给一群"陌生人"，是因为这群人代表社会的良知，是公认的守护神。看病本身就包含一种信任，相信医生的诊断，相信医生的医术，能够遵医嘱；相信医生会把病人利益放在第一位。对抗疾病是双方的共同目标，医生要关心爱护患者，全身心治疗疾病；患者要相信医生，积极配合治疗，这样才能求得比较好的治疗效果。

我国医学生誓言中讲"健康所系，性命相托"，要担此重任既要有较高的医术，又要有较高的医德。医学是"至精至微"之术，医学生要博及医源，精勤不倦，要崇尚人道主义，仁爱救人，不为名利。

3. 医患关系是一种委托-代理关系

委托代理关系是指一个或多个行为主体指定雇用另一些行为主体为其提供服务，

并根据提供的数量和质量支付相应的报酬。也有一些学者把医患关系定义为委托-代理关系。患者是"委托人",医生是"代理人",患者委托医生做出关于医疗的各种决策,决策的结果由患者承担。委托代理关系分为三种类型:无不确定性、有不确定性但可监督、有不确定性且不可监督,医患关系属于最后一种类型。由于医学具有高度的专业性和复杂性,医患之间信息不对称,医者掌握全部信息源,患者无法进行有效地监督。在这种情况下,医者有可能背离患者的利益或不忠实患者意图而采取机会主义,发生道德风险和逆向选择,如开大处方、过度检查,在医生诱导下过度消费等。由于医疗行业是高风险行业,存在很多的不确定性,患者又存在个体差异,患者来到医院就诊,虽然与医院建立一种契约关系,患者要为获得的服务支付报酬,但是服务的具体数量和质量以及结果都存在不确定性,多少报酬患者可以接受,有时就存在异议,埋下纠纷的隐患。

(三)医患关系的实质

原卫生部部长陈竺在《中国是医患关系》序言中讲道:医患关系的实质是利益共同体。因为"医"和"患"有着战胜病魔、早日康复的共同目标,而战胜病魔既要靠医生的精湛医术,又要靠患者战胜疾病的信心和积极配合。我们可以用博弈论中的纳什均衡来说明这一共同体。只有双方合作才能收到最佳效果,达到所谓的纳什均衡。医患之间不仅是利益共同体而且是命运共同体。如果失去患者,医者也就失去其职业价值;如果没有医者,患者的病痛也无法消除。无论是医者还是患者都要反思今天的医患关系,因为双方利益、命运攸关,关系和谐才是最佳选择。

二、对构建和谐医患关系的思考

(一)互惠利他理论的发展对医患关系的启示

1. 互惠利他理论发展概述

互惠利他理论是由哈佛大学生物学家特里弗斯在1971年提出来的。"互惠利他"即没有血缘关系的生物个体为了回报而相互提供帮助。根据双方是否直接受益可将互惠分为直接互惠和间接互惠;根据互惠的程度可以把互惠分为弱互惠(即互惠利他)和强互惠。直接互惠是指两个个体间利他行为的交换,从而达到双方共同受益的结果,直接互惠需要两个个体之间重复交往。间接互惠是指助人者为受助者提供帮助,对这种恩惠的报答不一定来自受助者,而可能来源于被其他助人者帮助的其他受助者。已有研究表明,人群中间接互惠的大量存在和声誉机制有关。美国哈佛大学的诺瓦克和奥地利维也纳大学的西格蒙德建立了基于"形象分"策略的间接互惠模型,K. Panchanathan和R. Boyd建立了基于"名声"策略的间接互惠模型。弱互惠一般又称互惠利他,指两个无亲缘关系的个体之间通过相互合作交换适合度的行为,回报是互惠利他主义者的真正目的。强互惠是Bowles和Gintis Santa Fe等经济学家在制度演化研究中的核心关键词。强互惠理论认为,人类能维持比其他物种更高度的合作关系,并不惜花费个人成本惩罚那些破坏群体规范的人,即使这些成本并不能被预期得到赔偿。怎样才能保证这种惩罚行为在人类社会中有效?山东大学的韦倩教授提出三种社会机制：规范的内化、缔结同盟与第三方介入。

2. 互惠利他理论为构建和谐医患关系提供的思考点

互惠行为是人类社会活动中的一种现象，尽管对这种行为的原因解释不同，但都认可其存在。在医务活动中，医患之间利他也是互惠的。1979年，美国密歇根大学的学者罗伯特·爱克斯罗德提出"一报还一报策略"。理性利己的个体通过持续重复的博弈会逐步认识到，只要在互动中保证可信、及时以及有力的"一报还一报"策略，个体若从长远利益考虑在博弈中会采取合作行为。医患之间，医生甲与患者甲再次相遇的可能性不大，但是患者甲能够把医者和医院的情况传播给患者乙或更多的人，正面的信息叠加，负面的信息也叠加。互惠合作对患者来说是直接受益，对医者、医院来说从长远看也是一个最佳选择。医生、医院需要良好口碑的正面传递以赢得更多患者的信任。良好的声誉对于一个医生和医院的发展越来越重要。在我国的一些大中城市，为什么看病难问题始终没有得到根治，其实一个很重要的原因就是资源分配不均衡。好医生和大医院集中在大中城市，产生了马太效应，好医生和大医院是靠声誉来维系的。声誉，作为一种精神力量激励广大医务人员和卫生医疗机构关心荣誉、争取荣誉，从而获得社会的认可。好医生不仅要有良好的医术，而且要有良好的医德。大医院，不仅要有先进的医疗设备，而且要有一颗"大心"。所谓大心就是医院要注重长远发展，不要片面追求经济利益，要施以仁术。

惩罚的团体强化。强互惠行为是人们对善意或非善意互动的反应，体现出人们对公平的显著性偏好，说明依靠利他性惩罚可以维持人类大规模的合作。群体成员在面对背叛时产生的愤怒情绪可以迅速地促进惩罚者的共同行动。在医患关系中，对于个别医生违背医德损害患者利益进而影响到群体利益的不良行为，理应受到团体惩罚。如何增强医者的这种惩罚能力？首先，要加强理论认知。医院可以采取定期集体培训或自学的方式培养医者的集体观念、大局意识，学习相关的医德方面的著作和法律知识，学习医德方面榜样人物的先进事迹，这些学习不要局限于形式而要真正促发灵魂上的东西。其次，要内化为一种道德情感、道德意志。惩罚行为来自团体情感，例如若行为违背了团体利益、损害患者利益会产生羞愧、内疚和失去自尊等情感，马克思称之为"内向的愤怒"，这样可以降低对惩罚者进行报复的概率，从而在一定程度上降低了惩罚成本。最后，外化为一定的行为。能够对不合作者进行利他性惩罚，要求本人在这方面表现必须是优秀的才能有威慑力；惩罚者因惩罚行为而支付的成本，团体可以进行必要的补偿，包括物质补偿和精神补偿。

（二）亚当·斯密的美德思想对医德培养的启示

亚当·斯密在他的名著《道德情操论》中提出了建立在以同情心这一人性基础上的仁慈、审慎、公正、节制为核心的美德思想，斯密的美德思想对今天医务人员的医德培养提供了一些启发。

1. 医务人员要有同情心，学会换位思考，增强对患者情感的理解

医疗行业本身是个救死扶伤，实行人道主义的特殊行业，服务的对象是人，而人与人之间相互沟通需要情感的支撑。情感是人与人之间相互需要的一种状态与感觉，是激发一个人行为的动机，它能产生一种灵魂上和精神上的无限延展，从而达到配合

默契的交往。同情感是每一名合格的医务人员应具备的最起码的道德情感。患者是一个特殊的群体，因为疾病的原因，他们承受着比普通人更重的压力，医者要同情患者、关心患者，医患之间才能产生情感共鸣，也有的把它称为临床移情，医生站在患者的角度来传达对患者处境的理解，并给予患者道义和行动上的支持和帮助。

2．医务人员要培养自己的仁慈心，增强患者的幸福感，顾及患者的利益

仁慈是斯密倡导的最可贵的美德。因为仁慈才有可能产生同情；因为仁慈人们的生活才更和谐。仁慈，即仁爱、慈善。"仁"意味着对患者的关爱和对生命的敬重情感。"慈"与悲悯紧密联系，医者看见患者所受苦楚，心生悲悯之情，才能采取救民于水火的行动。药王孙思邈所著《备急千金要方》第一卷《论大医精诚》中谈及："凡大医治病，必当安神定志，无欲无求，先发大慈恻隐之心，誓愿普救含灵之苦……"恻隐意味着"不忍人之心"不忍同类受苦难、受折磨的情感。在此情感的推动下，医者能够自发关爱患者，在诊疗的各个方面都能设身处地为患者着想，体贴周到。

3．医务人员要刻苦钻研医学知识，有扎实严谨的工作作风，理智行医，真正为病人解除疾苦

严谨是医学的灵魂。在同情感和仁慈心的作用下，医务人员会有一种拯救对方的责任感和使命感，钻研医学知识具有较高医术是完成该使命的前提。对于患者，医者既要有感性又要有理性。理性行医的重要表现就是要严谨。谨言慎行，在任何场合，约束自己的言行举止，做一个有修为的人，才能赢得患者的尊重。

4．医务人员要以人为本，坚持正义，不伤害患者

正义是斯密道德哲学的重要观点。斯密认为对正义的遵守是强制的，若是人们违背它，就会遭到人们的愤恨和惩罚。医疗正义的观念，就个体而言，就是要求医务人员在医疗活动中敢于主持公道，对人类的生命尊严敢于坚持。

5．医务人员要克己，培养自己超越现实、超越功利的道德情操

当一个人选定一种职业，成为某种职业人的时候，他就从一个普通人转变为一个特殊的人。医学就要关爱生命，关爱人类，救人命于危难之时。中国现代新儒学大师冯友兰先生将人生分为四个境界：自然境界、功利境界、道德境界和天地境界。医学的特殊性要求我们医务人员要超越现实、超越功利，做一个道德人和宇宙人，克制自己的欲望，约束自己的行为。斯密认为一个德行完美的人应该具备审慎、正义、仁慈、自制四种美德，缺一不可，自制是其他美德的必要前提。缺少自制，就会放纵自己，就不会在意个人的名望，就无法做到审慎；没有自制，就无法约束自利对他人的伤害，达到正义；没有自制，也无法克己成仁。

（三）群际接触理论对构建医患共同体的启示

1．群际接触理论概述

群际接触理论的先驱者是社会学家Williams。他于1947年提出了改善群际关系的一系列命题和可检验假设，其中涉及到群际合作、平等关系以及对群际双方均有价值的共同任务等等。1954年美国社会心理学家Allport提出群际假说，对群际接触的条件和机制进行进一步探索并形成理论体系。Allport认为，影响群际和谐的因素是存在群际偏见，群际偏见是由于某一群体对另一群体缺乏充足信息或存在错误信息而

产生的，群际接触为获得新信息和澄清错误信息提供了机会。进行群际接触有四个关键条件：平等的地位，共同的目标或任务，群际合作，权威、法律或习俗。

Allport主要关注的是面对面的直接接触，随着理论的深入学者们又提出了间接接触的四种方式：扩展性接触，建立内群体成员与外群体成员之间的朋友关系；想象性接触，在心理上模拟与外群体成员进行积极的互动；替代性接触，通过观察他人来形成自己的态度、情感倾向和行为方式；模拟性接触，强调大众媒介可以产生类似真实面对面接触的效果。

佩蒂格鲁将群际接触的主要作用机制总结为增进了解、缓解焦虑、产生共情三个方面。增进了解有助于改变刻板印象的群际关系，减少交往中的不适感，增强跨群体理解的能力。不同的情绪产生不同的接触效果，焦虑得以缓解才能产生积极的接触效果，气氛和谐才能化解人的焦虑情绪，从而形成良性循环。共情又称同感或同理心，它有助于消除群际偏见，因为共情能够更设身处地地理解外群体，了解他们的需求，支持他们的行动，使得外群体感到愉快和满足。

2. 多方努力构建医患共同体

社会共同体，就是指由若干社会个人、群体和组织在社会互动的基础上，依据一定的方式和社会规范结合而成的一个生活上相互关联的大集体，其成员之间具有共同的价值认同和生活方式，共同的利益和需求，以及强烈的认同意识。在疾病面前，医患双方是同盟军和统一战线，是对抗疾病的共同体。医患共同体适应了今天的社会需求，目的就是要缓解日益紧张的医患关系，建立一种医患共同参与、真诚合作、互相依存，使双方均获得最大利益的一种服务模式。

医患关系本质上是一种兼具人际和群际属性的关系类别，从群际层面借鉴群际接触理论，医患共同体建立的四个条件需要各方的共同努力。

第一是医患平等地位的建立。平等是民法的一个主要原则，医患就诊疗疾病的行为属于民事活动，双方是平等的民事主体，理应是平等的。医患之间平等的最大障碍就是信息不对称，由此易产生群际偏见。由于医学的特殊性，患者缺乏相应的医学知识，信息不对称是客观存在的，如何改变？医患之间的沟通很重要。医者要向患者交代病情，以患者能够接受的语言方式，解释相关的医学知识，介绍诊疗的情况，一切以患者的利益为出发点，把患者视为与自己同等地位的对象进行沟通，而不能高高在上。患者如有可能也要通过各种渠道了解所患的疾病，积极参与到自己的疾病治疗过程中，体谅医学的有限性，理解医生的工作，包容他们个别情况下由于工作繁忙语言上带有的小情绪，相信对方能够以自己的利益为重。

第二是共同的目标和任务。这就是共同战胜疾病。通过上面博弈论的分析，我们也看到了医患和谐才能达到纳什均衡，疾病治愈，双方受益。关键是医患双方对命运攸关的共同体的认同。对抗疾病是医患双方的共同责任，只有医患双方共同配合，积极治疗，才能取得比较好的治疗效果。

第三是群际合作。信任是合作的基础和前提。过去患者对医生是深信不疑的，医生的诊断主要靠问诊查体，医患交流充分；现在是患者对医生半信半疑，医生的诊断靠的是大量物理、化学的诊断设备，医患沟通少之又少。患方在对医方缺乏了解的情况下很难充分信任。患者在诊疗过程中一方面对自己的疾病期望值比较高，另一方面又伴随着焦虑、恐惧、猜疑心理，种下的是猜忌，收获的绝不会是善意。随着医疗卫生行业被推向市场，国家财政投入减少，公立医院的自筹经费比例高达90%，医院采取对医生报酬的经济利益导向造成了医患之间利益的对立，只要医生的行为与商业利益有关，就不会有真正的医患信任。大众媒体对医患矛盾和纠纷的报道本应是以理性平和方式倒逼真相，维护公道，但确有一些媒体为了满足个人利益歪曲事实真相，将偶发性的个案放大，也损害了医生整体在人们心目中的形象。所有这些原因都使患者对医者的信任度降低，陷入了所谓的"塔西佗陷阱"。冰冻三尺，非一日之寒，医患信任缺失的积蓄，并非一朝一夕之功，重建医患信任也绝非短时间的速成，需要各方共同努力，逐渐向良性方向转化。医学院校，增强对医学生人文素质的培养，为社会储备高标准的医务人才；媒体要发挥舆论监督作用，规范媒体表达，尊重事实，做到客观、公正、理性地评判，加强对医者的正面宣传和典型模范事例的报道，重塑医方群体的形象；医疗机构和相关部门需在促进医学教育大众化、医护工作科普化和医学知识宣传常规化等方面采取更为积极有效的策略，增加医患之间的理解和认同，取消药品加成，杜绝"红包"，增加费用的透明度，使医生获得体面的阳光薪酬；医务人员，从我做起，学会智慧交流，沟通注意细节和技巧以缓解患者的焦虑心理，有耐心、爱心和责任心，学会换位思考与患者产生同感共鸣，把医德培养放在首位，坚持自律和他律的结合；患者，理性对待疾病，不能单纯以结果评判医生，治好了是天使，治不好就是魔鬼，努力构建信任-合作-互谅的医患关系模式。

第四是权威、法律和习俗。熟人社会的信任主要基于血缘关系、地缘关系等，而陌生人社会的信任主要基于社会规则、制度约束等。改革收入分配制度，避免医生的经济利益与自身的职业伦理以及患者的健康利益相冲突；严格执行药品集中招标制度，杜绝药商在医院带钱促销药品的现象；规范医疗操作规程，坚持合理检查、合理用药、合理收费制度；增加政府的财政投入，公立医院改革的方向回归公益性；建立一套取信于民的诉求表达和纠纷解决机制，促进"医疗差错报告制度"的强制执行，强化医疗纠纷的法律解决手段，支持第三方调节系统的深层次发展。

医患关系的和谐，既需要制度设计和法律支撑，也离不开信任建设和人性回归；医患关系不能只是利益关系，而是包含着情感互动关系。医患是生命共同体，唯有各方努力，才能共赢。

第三章 现代医学教育变革

第一节 高等医学教育转型

一、适应医疗卫生事业发展迫切需要医学教育转型

1910年Flexner报告开启了一系列医学教育的研究，引领着过去100年的教育改革，形成了现代医学的迅猛发展。然而，21世纪开始出现医学领域的新问题，突显在公平分享卫生成就上的失败，新型医疗风险、环境风险、行为风险正威胁全球人的健康，医疗安全已成为现代医学的基本特征和质量内涵。在医学的不断努力与抗争下，这些危机非但没有被遏制，反而在逐年增加。可见全球卫生系统正逐渐变得复杂，从而对医学卫生人才培养提出了新的要求。医学教育是过渡性的，呈现有多个侧面过渡性的特点，在过去的教育改革中，人们已认识到许多医学教育理念需要转变，但同时又因各种原因而未能实现这一转变，卫生教育人员之间存在的"学科壁垒"是一部分原因，使医学教育仍在单纯科学为基础的框架下运行，它的许多方面处在教育改革探索向未来医学教育的全球化方向过渡。因此，转型是当今医学教育一个十分重要的特点，也是当代医学教育面临的紧迫任务，但直接使其成为当务之急的是临床医学教育的课程整合。

鉴于上述动因，重新设计医学教育十分必要，并且迫在眉睫，需再次对医学教育进行彻底、权威的审查，以弘扬100年前那样教育改革精神。为此，国际医学教育专家委员会综合教育系统与卫生系统之间的关联，并以紧密连接两个系统的人为中心，共同制订了跨越国境、打破独立学科界限的发展战略。医学教育转型就是要培养出接受良好教育的医学人才，以满足卫生体系的专业人才需求。新世纪第三代教育改革以患者和人群为中心，注重以胜任能力为基础的课程安排，强调以团队为基础的跨专业教育，更重视以信息技术为依托的教学和管理技能，其最终努力在全球范围内消除各国间的差异并创造机会，医学教育转型发展意味着单纯科学基础模式已不适应现代医学教育发展，必须与人文医学和社会医学相结合，将原有陈旧的医学教育形态来一个大转变，使之适应现代医学科技和医学教育的发展需要。

二、21世纪医学教育系统需要在哪些方面实现转型

（一）医学教育目的的方向性转型

培养目标是教育理论研究和实践活动中的一个核心概念，它是把医学生塑造成什么样的人的一种预期和规定。当今世界正处于前所未有的教育变革时期，我国的教育方针、社会需求和医学教育特点也发生了巨大的变化。随着社会、心理、环境等众多因素的融入，医学模式发生变革，医学生培养目标应摆脱单纯生物医学与治疗型医生的框架，转变成医患之间交互的主动参与型医疗服务模式，教育目标不能只限于培养具有专业知识的医学生，应延伸至促进和培养具有思维和医学道德的医学人才，因为从医学教育发展过程来看，只有从源头上培养人道医学人才，才能保证医学发展的正确和可持续方向，只有实践综合的、系统的教育模式，着眼于教育为医学和医疗服务，才能从根本上实现医学教育转型。

回顾千年的医学教育史可清晰显示，医学教育的各方面均起源于临床医学，医学校是从临床实践分离出来的，现在医学教育却有脱离临床的迹象，因此教育要回归临床，并向临床转化，因为医学教育始终是为临床医疗服务的。但随着现代医学的迅速发展，医学的非人性化趋势也产生越来越多的质疑，当前医学技术的异化是医学现代性危机一种不可忽视的客观因素，科学无限扩张的同时使人文逐渐被边缘化。然而，医学不能没有技术，我们不应阻止也无法阻止技术发展，面对技术越来越主宰人类社会的情况，"我们的只能寄希望于技术的道德化"，在当前境遇中，道德良知只是被麻醉而不是被切除或完全抛弃。因此，在医学生的知识体系中重塑人性化概念，教授如何将科学知识有效用于病人个体的方法，是医学教育改革刻不容缓的两项任务。

（二）医学教育观的系统性转型

医学教育观的转型，就是将以原科学为基础与以系统为基础教育相结合，培养医学生的胜任能力，以适应现代医学模式的转化，形成一种更完备的医学观和医学教育观，从而更全面地认识医学教育根本目标。医学教育转型是医学教育发展形态的变化，是医学教育原先发展形态的变形，而此种变形的实质是整合，缺乏整合的转型是空泛的转型，也是没有实际内容的转型，医学课程整合就是合二为一的转折点，而非否定前者，另辟蹊径地转型，这也是医学教育发展螺旋式上升规律的体现，彻底否定前者是从一个极端走向另一个极端，又会重复以往的弊端，将医学教育引向另一歧途。

医学教育观的转型在于如何进行系统的转型，即系统不仅是医学科学知识，还有科学知识的运用；而且是医学人文、心理、社会的统一、医学教育的视野不能仅局限于生物学医学知识方面，还要以全方位视角关注医学教育转型与临床课程整合，学习知识是为了运用知识，从知到用原本就是一个艰难的过程，而对医学生来说又是一个不可规避的过程。创造教育观发展是教师专业成长的核心问题，现代教师不应仅是掌握某些技能、技巧的教师，而应是具有合理的、符合时代特征的创造教育观的教师，才有能力胜任临床医学教育的重任。长期以来，由于忽视学生对自我心性的觉解和生

命创造能力的提升，致使教师成为知识加技能型的教书匠。创造教育的根本源于问题，创造就是一种特殊的学"问"过程，不仅是分析和解决问题，更有价值的是发现问题。创造教育不仅仅是技术上的创造，还有心灵上的重塑，在当今教育转型发展中，临床教师应从知识本位向德性本位教育观转变，实现教育观的整体性与根本性转型。

（三）教育方法和手段的现代性转型

近代科学的萌生加深了对生命和疾病的认识，并取得了很大成功；而当今医学教育面对的主要问题是系统化发展，仅以还原和科学的方法，很难解释当今医学教育的诸多问题，更难以寻找到医学教育长远发展的办法，医学教育也务必在方法学方面实行大转型，将还原论与系统论相结合，形成一种新的医学教育方法论。传统教育过多地强调医学教育的特殊性，没有主动寻求与教育学、心理学的相互合作，并取得这些相关学科的支持，更没有充分利用最新研究成果，尤其是对医学生学习机制的研究成果。这种游离于教育学、心理学理论之外的医学教育方法，由于缺乏理论支撑而显得苍白无力，更因缺乏科学和系统理论基础而难以形成系统的教育教学方法体系。转化式学习是最高层次的学习过程，其意义在于它可引导学生实现三个重要的转化：从死记硬背式学习转化为批判性思维，具有整合信息形成决策的能力；从为获取专业文凭的学习转化为获取核心胜任能力，具备进行有效团队合作能力；从不加批判地接受现存教育模式转化为创造性利用全球资源来解决本地区问题的能力。

在新世纪教育转型中，要大力开发信息技术在医学循证、数据收集与分析、模拟与测试等方面的应用，发掘信息技术在医学教育中的有效应用潜能，充分利用信息技术革命所带来的新型转化式学习，转变传统的信息传递式教学，向更具挑战性的、以知识搜索、筛选、分析和应用为主的能力培养过渡。教授学生在解决具体问题的过程中，如何创造性思维和处理海量信息的能力。例如，高仿真模拟训练就是一项推进医学教育发展的新技术，不但提升临床技术质量，也大大推进医学的人性化转型进程。因此，医学教育手段必须要有一个大的转型，实行生物、心理、社会、环境等方面教育同时并重的方针，并在各种教学手段中有效地融入人文要素、思维要素和道德要素，方能形成对现代医学教育的根本转型，从而适应现代医学迅猛发展的需求。

三、医学教育转型实质是实现临床课程系统性整合

（一）以胜任能力为导向的课程整合是教育转型的核心

医学课程整合的重点在于临床课程整合。当前临床课程一个重要的不足是专业过细，医学生往往习惯于只从本专业知识和专科经验出发，未能考虑到医学其他学科，特别是与本专业密切相关的学科知识和经验。改革就是要淡化各学科概念，增加多学科、跨学科的交叉联系，注重转化医学教育，将基础医学知识有效转化为临床实际应用，同时也将促进医学人文向临床实践转化，实现基础与临床课程全方位多靶点的结合。临床课程整合就是要将抽象的知识形象化，便于学生理解单调难懂的基础概念。以岗位胜任能力为导向的课程设置是临床课程整合的方向，首先确定要解决的临床问

题，再确定毕业生应具备的医疗工作能力，然后调整课程设置以确保学生具备这些能力。

在诸多教育整合中，以临床医学课程整合最为迫切和现实，也是整个医学整合的基础和开端。因为临床很多疾病都是一种全身性疾病，虽然大多数表现为具体的部位或某种突出的生命体征，但它们都不是孤立的，而是与全身系统密切相关的。但当今医学课程将医学生的视线凝聚于具体专科，不仅淡化了对患者的人文关怀，而且忽略了局部病变与全身状态的关系，极不利于患者的治疗。系统为基础的教育模式强调以临床需要为本的教育理念，在医学基础课教学中打破传统的按科目分系统的方法，进入临床专业课阶段就要尽早接触临床，为全面的临床实践阶段教学奠定基础。如果医学教育仅关注人体各个器官，而脱离脏器寄以生存的整个人体，在医学生的思维中则会只有脏器而缺乏由不同脏器组成的整体生命，那将是一个严重的系统缺陷。从这个意义上说，促进临床课程的整合是克服当前医学生岗位胜任能力较弱的有效措施，并可有力地推动其他方面的课程整合，同时，临床课程的整合也为医学人文教育打下了基础。

（二）课程整合的根本目标是促进学生的临床思维整合

我国著名教育家叶圣陶先生有句关于教育的名言，"凡为教，目的在于达到不需要教"，这是现代教师所应树立的理念，也是教学的最终追求。教知识总是有限，培养思维才是根本，课程整合就是要通过科学有序的课程及教材重组实现知识的超值应用，使学生在预设的课程教学过程中将理论与实践结合，其根本目标是使学生逐步形成自然的批判性思维、理性判断和科学决策能力，培养独立猎取有效知识的能力，对学生未来的胜任能力具有重要意义。进入临床实践的医学生已完成基础知识学习，但仍缺乏哲学思维的支撑，掌握具体的专业知识，而缺乏临床经验；迫切将已学到的知识用于临床验证，但遇到问题却常束手无策。这并不是因为理论知识不够，而是因为知识运用能力有限，其关键问题是临床思维能力欠缺。因此，要跳出医学圈子，站在哲学的高度，以整合的思维去审视和分析医学问题，用全方位的视野去解析和透视医学现象，才能适应现代生物-心理-社会医学模式的转型发展。

批判性思维能力培养是国际医学教育标准中十分重视的能力之一。临床专业课程整合并非仅仅是将相关专业课程进行有机地重组，其根本目的是通过整合培养学生的科学思维，尤其是批判性思维能力。批判性思维是创新能力的基础和起点，不要盲从当今的知识，而要运用理性思维和批判性的眼光去审视医学与未来世界。当今医学生的批判性思维能力普遍较为薄弱，容易简单地接受"凡是科学证明的就是正确的"等宣传教育。医学教育发展是以不懈怠的一分为二为特征，对人体认识的机械化和碎片化，把人体整体四分五裂，没有注意到这种专科教育的弊端，需要通过医学教育整合来弥补。现代医学教育最容易使医学生掉入二分法的陷阱，习惯于将一个事物分成两个部分，而从中选定一个正确的，看起来很科学，却存在许多弊端。摆脱二分法运用三分法是临床医疗教育的重要思维理念。一分为二没有错误，但是必须二合为一才是整合的思维方式。因此，医学教育转型不仅需要课程整合，更需要在医学生的心中进行思维整合，思维整合已成为教育改革的重要目标和主导趋势。

（三）医学人文课程嵌入是推进医学人性化复兴的精髓

培养学生职业道德素养是医学教育的灵魂，教育转型就是要推行新的职业素质，新一代医学生不仅是学术专才，还要具备良好素质，包括职业态度、价值观和行为方式的培养，临床课程整合就是从医学实践出发，强调医学人文教学的回归实践，注重医学生在临床的服务能力培养，包括对患者的态度与沟通能力，并作出符合伦理的临床决策。许多国家已经开始通过培训和模拟训练来培养这种能力。例如，美国的高等医学教育标准中，60个指标里仅有约1/3是医学基础和临床的概念，而近2/3是医学伦理、医学道德、人际交流、卫生保健、管理与成本、效率与效益这样医学相关概念。哈佛医学院医学人文课程占总课时数1/3左右，而我国现行人文课程仅占2%。在现代医学教育转型发展的今天，要逐渐形成对实习学生的人文技能和实际人文水平的考核指标体系，注重医学与人文内容的整合，医学人文教学的目标就是在临床医学实践中践履人文精神，课堂讲授给学生的各种人文学科知识和技能，只是医学人文教学的起点，需要在医疗实践中实现人文的终极转化。

巴德年院士指出，医学是科学和艺术最完美结合，让最好的学生成为医学生，让最好的医学生成为最好的医生，注重对学生综合素质的培养，加强对医学生人文关怀教育。医学是运用知识和技术解决人的问题，因此，医学教育必须包括技术要素和人文要素，从整体人和社会人的角度出发，建立有效的知识运用体系，用医学人文解决临床医疗问题。当今临床实践最为突出和急迫的课程是医学人性化教育，其核心内容是培养学生始终将病人的利益置于首位，任何人的利益诉求均不应损害病人的利益；在临床课程整合过程中重视整体医疗教育，关心疾病，更要关心病人，实践教学中尽力减少对机体的损伤和副作用；不能随意滥用高新技术，特别重视对病人的关照，努力为病人提供心理支持，掌握交流与沟通技能，以关爱生命、呵护生命的境界审视当代医学，使医学人文精神真正成为现代医学教育的核心部分。

总之，医学教育转型不仅需要实现从基础医学到临床医学教育的转化，而且还需要实现从临床医学向预防医学的理念转化以及从医学专业教育到医学人文和医学社会学三位一体的教育转化。转化医学与转化医学教育具有相同方式，其实质是理论与实际的结合，是多学科、多靶点、多层次、微观与宏观、人文与科学的交叉融合。转化医学教育就是将医学教育真正转向为临床医学服务，培养具备良好的职业道德素养、批判性思维能力和岗位胜任能力的医疗卫生事业人才。在高等医学教育国际化的推动下，当今医学教育正酝酿着一场范围广阔的转化，这就是医学教育的全面转型，这正是当代医学教育面临的新拐点。转型任重而道远，需要医学教育与各学科领域的人员共同携手，最终实现医学教育的国际化发展。

第二节　高等医学教育供给侧结构性改革

需求侧与供给侧结构性改革也是我国经济发展中的两个不同阶段。高等医学教育也同样存着两种不同逻辑的改革。需求侧改革主要通过政策，加大教育投入，刺激教育消费，扩大教育出口，从而促进经济增速。然而，需求侧改革也引发了很多教育结构、效益和质量等问题，高等教育正面临严峻的"供给侧"结构性改革的新挑战。当前高等医学教育改革就是要从需求侧向供给侧转型，从外延式向内涵式改革发展，如何进行结构性调整，提升高等医学教育的质量内涵，已成为高等医学教育管理与研究者需要思考的问题。

一、高等医学教育"需求侧"改革的反思

（一）单纯重视外延式改革忽视内涵式建设

需求侧改革是国家拉动内需的一种经济学理念，通过投资、消费和出口等渠道，促进经济发展。高等教育也是顺应和适应这一方针，以增加招生数量扩大高校规模，使更多人有机会上大学，以此"消费"高等教育资源；同样，教师人数不断增大，很多高校掀起改名升级，以此扩大社会知名度，甚至"圈地"扩张也一度成为高校的一种时尚，高校的大门越来越豪华，高校的花园越来越艳丽。不可否认，外延式发展大大推动了高校的发展，但缺乏内涵的高等医学教育也正面临自身发展中的重重困境，虽然大楼多了但大师少了，数量增了但质量减了。高等院校教育不仅需要大楼，更需要有大师、大家和优秀医学生。

需求侧改革主要是外延式发展，其目标指向规模扩大、学生增加、经济效益等，由于各种权利的驱动，部分高校忽视了其应有的社会责任，尤其是人才培养问题，重数量轻质量。随着大学毕业生就业问题日趋严峻，高校也进行了质量评估，但多数情况下只是停留在表面，并没有真正深入"结构"调整问题，使高等医学教育脱离了作为医学知识和医疗人才"供给"方的责任，忘记了作为引领医学发展的使命。从长远观点上看，建设世界一流大学和高等教育强国，需求侧改革在很大程度上制约了我国高等医学教育的发展，因此，迫切需要进行"供给侧结构"改革。

（二）高等教育目标偏倚导致人才培养缺陷

"需求侧"改革过度注重教育消费的拉动，高校不断扩大，办学追求高大全，博士点越多越好，学校越大越好，专业越全越好，整体上都是局限于外延发展，没有关注内涵建设。由于国家政策性鼓励科研创新，并投入大量资金，致使所有高等医学院校都向研究型大学发展，因此出现了"千校一面"的局面。高等医学教育主要产出的是论文和著作、课题和成果，尤其是SCI论文的产出量已成为全球最高，但引用率却很低。在以科研作为主要评价体系中，高等医学院校获得了可观的利益，大学排名成为学校奋斗的目标。但是作为主要业务的教学质量却被严重忽视，医学人才培养质量受到严重影响。

在一定时期内，这一需求侧外延式改革大大促进了高等医学教育的快速发展。需求侧改革学校扩招初期，由于社会需求较大，医学生就业环境相对还可以。但随着毕业生越来越多，就业也越来越难。因为"千校一面"的人才培养模式，导致同一医学专业的学生过剩，在医学生就业市场中的困境更为凸显，很多地方本科医学生质量低，甚至不如医学专科学生。究其原因，高等医学院校没有把主攻方向放在医学人才培养质量上，没有认真地从供给侧研究高等医学教育的培养方案和模式，教学方法和

内容陈旧等。因此毕业生质量严重下降，面对社会对高层次优质人才的需求增加，单纯外延式的需求侧改革面临巨大挑战。

（三）医学教育脱离临床导致胜任能力低下

医学教育起源于临床，但却逐渐脱离了临床。基础医学是猎取医学知识，而临床医学则是应用医学知识的过程。在需求侧改革时期，医学教育目标是培养掌握医学知识的人才，毕业后分配到临床工作就可以了。但是随着临床医学领域的快速发展，医学教育并没有跟上时代的发展，单纯具有医学知识的毕业生并不能完全适应临床医学的需求，突出表现在医学生的岗位胜任能力不足，不能适应生物—心理—社会医学模式的转变，面对复杂社会环境下"过度医疗"引发的医患冲突问题更是束手无策。尤其是医学生的人文知识与人文精神缺乏，医学生培养数量与质量严重失衡。由于医学教育模式陈旧，忽视了医学教育与临床的结合，致使毕业生不能满是临床医疗的需求，以及不愿意到有需求的基层医院工作。

大学附病医院是临床医学教育的重要供给侧。但是在需求侧改革过程中，附属医院追求的目标发生了改变，医院并购扩大竞争实力，各个大学附属医院追求和比拼的是多少亿的收入，多少项的科研成果和SCI论文等，大学借助在科研领域的引领地位竞争和垄断医疗市场。然而，在如此的经济和权利的竞争中，临床医学教育使命在大学附属医院被淡化了，临床教师眼中只有医疗没有教学，只有病人而没有学生，临床医学教学变成一种累赘，临床实践教学也是敷衍了事，临床教师的种种负面作用也在深刻影响着医学生的未来职业责任感。由于临床教师的教学意识低下，加上繁重的医疗和科研工作压力，临床教师的角色之间也产生冲突，给医学生培养工作带来诸多负面影响。

二、高等医学教育中的"供需关系"辨析

（一）高等医学教育供给侧的供与求关系

从经济学角度，社会对高端人才需求增加；从消费角度上看，人们对优质教育产品需求度不断增长。从供给侧结构性改革逻辑看，高校既可以产出优质人才，也能输出先进科研成果和技术。高等医学教育改革既是经济供给侧结构性改革的一部分，又有自身的特性和体系。高等医学教育存在两种供给关系，在校期间，教育需求方是学生；大学毕业以后，学生作为高校的产品，而社会医疗服务机构是需求方。因此，高等医学教育的需求方包括学生和社会。首先，高校有责任为学生提供获取知识、能力和素质的环境、条件和资源；同时还要为学生提供高素质的教师队伍、高水平的科研平台和先进的大学文化。其目标是在保证教育产能的同时，提高教育产品的质量，满足现代医学发展对医学人才和科学技术的需求。

高等医学教育与医疗市场的供求关系，实际上是一种学术性与社会性关系。经济领域的供给侧结构性改革以市场需求为导向，但是在教育领域的供给侧结构性改革重心和导向都应该在供给侧，高校改革导向是其学术性而非市场性，即遵循高校自身逻辑而不是市场逻辑运行。高校需要在履行育人基本职责和遵守学术运行规律前提下，

调整内部运行模式，关注并贴近社会需求。虽然高校"产能过剩"和质量低下是需求侧改革带来的缺陷，但就医学领域需求情况来看，医学生只是在大医院就业困难，而基层医院、偏远地区医疗服务部门等却面临医学人才供给的严重短缺。高等医学教育这种供给过剩与短缺共存效应，反映我国高等医学教育仍存在严重的结构性失调问题，而供给侧结构改革就是要调整这种失衡，回归大学的初衷。

（二）高等医学教育供给侧结构性改革的逻辑特征

高等教育供给侧结构性改革涉及外在和内在两种逻辑，即社会需求逻辑与自身发展逻辑。外在逻辑认为大学要满足国家经济发展和社会发展的需要，因此，大学办学要以社会需求为导向。然而，高等医学教育供给侧结构性改革与经济供给侧结构性改革并非完全一致，因为医学教育规律毕竟与市场规律不同，单纯强调以市场为导向值得商榷。大学与社会之间应该是一种引领与被引领的关系，大学定位应该在社会前面，而社会需求为导向则是把大学放在社会的后端。如果高等教育改革完全以社会需求逻辑为导向，最终有可能在"社会经济需求的茫茫海洋"中迷失方向。由于现代医学中的各种经济利益驱动，很多需求常常与大学精神相背离，比如，临床很多不确定性技术的广泛应用，未成熟的科技成果强行转化，以及大学附属医院的过度医疗干预行为等，各种社会浮躁因素严重影响着医学生的职业精神。因此，高等医学教育供给侧结构性改革不能完全以社会需求为导向，而是应该在坚守学术属性基础上来贴近社会需求。

外在逻辑是教育改革的压力，而大学自身发展内在逻辑才是教育发展的真正动力。医学教育供给侧结构性改革必须从内部寻找解决问题的方法，遵循医学教育发展规律，才能真正让改革走向正轨。当今人才培养质量低下、供需关系错位以及产能过剩等问题只是大学教育问题中的一部分，而缺乏现代大学内在的理念与精神才是最主要问题。人才培养、科学探索、社会服务和文化传承是大学的四项基本职能，其中人才培养是最根本、最核心的职能。高等教育供给侧结构性改革要坚持质量原则，以人才培养为中心，回归大学教育之本，坚守大学的学术属性，严谨的科研精神，充满人性的医疗技术，以此构建高等医学教育的管理机制，才能确保高素质医学人才输出、高水平科研成果产出以及先进的医学文化传播。

（三）大学应该引领社会进步而非被动适应

大学不仅具备培养人才、科学研究和服务社会三大功能，而更重要的是其引领文化的社会功能。诚然，大学需要培养适应社会需求的人才，但并非社会让大学做什么大学就做什么，否则大学就是社会的"附庸"和"工具"。德国哲学家卡尔·雅斯贝尔斯（Karl Jaspers）曾告诫，在教育适应社会变革时期，首先要追问教育的本质，避免太轻率地适应现实需求而放弃终极责任。正如弗莱克斯纳（Abraham Flexner）所言，现代大学使命在于引领社会方向，而不是盲目地为现实社会服务。大学存在的意义在于要"经常为社会进步提供一些所必需的东西，而并非社会想要的东西"。可见，大学不能像风向标一样随风倒，而更应该是一个引路"灯塔"，为社会发展和人类进步导航。

在医学发展领域，大学医学教育不应该被动地迎合医疗市场经济的需求，尤其是在技术自主与资本主体化的影响下，大学教育中的人性、道德和主流文化受到挑战。大学有责任对医学需要做出积极正向的回应，更要坚持医学初衷，重视医学仁学精神建设，从而引领医学可持续发展。比如，面对过度医疗的普遍化、常态化现象，面对医患冲突日益升级的困境等，大学教育必须强化医学生的胜任能力培养，在专业知识和技术传授中更加关注医学人文与职业精神的培养。联合国教科文组织提出建立"前瞻性大学"的新理念，要求大学及其教育不能只是单纯培养人才和发现知识为社会服务，而更应当直面社会问题、改革社会、为现代社会文明进步承担更大更多的历史责任。可见，大学与社会不是简单意义上的服务关系，而是在引领医学的同时服务于医学。大学的适应性是大学发展的外在动力，但同时大学务必要保持对社会的超越，注重医学的未来走向，坚守大学的独立品质，超越功利价值追求而引领医学发展。

三、高等医学教育"供给侧"改革的思考

（一）改革治理结构，坚守大学宗旨

优化大学内部治理结构是供给侧结构性改革的重要方面。大学治理结构变革来自内外双重动因，而内部权力调整是结构变革的核心内容。当今大学内部结构问题主要体现在大学行政权力与学术权力的关系上。面对大学内部权力失衡现象，去行政化已成为大学内部结构改革的重点之一。长期以来，单纯以行政逻辑和运行模式来管理大学，常常忽视了大学发展规律、办学规律和学术规律，从而导致大学发展方向偏倚。大学是知识组织，也是文化群体，因此大学内部治理也离不开大学文化和理念。所谓大学去行政化并非简单地去掉行政管理，而是要构建行政权力服务于学术权力、行政管理服务于学术管理的意识和理念，以人才培养、科学研究、社会服务以及文化传承等活动为中心，确保大学行政适应于大学的教育性和学术性活动特性，从而优化与完善大学治理结构。

大学内部结构改革路径包括复归学术本位教育理念，以学术自由、大学自治原则为基准完善大学制度建设。首先要摒弃"官本位"意识，要遵循教育宗旨和教育规律办大学，而非社会让大学干什么就干什么。如果大学过分与技术自主化和医疗市场化需求相呼应，就会丧失大学主体意识和对现实社会文化的批判能力。其次要健全学术自由的制度保障体系，使学术发展具备合理性与合法性，让教师在宽松学术环境下积极工作，既不盲从"追风"也不屈从压力。比如SCI论文热与高度行政化、功利化的学术管理结构密切相关，因此改革现行学术评价体系势在必行，从重视论文发表数量向重视学术研究本身的价值转化。最后要形成优良的"教授治学"传统。大学是由学者与学生组成的，探索并传承高深学问，追求人类终极价值和绝对真理。因此教授治学符合大学发展初衷，扩大教授学术自主权，提高教授治学地位，才能确保大学的学术与生命力。然而，教授治学的实践仍面临诸多困境，需要多层次多部门的共识与努力。

（二）明确大学定位，提高教学质量

大学格局和定位决定着大学发展方向。当今高等教育生态位理论已成为教育研究

的主要课题，生态位理论阐述了自然中物种在时空上的位置以及物种之间的作用与功能关系。其生态适应规律之一就是，物种在相同生态位上重叠时，就会产生种间竞争，物种重叠越多，竞争就越剧烈，最终将使弱势或不适应该生态位物种被消灭。我国各类高等医学院校都应该有最适合自身生存与发展的生态位，因此，在高等教育改革进程中，大学定位至关重要。比如，研究型与应用型大学的管理体系与运行机制应有所不同，定位不同其功能也有差别，当今应用型大学在医学院校中占有较高比例，首先在专业建设上应找好自身定位，避免热门专业过度集中，导致生态位严重重叠。而研究型大学更多要侧重医学研究，承担创新和引领医学发展的责任。国家教育部门应该对不同类型应用型高校制订分类指导意见，在教育资源分布上给予宏观结构优化，调整教育不公平现象，对医学教育资源薄弱的地区，给予人才、资金扶持和政策、项目支持等，防止"千校一面"的情况再次出现，以此推动高校教育生态的多样化发展。

重视内涵发展和提升教育质量是供给侧结构性改革的主要内容，也是当今高等教育质量的一块短板。以前高校过多强调医学专业的特殊性，缺乏与教育学和心理学的合作，对学生学习机制的研究成果应用较少，致使医学生胜任能力低下。供给侧结构性改革要将培养胜任能力作为教育主要目标，不断推进转化式教育和学习过程，使学生从被动接受专业知识转化为批判性思维，具备获取现代医学环境下的核心胜任能力，即不仅要掌握专业知识和专业技能，更要在常规医疗活动中熟练运用社会沟通技能、理性临床思维，以及情感表达、价值取向等内容，让被服务的个人或群体受益。学校作为供给侧的主要任务应该是为学生提供各种学习条件和环境，促进早期接触临床和被服务人群。胜任能力为基础的理念强调的是教育结果，比较透明的教育过程可以让大学生、方案制订者和利益相关方都感到信服。

（三）重塑大学精神，构建大学文化

重塑大学精神也是大学供给侧结构性改革的重要环节。当今大学精神缺失集中体现在行政权力与学术权力失衡、科学精神与人文精神分离，尤其是临床医学中的职业精神衰落也与大学精神密切相关。大学精神是大学之为大学的根本，其核心是大学的价值系统。对大学精神的理解可以是仁者见仁，智者见智，对于医科大学而言，人文精神与伦理道德是当代大学精神的核心。因为医学是关乎人类健康与生命的科学，传递人道大学精神是医学教育的主线，因为只有具备仁心才会获得仁术。比如一个技术精湛而道德败坏人绝对不会成为一名好医生，甚至技术越高对人类的危害越大。因此，人文精神、仁爱道德或"良心"等是医学高等院校精神的核心，在此基础上才会有真正的科学精神、自由精神、批评精神和创新精神。科学与人文是人类精神两个基本元素，也是大学精神的基本内容。大学历史证明，人格培育和学问研究是大学教育的中心目标。科学精神求"真"，人文精神求"善"，科学与人文的联合才是大学精神的真正体现，以此形成技术良心和医学道德，让大学真正成为人类健康的精神家园。

大学文化是大学理念和大学精神在实践层面的充分展现，是大学精神的现实表现和具体形式。所谓文化就是"人化"，其目的就是"化人"，教化人、塑造人，即以人创造的文化去创造人。大学文化就是继承、传播、创造优秀文化，从而塑造健全的

人、充满仁心博爱的人。面对高等医学教育中的人文质量低下等问题，医学教育改革首先要注重人文教育，以人文精神为基点培育全面发展的优秀人才，重拾医学教育的仁学灵魂，引领医学事业的发展。广义的大学文化涉及办学理念、方针、校风、教风、学风、校园文化等诸多方面。通过正向的文化氛围，传递大学核心价值观，让每个置身其中的学子受到博大精深的文化浸润和智慧的熏陶。特别要提出的是，大学附属医院文化也是大学文化的重要内容，因为附属医院是医学知识与人文精神转化的终极平台，强化医疗中的医德医风建设对医学人才培养具有重大意义。

综上所述，教育供给侧结构性改革目标在于实现供给与需求之间的平衡，其着力点不是否定需求，而是要偏重供给侧结构性改革。面对"需求侧"改革带来的种种弊端，迫切需要加快供给侧的结构性改革进程。然而由于改革涉及经济利益和权利分割等敏感问题，真正的实施中仍存在诸多困境。从高等医学教育供给侧角度，大学教育改革关键在于观念改变和方向调整，医学教育供给侧结构性改革就是要在大学内部挖掘潜能，构建大学内涵，坚守大学精神，提升教育质量，坚持以人才培养为核心，传承人道精神，重视生命教育和人文精神培养，才能保证医学教育与医疗服务领域的协调、可持续发展。

第三节　大学附属医院基本功能与根本使命

一、大学附属医院根本目标不能离开教育使命

（一）学校与医院原本就是相互依存的整体

医学教育起源于临床，早期是师傅带徒弟的形式，知识量扩大和对医务人员需求量增加，出现了学校形式的医学教育。19世纪以后，西方医学传入中国，教会办医院并招收学徒，创办了医学校，西方新医学教育引入中国，医院与医学院校原本就是一个整体，或者说，附属医院就是为培养医学生设立的。然而，随着医学的快速发展，现在学校有脱离临床实践的迹象，医院也弱化了与学校联系。20世纪70年代后，随着医学资本化进程，附属医院在经营模式上变成"普通医院"，原本肩负培养医生责任的临床医疗，变成附属医院的唯一目的，而对医学教育的神圣使命逐渐淡漠。

医疗是为了患者治病，但更是为了培养医生，从而为更多的患者治病。当今医学教育的主流趋势是要回归临床，并向临床转化。附属医院在现代医学教育转型中具有不可替代的重要地位，医学教育面临着医学模式的转变，是对医学教育提出新的要求，医学教育要从科学为基础向系统为基础的模式转化，采取适当方法使医学生尽早接触临床，接触社会，可以开阔医学生对疾病与社会的观察能力，提高其医疗岗位的胜任能力。因此，大学附属医院必然是医院和学校的统一体，附属医院隶属医学院校，医院本身就是学校的一部分，其职责不能偏离大学教育的根本目标。

（二）医学资本化运行使医疗与教学关系陷入混沌

大学附属医院与过去的最大不同，在于它在总体上或主要部分已经变成了资本，

由于资本追求利润的本性，很多医院和医生已经走上了以医谋财的道路，这无疑给医学教育带来许多消极影响，它将直接影响着医学生毕业后的临床医疗行为，甚至可把医学教育引入"非人性"的歧途。正如美国学者文森特·帕里罗等指出，"尽管自称有拯救生灵的崇高目的，但医疗保健实际是一种追求利润的商业活动"。资本化运行使原本以培养医学生为目的的附属医院进入社会医疗竞争行列，大学附属医院在引领医疗发展进程中，突出表现在重医疗轻教学倾向，原因无外乎医疗有利可图，而教育意义虽深远，但现实利益不明显。可以说，在附属医院的医疗、教学与科研之间，医疗与科研是追逐资本利润的同盟，而使教学逐渐变得孤独冷落，这是当今大学附属医院一个致命的短板。甚至更有将教学也作为医疗辅助力量的倾向，其结果是打着教学的旗号推动医疗的资本运行。由于社会的进步、医疗环境的变迁，附属医院成为卫生系统的中流砥柱而服务于社会，即使不能将教育作为中心任务，但也不能将教育置之度外。

（二）附属医院与地方医院区别在于教育主导

大学附属医院隶属大学院校，同时医院本身就是学校，其职责不能偏离大学教育的根本目标，脱离医学生教育本身只谈学科建设是一种方向性错误。医学具有仁学特征，健康和生命是医学教育的核心理念，将医疗作为医院的首要任务，这一点是毫无疑问。然而，大学附属医院又是医学教育的关键部门，脱离了医学教育这个核心，附属医院就名存实亡。可见附属医院的任务内涵比普通医院深厚而广阔，既要满足医疗服务的需要，又要肩负医学教育的重任，它需要打造医学专家，但更要培养医学人才。在当今医疗资本竞争中，大学重组和医院并构，很多地方医院也积极并入大学教学医院行列，就是因为"教学"这个桂冠可以大大提升医院的信誉度，从而也提高了医院的经济效益。因为教学医院是生产医生的"工厂"，这里的医生是培养医生的医生，在患者心中具有神圣的地位。面对当今医疗领域存在背离医学仁学的种种行径，我们应该反思一下当今医学教育的缺陷，尤其是作为医学生培养终极转化平台的大学附属医院，在医学生变成医生过程中是否履行了应尽的使命。可以说，大学附属医院与地方医院区别在于其教育主导下的医疗使命。

二、大学附属医院医疗、教学与科研关系辨析

医、教、研是大学附属医院的三大基本功能，也是培养医学人才的基本保障。各功能层面具有相互结合、相互转化的连带关系，医疗是医院主线，教学是医学使命，科研为医疗服务，形成以医疗为中心、教学为基础、科研为动力的发展模式。

（一）大学附属医院中心任务在于临床医疗

医疗是医院发展的立命之本，也是科研的源泉和教学的基地。以临床医疗为中心，创建高层次、多学科的医疗服务体系，建立医学技能培训中心，不仅仅可以提升医院的医疗水平，同时也拓宽医学生培养的实践基地。只有好的医院才能培养好的医生，医疗为中心重要职责之一就是建立人才培养基地。广义上讲，附属医院既是医院又是学校，但医学教育是一种仁学教育，是以救死扶伤为宗旨，与其他非医疗机构不

同，在病人生命与医学使命的交汇中，附属医院必须以医疗为中心，不论科研还是具体的教学工作，都不能凌驾于医疗之上。如果以科研为首位，病人就成为科学研究的客体；而如果单纯为了教学，病人的身体就可能成为"教学工具"，由此可能使医学教育偏离仁学的宗旨。医疗无疑可以拯救很多病人，但教育可以培养很多医生，从而会救治更多的生命。因此，附属医院应该是一种"教育理念主导下的医疗为中心"医疗模式，即"双轨并行"而以医为重。

（二）附属医院是医学教育转化的终极平台

临床教学是附属医院的基本任务，是医学生培养不可回避的过程，附属医院承担临床医学的全部课程，而且临床实践是医学知识和医学人文教育转化的终极平台。随着医学模式的转变，人文教育成为新一代医学生培养的主流内容，岗位胜任能力不仅仅是技术性技能，更重要的是非技术性技能，包括临床思维、伦理道德、人文精神。学生不仅猎取到临床各专业知识，更重要的是通过实践提升临床思维与决策能力，并在医患互动过程中培养学生的职业道德素养，促进知识本位向德行本位方向转化。临床教学是医学知识与医学人文转化的关键时期，大学附属医院的医生承担医疗和教学的双重任务，具有医、教、研角色三位一体的特征。由于医疗工作繁重和科研工作压力，必然导致临床教师角色间的冲突，很容易出现医、教、研不能兼顾的尴尬局面，由于技术主体化的驱动力，导致临床医生的教学意识不强，正是这种常态化的倾向给医学生培养带来诸多负面影响。面对当今医疗卫生服务领域的诸多非人性化行径，究其根源与医学教育本身的滞后有直接关系。因此，大学附属医院应该承担医学生终极培养的神圣职责，这就是大学附属医院与地方专科医院的一种本质上区别。

（三）科研为动力推进临床医疗的高层发展

以科技创新为动力提升医院核心竞争力，已是各个医院管理者的共识，科研为龙头大大提高了临床医疗水平，同时也推进了转化医学的快速发展，大学附属的科研工作不仅是医疗的希望和动力，也是培养医学生的创新精神和科研意识的平台，医疗是医学科研的基础与源泉，科研的宗旨不能离开为临床医疗服务，研究是提升临床医疗水平的手段和方法，更是学科建设的关键环节，科研工作首先要明确何种科研才最适合医院的医疗，科研成果如何才能有效地与临床相结合，如何正确处理好科研与医疗的关系是当今大学附属医院亟待解决的问题之一。科研为龙头要慎防"被科研"的倾向，并遵守科研的伦理准则。同时，也要慎防创新的误区，单纯地求新求变而忽视实际价值是一种科研歧途。科研转型的实际就是向临床应用转化，不能服务于临床医疗的科研成果是毫无意义的研究。当今不加批判地将所有科研成果强行应用于临床，是对转化医学的理解误区，转化是以有益于病人治疗为原则，而绝不是为了验证成果去实施临床医疗，这种不考虑科研目的和价值的科研，是医学教育中的一个弊端。

三、大学附属医院的发展在于功能与目的整合

（一）整合价值指向在于教育目的与手段的统一

教育目的与教育手段是两个不同层面的概念。一般地说，手段与目的尽管相互关

联，但仍有着根本的不同。医学教育目的是为医疗服务系统培养医学生，这也是附属医院与生俱来的使命。医疗是医院的职责，但也是医学生培养一种手段，这与为了经济效益而医疗有着根本的区别。附属医院也叫临床学院，是大学的附属部门，其职责不能偏离大学教育的根本目标，临床教学是医学院中心任务在医院的延续。就是说，附属医院要通过规范的医疗行为，去实现培养医学人才的最终目标，如果将医疗作为目的，就不要冠以"附属"两个字。然而，当前很多大学附属医院以单纯追求经济指标为目的，在医学教育的桂冠下，盲目扩大医疗范围，以求赢得更大的经济利益，这种医学教育手段与目的混淆或换位是大学附属医院转型发展中的一种误区。附属医院应修正自身教育理念的偏移，使其成为培养优秀医学毕业生的摇篮。百年大计，教育为本，忘记医学教育的使命，就是放弃人才培养的使命，技术上的落后可以努力赶上，而教育的衰败将是误在当代而恨在千秋。

（二）整合医院功能务必修正医教研的关系误区

捋顺医教研关系需要澄清几个认识误区。首先，医院之本在于医疗，但医疗并非仅仅是治病，还有承担心理调控和社会安定责任；其次，教学是附属医院的任务之一，但教学并不仅仅限于上课，而是要求医生应有教学意识，认为"教学就是单纯地承担课堂授课任务"，是对大学附属医院教学概念的一种理解误区，临床工作中每一个医疗行为都是在教学，教师言行举止都会被学生看在眼里，记在心里，模仿在行动上，甚至影响毕业后在医疗岗位中的医疗行为，教学中的不规范行为会自觉不自觉地误导医学生的临床思维，以致种下医疗隐患的恶果；最后，科研之本在于推动医疗进步，但科研并不仅限于直接从事科学研究工作，而是有能力将全球最新科技成果转化为本地的临床应用。医、教、研关系中的混沌关键在于，科研为了促进医疗发展，而教学之本也是促进医疗吗？虽然教学也具有推动医疗发展作用，但其地位并非仅处于是辅助，而是应该与医疗并行发展，同时，医疗也不能只是为了资本运行，还必须肩负医学教育的使命责任。防止科研挟持医疗和医疗脱离教学的行径，统筹协调各层面的张力关系，确立附属医院在医疗和教育中的引领地位。

（三）大学附属医院转型发展的关键在于顶层设计

当今医教研关系存在认识上的混沌，包括有意和无意的成分。单纯强调"医疗为中心"的意义，而忽视或隐藏附属医院的教育使命，或许是担心强调教育使命会弱化医疗效益。但笔者认为，将附属医院教育责任提到显著位置，不仅不会削弱医院地位，反而会使医疗更加耀眼，医院的信任度会因此而更高。因为附属医院的医生不但理论扎实、技术高超，而且医德高尚，这里的医生是培养医生的医生，很显然，其经济效益必然会大大增长，既不辱医学教育的使命，又有医疗资本的高效运作，具有事半功倍、一举两得之功。为适应新世纪医学卫生人才的培养需要，迫切需要医学教育的转型，而这种转型的启动需要大学教育机构和附属医院的顶层设计，需要医务人员的理念转变和医疗转型，务必加大对教学的投入和关注度，把教育教学能力列入教师和临床医生考核的主要标准之中，只有在教师和医生的心中牢固树立医学的仁学教育理念，才是医教研能力全面发展的真正动力。

总之，当今大学附属医院是医疗与科研的主要力量，它引领着医学发展水平与方向。在全球以系统为基础的医学教育改革进程中，附属医院位居核心部位，学校是改革的基础，而医院则是变革转化的终极平台，离开附属医院的医学教育是"泡沫式"改革。因为医学教育必须回归临床，医学教育各层面知识必须在临床才能实现转化，岗位胜任能力必须通过实践才能实现。只有将附属医院作为医学教育主战场，才能履践医学人文精神，培养具有医学道德素养的医学人才，推进医学教育的新一代复兴。

第四节　医学专业分化未来走向

一、专业分化的发展优势与现代性困境

（一）专业分工是医学发展进程中必要的罪恶

恩格斯曾经指出，"历史从哪里开始的，思想进程也就应当从哪里开始"。从人类医疗过程的历史起点中去寻找医学整合的逻辑起点，可以看出，当今的医学整合是符合医学发展实际的。古代医学的整体化逻辑起点在于神本位，近现代医学专业分化的起点乃是病本位，而当下医学的整体化发展的逻辑起点则是人本位。古代医学以宗教和神灵为中心，把不能解释的疾病看成是魔鬼，认为健康与疾病是神的意志。神职医生借助神的力量，通过祈祷、献祭等，为病人祛病驱害，这也是医患信任的最初模式。医生也在实践中不断积累经验性的医学知识，并世代传承，这在一定程度上推进了医学科学发展，医学内容也有了极大的丰富。但这种整体化医学最大的缺陷就是对疾病认识上的肤浅，技术能力低下，不能有效控制疾病的发生与转归，因此，人类必须对复杂的机体进行整体而深入地探索。

庄子曾说过："吾生也有涯，而知也无涯。以有涯随无涯，殆已！"意思是人的生命是有限的，而知识是无限的，以有限度的生命去追求无限度的知识，会弄得精疲力尽。因此，为了更多地追求和探索生命与健康的奥秘，人们便不得不进行专业分工。可见分工的初衷是要通过专业化研究，最终达到整体化的提升。专业的细化，技术的分工，可以实现各有所精，各有所专，这一点没有异议。但人体是一个各系统相互影响的整体，就疾病本身来说是不应该分科的，只是因治疗手段不同而分为内科疾病或外科疾病。然而，这种将人体碎片化的分科制度，常常会使专科医生形成先入为主的思维定式，容易陷入"固执偏见"的歧途，不能选择最佳的系统性方案来治疗疾病。所以，专业分工实在是一种无奈之举或必要的罪恶。

（二）专业分化是对生命奥秘的深层探索

近现代科学发展的主要特征是将还原论引入了医学，将人体和疾病还原成具有不同层次的实体，重视局部细节和微观上的研究和疾病诊治，按照人体层次结构，从器官、细胞、分子水平，进而深入到量子水平；从宏观层次深入到微观领域，并对各层次的病理解剖、病理生理等机制进行研究，加深医学对生命和疾病的认识，获得巨大成绩，并形成近代的生物医学模式。专业分化的巨大成绩就在于运用分析还原的方

法，形成一种对医学问题的研究越细化就越科学的趋势，微观认识才是生命的本质。借助解剖学、组织学、生物化学，以及分子生物学等技术手段，希望通过对单细胞、蛋白和基因水平的研究，找到调控生命运动的最微小、最特异生物学变化因素，医学专业化发展真正建立在科学的基础之上。

20世纪以来，医学成就有目共睹，抗生素问世成为治疗史上划时代进步；以X线为代表诊断技术，逐渐成为临床医学的重要手段；计算机X线断层扫描（CT）和磁共振成像技术的应用，使更微小的病灶也能被发现。并相继有了心电图、超声检查、脑血管造影、心脏导管术、脑电图；同时，医学检验技术也得到快速发展，分子生物学的兴起时间虽然不长，但其影响力已渗入医学的各个领域，并衍生出如分子遗传学、分子药理学、分子细胞学、分子免疫学、分子病理学等诸多新兴学科。20世纪医学科技的伟大成就，改变了近现代的临床医学，我们今天所有的临床诊断与治疗手段都是在20世纪发明的。例如，麻醉学的出现与应用打开了外科手术的禁区，加速外科学的快速发展。随着技术的不断深入，器官移植、人造胚胎等高新技术也取得巨大成就，医学专业发展几乎达到了无所不能的境地。当今医学已不再是单纯地研究具体事物与现象，而在于研究事物和现象变化发展的整个过程，探索事物相互之间的连带关系。医学正逐渐从线性关系研究进入整体化网络式探索，从"整理材料"的科学向整体综合起来的科学体系发展。

（三）专业分化进程中的医学现代性困境

随着自然科学的迅猛发展，技术已经成为主导医学发展的独立力量。在专科制的模式下，各专业医生陷入对技术无限追求，其刺激点从治病转向对专业高新技术探索。技术绝对化者相信，技术自身带来的问题能通过更新技术而得以解决。在如此往复的技术追逐中，整体的人被越来越碎片化，而现代医学更是将这种碎片化研究作为最卓越的成果，其结果必然是整体医学的消融。当今，慢性疾病是威胁人类健康和生命的主要部分，其特点是致病因素没有特异性，也很少具有特异性治疗方法，而当今的单纯生物医学技术，仍难以收到预期的治疗效果。20世纪后叶以来，医学一直不懈努力，新技术不断涌现，如生物治疗、基因工程、介入技术等，但慢性病不仅没有被遏制，反而逐年增加。无数的人们都把根治疑难病症的最后希望寄托于基因治疗上，然而事实上，基因治疗的几百项研究迄今仍没有任何一项证明是真正对人类有益处而无害处的。因此，当代医学正面临一种方向性挑战，医学发展处在一个新的拐点，有效地应对慢性病，不仅需要技术的干预，医学手段也需要有一个大的转型。

科学的生物医学模式将还原理论、专业细化、标准与精确化，以及对实验室技术的信仰看成是医学进步的主要源泉。20世纪初期，西方科学的医学动力比任何时候都越发强大，但其发展却陷入了巨大的文化危机。他们认为，实验室代表正确、严谨、精确和统一、信奉还原论与机械论的客观发现，希望临床医学转变成为一门精密的科学。这些观念试图将医学从与各类特质人群打交道中解救出来，从医生个体观察中解放出来，从而"消除个人判断的误差"。现代化设备装备的现代化医院，医生凭借仪器设备就能准确、自动地诊断和分析病因和功能变化。这种医患关系的物化趋势，使医生离开病房进入化验室、CT室等医技科室，在某种程度上，医患关系被"医技关系"所取代；医学人文精神在无尽的专业化进程中逐渐消融。奥斯勒曾经警告人们，专业化发展已将专业本身分割到一种非常危险的地步，他曾呼吁要找回在这一进程中所丢失的东西。神经外科医生库欣（Harvey Cushing）提出，"医学已转变到如此分裂和细化""迫切需要有人能站出来，引导它走出这片荒野，将其整合到一起"。

二、专业分化终极目标是医学系统化整合

（一）整合临床学科修正专科视野局限性

当今医生都有自身的专业领域，但是缺乏相关学科的联系，其中很难接受相关科室的意见已经形成常态化。在临床实践中，同一个疾病对于不同的亚专科会有不同的治疗方法。例如，对于一位冠心病患者，外科说要搭桥，内科说要支架，中医科则说需要调理机体平衡就可以，各种矛盾的诊疗方案让患者心情焦虑而难以决策。实际上，专业体制下的每个专科都有各自的特长，轻视其他专科技术就等于轻视自身的能力，只有相互渗透才能形成合力。另外，面对当今专业细化引发的过度医疗、炫耀性医疗、人造疾病等负面医疗行为，也迫切需要临床学科整合来解决。在临床医疗过程中，最主要的治疗方案应该是决定是否需要治疗，然后才选择如何去治疗。可见，整合具有集多学科智慧于临床决策的优势，从而打破专科制的"瓶颈"而走向整体。

专业分化取得了前所未有的进步，但仍未满足人类和社会发展要求，医学从单纯生物因素研究，转为从生物、社会、心理、环境等多方位研究已成为历史发展的必然趋势。医学进展与实践过程中引发的诸多问题，使人们逐渐地认识到加速医学整合的必要性与重要性。目前各大医院诊疗科室和辅助机构，都是为适应生物医学的专业制需要而设立的。各个专科医生仅在狭小的专业领域中活动，只盯住具体的病，很难看到整体的病人，因而也必然忽略了影响疾病和健康的心理、社会及环境因素。例如，临床医生发现病人的心理因素影响其病情的发展，需要求助相应部门给予心理诊断和心理治疗，然而目前大部分医院却罕见有此类医疗协助，同样也没有任何部门能有效地承担社会医学治疗和康复的任务。可见，缺少心理社会因素支撑的新型医学模式，是空泛的和难以落实的"空中楼阁"。

（二）整合医疗手段弥补单纯技术片面性

医学整合要使专业发展摆脱片面追求高新技术的局面，以整体医学理念弥补单纯技术片面性。纵观医学发展实践，医学作为一种服务健康的手段，是一种特殊、不断更新的客观知识，因此，必然有着自身发展内在规律性。在20世纪新技术变革的动力和科学方法的指导下，医学科学已逐步地走向既高度分化、又高度综合的知识体系。但由于长期受生物医学模式的影响，人们一时难以摆脱技术绝对化的思维，很多人仍沉浸于疾病的局部治疗，尤其是在疑难杂症的治疗上，过分追求高、精、尖发展的生物医学新技术，迷信只有技术才能遏制疾病和维护健康。这种将技术作为医学发展的最终目的是一种偏激而危险的思维，会使医务人员形成过度依赖新技术的定式。现代医学重视对人生物学方面的探究，寻求躯体疾病的诊治方法等固然重要，也是医学不可回避的任务之一。但是，通过疾病谱和死亡谱改变的研究，人们却发现，与人类疾

病和健康相关的因素不仅仅是生物学因素，还涵盖心理、社会和环境等很多因素，而这些影响因素并不能完全依靠高精尖的技术来解决。医学科学与医学人文有效整合乃是当今医学的完整结构。因此，当代医学迫切需要进行医学人文观念与方法的整合，多层次联手协作，共同探究人类健康相关的生物、心理与社会问题，从而最大限度地展现当代医学各个方面的功能。

马克思曾提出，技术是人与自然的中介，技术的发展势必引起生产方式与社会关系改变。医学技术亦是如此，技术是按照人类目的而将自然界人工化的过程，而且也是让自然界人工化的手段。临床医学是关于人的生命与健康的学问，具有自然和人文科学相互融合的特点。自然总是优于人工状态，但抛弃人工干预也是不行，临床上的各种治疗手段，就是一种按照人的目的而将机体人工化过程，其根本目的是促进恢复和维持机体自然稳定状态。以中国传统医学观念来解释，一切疾病都是因为机体内部运行错误而产生错误的现象，如果错误的原因不清除，错误的结果也就不会根除。然而，当代技术发展主要是针对疾病本身，希望用切、割、毒、杀等医学技术去消除疾病。迄今为止，所有的药物或手术治疗都是治标而非治本。现代技术之所以要不断进展，就是因为疾病的根源仍不很清楚，而新技术的层层深入，从诊断学到治疗学，多数仍都是以增加病人损害为代价，即使是最新的生物技术、基因疗法，其最终的效果也是难以预测的。因此，为维护人类生命和健康，医学的技术手段必须要有一个方向性转型。

（三）专业分化的终极目标是整体的综合

医学原本就是整合的，为了深化研究而进行专业分工。随着对人类健康和疾病的深层探索，当今医学需要在高层次医学专业水平上进行重新整合，回归医学的整体化。这也是医学发展螺旋式上升规律的体现，经过否定之否定的运动过程，在更高级阶段上重复着旧阶段某些特征，进而完成从低级到高级的转变、由简单到复杂的周期性、螺旋式上升的整合过程。医学从原始的整体化，经过专业高度分化过程再次进入整体综合，其目的不是否定前者，而是一种更高一层的扬弃与提升，这是医学发展的必然方向。整体化医学是以人的健康为中心，把人作为整体和综合系统来对待。其关注点并非要取消专业体制，其目的是将对疾病的认识向整体、综合性方向转化，从而建立疾病诊断和治疗的整体化与综合化及医疗保健事业的综合化发展等。当今医学发展正在向宏观与微观的两个极端方向发展，整合与分化趋势并存，然而，医学专业分工越细、专业化越强，就越要依赖医学的整合。

由于技术发展速度过快，而精神层面未能跟上技术的步伐，因此也就出现了专科发展的"瓶颈"。随着对疾病发生、发展本质认识的不断提高，人们逐渐认识到内在和外在双因素在医疗中的综合作用，这就要求我们对健康和疾病的整体认识发生转变。专业细化曾在医学发展进程中起到重要作用，但专科发展在揭示对生命和疾病的整体认识中却显得十分局限，尤其是单纯生物医学手段对慢性病仍显无能为力。例如，原发性高血压与遗传因素相关，可能是 DNA、RNA 缺陷所致，但面对几亿人的缺陷，医学都能改变吗？继发性高血压与生活、行为方式相关，但生物学方法对此类疾病仍无有效治疗措施。世界卫生组织（WHO）提出对健康的定义，不仅是没有疾病或者是不虚弱，而应该是躯体健康、心理稳定、社会适应、品格良好的状态。在当今医学转型与整合的进程中，超越单纯生物学模式，履践生物-心理-社会医学模式，是人类适应自身与社会发展要求的必然趋势。因此，专业分化的终极目标是整体的综合，既可以在原有学科知识基础上，吸取其他学科的内容，进行理念与知识层面整合；又可以推行相关学科之间的整合、医学中不同部门之间的整合，以及医学与社会相关部门整合。

综上所述，医学的整合就是依据医学发展进程中的各种整体化趋势，对医学的各方面知识、学科与资源分配，按照最佳效益的要求，进行重新组合与协调。医学整合的价值指向是保持和促进人的健康，要用系统性思维和理念，解决整体人的疾病与生命问题。因此，不能盲目地将医学整合本身视为最终目的，否则就偏离了整合的本意。医学分化与整合是医学发展的必然趋势，当今的医学整合涉及专科制的走向，而首先需要解决的是理念与认识问题。整合的目的并不是让专科医生变成全能医生，而是让专科医生建立整体理念。专业的分工是一种形式，专业的运行则需要整体的合作，专科分化的最终归宿必须是整体的综合，没有整体的理念，专业化就失去了发展的根基和意义，当下的临床学科整合就是要站在整合的立场上进行专业化，而不能站在专业化的立场上来进行整合。

第五节　临床医学整合的观念转变

随着医学转型发展的不断深化，人们开始认识到修正专科制弊端的唯一路径是推进临床医学的整合。医学曾经历过几百年的反复分化，而当今的整合已经成为医学的当务之急。当前临床中心化整合似乎已成为一种主导的趋势，然而，如何进行中心化整合仍然存在诸多问题需要探讨，尤其是某些医院对专科化的热衷和偏爱更令人担忧。医学整合是一种推陈出新的转型，通过整合而完善医疗体制，提高卫生服务效率，而整合的根本目的应该是医学理念的转变，从而形成对生命与疾病的整体认识，推进医学的全面转型。

一、临床医学整合的迫切性和现实性

（一）慢性病的威胁迫使临床医学目的的转型

医学转型的动因是多方面的，其根本原因是防控慢性疾病的需要。随着社会发展，致病因素已发生了改变，导致疾病构成也必然发生变化。慢性疾病已成为威胁人类健康和生命的主要部分，包括心脑血管病、癌症、糖尿病和慢阻肺等。这些是多因素引发的复杂全身性疾病，与其他疾病的最大差异在于没有特异性的致病因素，也很少具有特异性治疗方法。然而，当今医疗却仍沿用以往的治疗方法，因而难以收到预期的效果。因此，现代医学不能按以前的方式继续走下去，医学目的转变就是要将治疗疾病延伸至维护健康。从20世纪后叶开始，我国医学一直不懈努力，但慢性病不但没有被遏制，反而逐年增加。

（二）医学模式转变需要临床医学观念的转变

医学观转变在于澄清"何为健康"的概念，即健康不单单是没有疾病，而且包括身心健康和社会安宁。认识引发疾病和危害健康的根源，不仅是生物学因素，还包括心理、社会和环境等诸方面因素；医学视野不能只限于生物学方面，而是要从生物、心理、社会和环境等全方位视角关注疾病与健康。近代科学发展的主要特征是将还原论引入了医学，从物理、化学等自然科学的基础上，将人体和疾病还原成具有不同层次的实体，加深对生命和疾病的认识，并获得巨大成绩。但当今医学主要面对的是一种多因素导致的慢性疾病，还原的方法远不能适应其变化，不能完全解释现代疾病的许多问题，更难以寻找克制它的办法。医学必须将还原方法与系统方法有机地结合，并以系统论方法更全面地审视引发疾病和影响健康的各种因素。例如，糖尿病是一个与生活方式紧密相关的疾病，开展糖尿病教育已成为糖尿病治疗的重要组成部分，相关研究显示糖尿病教育对于血糖管理具有重要作用。现代医学务必在观念上根本转变，从局部转向整体，从治疗转向预防，从生物医学扩展到心理、社会及环境生态等方面。

（三）复杂致病因素催生医学手段的更新

任何一种慢性疾病都是一种全身性的疾病，即使大多数仅表现在局部或某种特异性的生命体征，但它们并非孤立的疾病，而是与全身功能状态密切相关。例如，肝癌似乎只是由于肝细胞发生癌变，但实际上，这种癌变是与全身状况有密切关系的，与机体的抵抗力减弱、抑癌细胞功能的衰退等因素有关；而现代医学的专科化使医生的视线聚焦于本专科，忽略了局部病变与全身情况的内在联系，非常不利于病人的治疗。纵观医学历史，医学一直是以药物、手术的方式来对抗疾病；虽然许多新的医学手不断涌现，如基因工程、生物治疗、介入技术、纳米技术等，然而这些医学手段仍仅是聚焦局部病变和单一器官，其结果仍不能真正解决全身性功能改善。

科学研究不断深入，从解剖、显微镜到细胞、分子及亚分子，穷追不舍以探求究竟，但这些手段对慢性病却无能为力。例如，原发性高血压与遗传因素相关，可能由DNA、RNA缺陷所致，但面对几亿人的缺陷，医学都能改变吗？继发性高血压与生活、行为方式相关，但生物学方法对此类疾病仍无有效治疗措施。虽然人们都将治愈慢性病的希望寄托在基因治疗上，但事实上，基因治疗的几百项研究目前还没有任何一项真正转化为临床有效的治疗方法。当代医学发展正面临着新的拐点，要有效应对慢性病，不能仅限于技术干预，医学手段必须进行大的转型，从关注局部病变向关心患者整体的方向转变，才能形成对慢性病的有效控制。

二、临床医学中心化整合困境与障碍

（一）技术主体化倾向让医学难以走出自身的视野

在技术主体化的视野下，医生创造性得到了空前发挥，同时也驱使医生对技术无限地追求，医生的兴奋点从治病转向对本专业高新技术的探索，对新医学模式下的临床医学整合理念全然淡漠。技术主体化趋势将医院打造成由各种新技术构成的庞大医疗机器，医生仅是这台机器的螺丝钉。在如此现代高科技、大规模的建制过程中，技术绝对化和由此引发的负面后果，其因果责任也就变得十分模糊，这也就成为现代技术活动中技术主体化困境。由于对技术极端崇拜，也必然导致对人体的无限制性技术干预，医学由此陷入生命的有限性和技术无限性的矛盾之中，医生们难以跳出自身的专业视野，走向多学科整合的临床医学领地。例如，对于腹腔及盆腔肿瘤根治术，当今很多外科医生相互攀比的是谁的手术做得更大、更彻底，所谓的"根治术"和"广泛手术"就是对有可能转移的部分尽可能地切除，对周围淋巴结清除得越多越好。然而，将具有免疫功能的正常淋巴结和未受侵袭的组织或器官切除，是否真的对病人有利呢？这是当今医学必须思考和亟待解决的问题之一。

技术绝对化的追逐者相信，技术本身带来的诸多问题，能通过更新的技术而得到解决，然而技术带来的问题越多，就需要越多的新技术来解决，如此往复，作为医学对象的人就必然越来越碎片化，使整体的人越来越渺小，甚至消失。现代医学更是将这种对人体的碎片化研究作为最卓越的成果，而这样成果背后则常常是整体医学的消融。技术主体化也在把单纯生物医学推向了极端，进一步张扬了它的不足，医学正逐渐走向一种越来越畸形和片面的医学。同时，技术主体化的结果也必然带来医疗费用高速上涨，形成"看病贵"的医疗窘境，危及医疗可及性与公平性的宗旨。

（二）医学资本的介入使整合难以摆脱逐利的诱惑

当今医疗保健服务已成为社会资本的重要构成，它加速了医学技术的更新，同时也开辟了一条新的生意途径，使现代医院营运目标发生了根本的转变，利润收入成为很多医院的最终追求。现代大医院和以往医院最大的不同是，其在总体上或其主要部分已经成为资本，由此产生一种令人费解的现象：以减少疾病为目的的医疗保健服务，现在却期望门诊和住院患者越多越好。这种资本拜物教不仅让日益淡漠的医学人性雪上加霜，也是临床医学整合的主要障碍。另外，几乎所有医院均效仿企业管理模式，实行科室二级核算制，奖金与业务量挂钩，按创收多少核发奖金。如此将医疗服务这样崇高事业简单地量化，实际上是将医疗变成了商品交换，从医学资本运行过程上看，临床医生和各大医院已经逐渐成为医药开发商的推销员，在他们之间已经形成一条完整的利益链，这些也是对多学科协作整体化医疗的一种挑战。

医学发展无疑是需要资本运作，但由于资本追逐利润本性，也无疑会带给医学许多消极的影响，资本追求利润最大化，也必然导致医疗的无限度扩张，使现代医学陷入困境与危机。例如，过度医疗已是一种常态化与普遍化现象，而且有愈演愈烈之势。

（三）生物医学的深植导致"整而不合"泡沫式重组

生物医学的根深蒂固，人们一时难以跳出它的视野，况且生物模式仍将发挥其重要作用，因此，在一定范围内仍难以适应系统为中心的整体医学模式。目前医学界对专科制的弊端仍存在很多模糊认识，过分地迷恋专科制长处而忽视其致命短处，更没有认识到孤立的专科体制，很难形成对生命与疾病的整体认识，此种对人体的机械化和碎片化认识倾向，致使临床医学对生命与疾病的认识也越来越失真。当前多数大医院推出专科化的直接目的在于谋求医院名声和医生们的权威，这种价值标准定位是片面的，甚至是很危险的，医学的仁学特征在无尽的专科分化中将逐渐消失。

因此，整合要慎防"整而不合"的泡沫式重组。为了迎合医学整合新理念，只是机械地将相关科室重新组合在一起，这样的临床中心可能仅是把单一的小专科变成一个大格局中的小专科，表面新颖而中心内部还是各自为政的独立专科，仍然摆脱不了专科视野而走向整合。

三、中心化整合的实质是医学理念转变

（一）临床整合价值指向是目的和手段的统一

医学整合首先涉及的就是对专科制的评判问题，整合并非否定专科医生和专科体制，在医学发展进程中，专业细化曾起到了十分重要的作用。然而，医学发展中的整合与分化是相互转换的，医学整合在揭示对生命和疾病的整体认识中是不可缺少的，也是专科体制无法替代的。专科发展目标是提升医学对生命和疾病的完整认识，专科分化的最终归宿就是整体的综合，因此，临床整合不是废弃专科模式而是扬弃发展，寻求多学科系统化结合的改革之路。中心化整合只是一种手段而非目的，是纠正专科制局限性缺陷的一种形式，然而，多么全面的中心化整合也是不够全面的，因为临床中心是不可能涵盖所有专业，而疾病的形成，尤其是慢性病，却是涉及生物、心理、社会、环境等诸多方面，因此，整合是履践新医学模式的实践形式，而医学理念的转变才是最根本的内容。

整合不是简单机械性组合，而是通过整合培养专科医生之间的协作意识，形成主动配合的职业习惯。当今医生都有自身的专业领域，但是缺乏相关学科的联系，常常很难接受相关科室的意见，在临床实践中，同一个疾病对于不同的亚专科会有不同的治疗方法。

（二）心理社会角色的介入是临床整合的核心

生物-心理-社会医学模式之所以没有很好地应用于临床实践，重要原因之一就是缺乏心理和社会因素的支撑点，没有对生物医学为中心的医院技术结构给予相应的变革，使新医学模式找不到落脚的基本点。因此，推进医学模式转变首先需要有临床科室的形式与实质上的整合，中心化整合是生物-心理-社会整体医学模式转化的理论物质基础。目前各大医院的科室都是以专业形式设立的，医生只在自己的专业领域中活动，相关学科之间协作较少，因此难以形成真正的整合。

临床医学整合就是要形成新医学模式的支撑点，对医院现有技术结构进行有机整合，相应增加履行心理和社会医学职能的科室或部门。在当前的医疗实践中，可以探索以病人为核心的临床中心化整合体制，或多学科协作的技术团队结构，比如，心脑血管病诊治中心或技术协作团队，将医生为中心向以病人为中心转化，将专科体制向整体化体制转变，从而有利于病人的全面了解和疾病的整体化治疗，并为系统为基础的新型医学模式提供有效支撑。新医学模式所要求的社会心理干预，其主要手段并不是应用技术、设备或药物等硬件，而是利用健康教育与组织管理等软件。据世界卫生

组织公布的资料，目前30%的癌症、75%的慢性支气管炎和肺气肿、25%的心脏病是由吸烟引起的。而当今推行全民戒烟，实乃控制高血压病、心脑血管病、糖尿病以及癌症的上策，而将全民健康教育和心理干预手段纳入疾病诊治范围，将是现代医学发展的主流趋势。

（三）临床医学整合是医学观念的创新和变革

医学的整合并非将以往知识简单地相加，而是医学知识的再认知与重组，是对原来某些传统观念的颠覆与扬弃，是医学专科化与整体化两翼并飞的新时期。首先，它是医学的系统论对还原论的补充和消解，整合的目的是将对人与生命、身体与心理、疾病与健康等知识看成一个整体系统，而不是彼此分离的专科和知识片断。人体是一个各系统相互影响的整体，就疾病本身来说是不应该分科的，只是因治疗手段不同而分为内科疾病或外科疾病，但这种专业分科制，常常会使专科医生形成先入为主的思维定式，而不能用最正确的方案来治疗疾病。例如，一位年轻女性因腹痛，在某医院消化科医生诊断为胃肠功能不良，给开了些药物，患者回家后半夜突然疼痛加剧，再次来该院急诊室，妇科医生检查后，立即诊断为异位妊娠，经急诊手术、纠正失血性休克而挽救了生命。可见，整合就是要用整体观来规范一时的思维，对于那些长期习惯于专科思维、单纯以还原论方法来解释医学的人们来说整合就是一种新的变革。

技术上的分工和专业上的细化可以实现各有所精、各有所专，这一点没有错误，但很多人一专业细化，就钻到牛角尖里面去了，这是件很可惜的事情，有很多专业"精英"，常常因一技之长而难以走向卓越。例如，外科技术的发展要借助麻醉学的支撑才能实现更高层次；器官移植等高新技术更是需要多学科的有效协作才能获得成功。从医院管理学角度来看，整合就是要将各个专业有机地组织起来，形成相互依存的整体，专业化发展的最终目标是实现整合，没有整合的理念，专业化就失去了发展的根基和意义。当下的临床医学整合就是要"站在整合的立场上进行专业化，而不能站在专业化的立场上来进行整合"。整合的目的并不是让专科医生变成全能医生，而是让专科医生建立整体理念，专业的分工是一种形式，专业的运行则需要整体的合作，从分化转向整合才能使医学从根本上走出当代的困境。

总之，以临床医学整合来表达当今正在进行的医学转型，最恰当地反映了当前医学转型的特点，它不仅是观念的转变，也是走向医学公平的重要步骤。临床化整合是医学螺旋式上升发展规律体现，对前者彻底否定，必将从一个极端推向另一个极端，重蹈以往的覆辙，将医学引入另一个歧途。因此，医学整合务必要保持各层面之间张力关系，以和谐宗旨促进和谐的医疗环境，以整合理念构建整合的医学体制。同时，整合性质本身也是一种利益格局的整合，是多层次利益关系的重组或重新洗牌。医学整合要打破长期以来形成的专业化格局，将以医疗为中心转向医疗与促进健康并重，并逐渐向以促进健康为主导的轨道转化，其结果必然出现门诊量下降、医院病床出现闲置，由此必将影响医院的经济利益。医学整合能否成功，很大程度上将取决这些利益调节能否真正到位。医学整合并非一条平坦的大路，必然充满着荆棘与困难，只有坚持人民健康利益至上原则，我们一定能够到达光明的彼岸。

第四章　医学人文素质教育

第一节　人文素质教育基础知识

一、素质教育

（一）素质教育的沿革

"素质教育"概念出现在 20 世纪 80 年代后期，当时，社会上关于纠正片面追求升学率现象、全面提高学生素质的呼声日益高涨，引发了教育理论界开展关于教育思想的大讨论，重点讨论了树立正确的人才观和提高民族素质等问题。与此同时，一些学者开始撰文专门论述国民素质、劳动者素质、人才素质等问题。时任国家教委副主任柳斌同志于 1987 年在《努力提高基础教育的质量》一文中首先使用了"素质教育"一词。在随后的近 30 年中，"素质教育"这个词一直伴随着我国教育改革事业的发展，并成为了教育改革和发展的重要内容之一。

在党的十八大报告中明确指出："要坚持教育优先发展，全面贯彻党的教育方针，坚持教育为社会主义现代化建设服务、为人民服务，把立德树人作为教育的根本任务，培养德、智、体、美全面发展的社会主义建设者和接班人。全面实施素质教育，深化教育领域综合改革，着力提高教育质量，培养学生创新精神。"这是我们党和国家，立足于构建社会主义和谐社会，从科学发展观角度对素质教育进行了新的思考。

纵观这些历史沿革，可以看到，目前教育界已经不再讨论是否应该实施素质教育，而是着眼于根据不同人才所应当具备的不同素质，如何去有针对性地实施素质教育，探索素质教育的新模式。

（二）素质教育的内涵

"素质"从一开始提出就不是指狭义的先天生理禀赋，而是具有丰富内涵，包括生理层面、心理层面和社会文化层面的广义概念。从字面上来看，素质教育是指一种以提高受教育者诸方面素质为目标的教育模式，它重视人的思想道德素质、能力培养、个性发展、身体健康和心理健康教育。真正的素质教育，目的在于让学生能发挥个人潜能，各展所长，并培养良好的品格，并不局限于学术上的才能。通常所说的科技素质教育和人文素质教育均包含其中。

在高等教育领域，素质教育是作为纠正大学生文化素质薄弱、专业面窄、适应性弱等弊端，探索新型与社会发展相适应的高级人才培养内容。在基础教育领域，素质教育是作为改革"应试教育"和学习负担过重而提出来的，是为了解决应试教育中的"一切为了考试"和"分数决定一切"的弊端，促进学生在德、智、体、美劳等各方面得到全面发展。

高等教育与基础教育相比，教育对象的身心特点以及教学任务和人才培养要求等方面有着很大的不同，这就决定了大学生素质教育与基础教育中的素质教育在教育内容上有一定的差别。从理论上来讲，高等教育是一种专业教育，融入素质教育的理念，现代大学中的专业教育应该是一种以专业教育为载体、以培养适应社会经济发展高级人才为目标的素质教育。

在改革和发展的过程中，一些现有的素质教育模式由于引自国外的教育模式，与中国国情和国内教育实际并不完全相适应。同时，一些自己建立的素质教育模式又没有摆脱应试教育的影子。在培养的过程中，也应该按照所属学科和专业的特色和需求来培养人才，一方面肯定素质教育是人才培养的必由之路，另一方面，不同的教育层次和不同的学科专业，都应当探索适应自身人才培养的不同的素质教育模式，高等医学教育尤当如此。

二、人文素质教育

（一）人文素质的内涵

人文，泛指人类社会的各种文化现象。"人文"一词最早出现在《易经》中："刚柔交错，天文也；文明以止，人文也。观乎天文，以察时变，观乎人文，以化成天下。"根据这一解说，不论是研究人的生理规律、心理规律、思维的学问，还是研究社会进步相关问题的学问，都应该属于人文的范畴。

关于"人文"的概念，在很多古代文献中都有记载，如《北齐书·文苑传序》云："圣达立言，化成天下，人文也。"孔颖达为《周易·贲卦》作疏："言圣人观察人文，则诗书礼乐之谓，当法此教而化成天下也。"这里的"人文"，用现在的话解释就是文化、文明的意思。可以将"人文"理解为包括启迪人的智慧、开发人的潜能、调动人的精神、激扬人的意志、规范人的行为，以及维护人的健康、控制社会稳定，乃至发展社会经济、协调人际关系等各种学问，即被称作为"化成天下"的学问，是人类文明的成果与结晶。

目前学术界对人文素质含义的阐释，主要有以下几种说法：人文素质指一个人成其为人和发展为人的内在品质，是由知识、能力、观念、情感、意志等多种因素综合而成的一个人的内在品质合集，外在表现为一个人的人格、气质和修养。

人文素质是指与科学素质相对应的人的基本素质，主要可分为知识和精神两个层面。广义上的人文素质是人文精神的体现，是人类文化创造的价值。狭义上的人文素质是指将知识、能力、观念、情感、意志等各种因素结合而成的一个人的内在品质，是一个人外在精神风貌和内在精神气质的整体体现。

当前，很多学者认为，人文素质与科学的技术价值、经济价值趋于一致，认为过去谈人的素质往往讲德、智、体、美、劳，在当今时代，除此之外还要对应地讲才、知、心、科、文。

拨冗除陈，归纳起来，基本认可人文素质的核心都在于相对于自然科学而言，将社会科学融入并内化为个人的人生观、世界观及价值观。在《面向新世纪——人文素质教育研究》一书给了"人文素质"这样的定义：由知识、能力、观念、意志等多种因素综合而成的一个人的内在的品质，表现为一个人的人格、气质、修养等，从结构层面上来说大致包含以下内容：道德、知识、能力、方法等。

道德是指具有健全的心智、理想、目标，能批判地继承传统伦理道德，有正确的文化观念；知识是指拥有各种人文社会科学知识，如语言学、文学、艺术、历史学、心理学、哲学、经济、法律、哲学等方面的基本知识；能力是指语言运用能力、分析归纳能力、审美能力等；方法是指能从不同的角度、侧面和层次上认识了解社会、认识世界等。

如此看来，人文素质并不仅仅是"人文"和"素质"两个词的简单叠加，可以将人文素质理解为由人文知识、健康心理、文化修养、道德情操等方面综合而形成的一个人内在的、稳定的特质，外在表现为一个人的人格。

从现代教育学的角度来看，人文素质相对于科学素质而存在，它赋予了一个人内在的精神表现，可以说人文素质是判断一个人是否是人才的一个必要条件。如同中医理论中的神形关系一样，如果可以把一个人的生理基础和专业技能看作"形"的话，人文素质则是一个人的"神"。

人文素质不仅仅表现在一个人的人文知识，更多地表现在每个人不同的气质、思想、道德、精神、个性等方面，这些一方面是与生俱来的基本素质（如人格等），但更多的方面来自于后天的人文素质教育，人文素质一般外在体现在一个人的思想、语言、仪态、思维、情感、意志、知识等各个方面。

美国人本主义心理学家亚伯拉罕·马斯洛于1943年在《人类激励理论》论文中所提出了著名的马斯洛需求层次理论，该理论将需求分为五种，像阶梯一样从低到高，按层次逐级递升，分别为：生理上的需求，安全上的需求，情感和归属的需求，尊重的需求，自我实现的需求。另外求知需要和审美需要未被列入到他的需求层次排列中，他认为这二者应居于尊重需求与自我实现需求之间。

事实上，所谓的人文素质根据其形成的过程来看，同样也可以分为多个层次。第一个层次是与生俱来的，包括对生命的珍惜、对情感和归宿的认同等。第二个层次是社会初级教育的结果，包括基本的人文知识，对于国家和民族的认识，对于母语的使用，对于生命的珍惜，拥有一定的理想、目标，遵循普适的社会道德等。第三个层次是通过深层次的教育获得，不仅拥有丰富的人文知识，还在思考问题、处理问题等方面能够使用较好的方法。同时，拥有对美的鉴别能力，对于道德有较深的认识，并能够付诸实践。值得一提的是，这三个层次并不是随着年龄的增长而不断深入的，而是通过个体与社会之间的不断互动学习而得来的。

由此看出，人文素质内涵丰富，不仅仅只是包含思想道德品质，或者仅仅提及人文知识等，更多的是一个人在社会活动中，不断通过各种教育所获得的一种综合的素质。

（二）人文素质教育的内容

一般而言，现代人文素质教育包括历史文化教育、个人品格教育、心理健康教育、创新意识教育以及社会责任感教育等。

人文素质教育就其基本内容来说，就是通过各种教育方法，将人类一切自然科学和社会科学的优秀成果传递给个人，这些教育方法包括知识传授、环境熏陶、自我领悟等方式。促使受教育者通过自身发展和内化，培养出独特的个人素养，并将其外化到具体的行为当中的一种教育过程。具体说来人文素质教育就是传递人文知识、塑造人文精神、外化人文行为的教育过程。目的是使受教育者能够正确处理人与自然、人与社会、人与人的关系，并加强自身的理性、情感、意志等方面的修养，使被教育者既有学识又懂得如何做人。

人文素质教育可以概括为人文学科教育和艺术教育两大类。人文学科知识领域包括哲学、历史、语言学、文学、心理学、艺术、宗教、考古等。艺术教育包括诗词歌赋的阅读与欣赏、音乐和戏剧的欣赏等。因此，人文素质教育需要以人文学科教育与艺术教育相关知识的传递为基石。

人文素质教育强调"素质"而不仅仅是知识，其鲜明地揭示了知识传递基础上的"精神"塑造的重要性。如果仅仅具有丰富的人文知识，但却无法形成人文素养，那么在知识和行为之间就永远无法达到"知行合一"，两者始终处于分离状态；也就是说知识无法内化为内心的认同，无法达到人文素质教育的基本目标。因此，人文素质教育必然包含塑造人文精神的内容在其中。一些学者将塑造人文精神看作是人文素质教育的重要内容，提出人文教育即培养人文精神的教育，以强调人性教育、完善人格为宗旨，以注重实现和促进个体身心和谐发展为培养目的。它通过把人类积累的智慧精神、心性精粹与阅历经验传授给下一代，以期使人能洞察人生，完善心智，净化灵魂，理解人生的意义与目的，找到正确的生活方式。

作为人文素质教育的重要内容的人文知识的传递、人文精神的塑造和人文行为的外化三者之间的关系是内在关联的：只有人文知识的积累才能有助于人文精神的确立，也只有人文精神的确立才能有效地产生获取更多人文知识的内在动力；只有确立人文精神才能外化为人们自觉的人文行为，人文行为的实行需要内在的人文精神的指引。可见这一系列教育过程，是一个实施人文素质教育的系统过程。特别是在当代中国特色社会主义建设过程当中，"以人为本"的理念的提出将人文素质教育与人的全面发展的发展目标紧密联系在一起，人文素质教育构成了现代人才培养的重要组成部分。

（三）高校人文素质教育的沿革

回顾历史，国外大学有关人文素质教育的理论和实践起步较早，一些知名院校如英国的剑桥大学、牛津大学，美国的哈佛大学等，都伴随着其自身的历史发展已经形成了较为完善的人文素质教育模式，通常认为，西方人文素质教育先后经历了自由教育、文艺复兴时期的人文教育、通识教育三个阶段。

自由教育的理念来源于古希腊的博雅教育，其基本目标是通过教育塑造健全的灵魂，并因此设置了被称为"七艺"的全面而系统的课程体系，包括语法、修辞、逻辑、算数、集合、音乐、天文，用以培养和训练心智。

进入"文艺复兴"时期，人文素质教育更加强调对于美和道德的理解，认为品德是教育的首要问题，强调品德与学问的统一。

二战以来，西方世界开始大力发展科学素质教育，在科技至上的科学技术浪潮下，人文素质教育开始逐渐边缘化，自然科学知识大大压过了人文科学知识，随之而来的是教育内容的缺失和教育方式的迷茫。美国学者莱恩内·切尼指出"当人文教育置身于专业化原则中的时候，它们就使自己的权威性、独特性、目的性荡然失尽。"但是，这一现象很快引起了众多学者的注意和重视，纷纷著书立说，呼吁重视人文素质教育。目前，大学必须强调人文素质教育已经成为全世界高等教育界的广泛共识。

从词汇产生的起点来看，似乎国内高校虽然对人文素质教育的提出起步较晚，但从中国古代教育中不难发现，中国古典教育模式就是以人文素质教育为核心的。中国古典教育无论是私塾教育还是公学教育，均以诗、书、礼、易、乐、春秋为主要内容，强调德艺双馨的教育。事实上，我国的高校教育中一直以来并非完全是科学素质教育，人文素质教育也包含其中。

著名教育家杨叔子教授，在谈到教育时重申"教育的根本是'育人'，首先要教会做人，立德树人，并使人全面发展。所以，教育是'育人'而非'制器'，即教育的对象是人而非物。这就是说，我们应该教育人，即以文化开发出与发展好那天赋的人性与灵性，教会受教育者既会做人、有德，又会做事、有才。"

2012年，光明日报等诸多国内主流媒体集中报道了北京中医药大学的育人模式，用"以文化人"四个字，高度概括了这所医学院校在人文素质教育中的模式，凸显了人文素质教育在高等医学人才培养中的重要性以及所展现出来的良好效果。

第二节　医学科学教育与人文融合

一、社会和医学的发展呼唤人文精神的回归

教育部《中国医学教育改革和发展纲要》在医学教育改革与发展的指导思想中指出：深化医学教育改革，推动医学教育发展，全面推进素质教育，培养高质量的医药卫生人才。医学教育改革与发展的方针是：优化结构，深化改革，稳步发展，提高质量。提高质量的含义是：根据医学的特点，加强医学生全面素质、创新精神和实践能力的培养，加强并完善毕业后教育与继续教育，不断提高卫生技术队伍的整体素质。上述都把推进全面素质教育提到了改革和发展中国医学教育事业的高度。

在《本科医学教育标准——临床医学专业（试行）》中，对本科临床医学专业教育办学标准中多次提到要加强人文素质的教育。医学生的人文素质如何，不仅意味着

我国医学事业的发展水平，而且能折射出整个民族的文明程度。如何加强我国高等医学教育改革中的人文素质教育，是当前高等医学教育教学研究和改革亟待探索和解决的重大课题。

医学人才不同于普通人才，他们有着职业的特殊性，这就要求医学人才在所具备的素质上有了更加特殊的要求。关于医学人才所具备的素质构成，各领域的专家从不同的角度提出了多种见解。在国内教育界，最通行的说法有两种：一种是把素质划分为思想道德素质、文化、业务素质和身体心理素质。另一种则把素质划分为身体素质和心理素质两大类。笔者认为，为了尽可能实现理论严谨与操作方便的统一、应把这两种分类方法适当综合起来。

需要说明的是，这里的心理素质是广义的。它包括人文素质、智能素质和其他个性品质。人文素质包括人文学科和艺术方面的修养、政治思想品质、道德品质等；智能素质包括知识、智力、技能等；其他个性品质则是指气质、性格等其他个性心理特征。在这样的分类体系中，通常所说的"思想道德素质"是广义的人文素质的一部分，而"业务素质"则渗透在人文素质、智能素质及其他个性品质之中，不成为一个独立的类别．

在构成素质的诸要素中，身体素质是其他素质的"硬件"基础。在心理素质范畴中，文化素质是基础性的素质，在综合素质的结构中占有突出重要的地位。

中医药人才应当是具备良好的身体素质和心理素质，精通中医理论，能把握中医自身发展规律而不断创新的人。国家中医药管理局前副局长李振吉教授等对名医作出如下定义："名医是指那些在一定时期和范围内，为行业内外公认的医学理论功底深厚、医术精湛、医德高尚、有相应社会影响和知名度的临床专家。"国医大师邓铁涛先生曾经说过："历尽劫难的中医学，20世纪80年代已重新站在腾飞的起点上，正需要一大批真才实学的青年中医作为振兴中医的先锋。这些先锋，对中医有执着的爱，掌握中医的系统理论，能用中医药为人民解除痛苦，有科学头脑，有广博之知识，决心利用技术以发展中医学，并在发展中又反过来发展新技术。"笔者认为，中医药人才是指在一定历史时期和范围内，能够遵循中医临床思维，具备中医系统理论知识，正确把握中医发展规律并不断创新，从事中医教学研究、理论创新、临床救治等工作，推动中医事业发展的所有人的总称。

结合中医药行业的特点，笔者认为在需要做到以下几个方面：

品德高尚，古语说："德若水之源，才若水之波"，德，即品德、道德。具体地说，"德"由四个方面构成：一是政治品德，指辩证唯物主义与历史唯物主义的世界观，社会主义核心价值观与人生观等，具体表现为善良正直、真诚友爱、廉洁奉公、办事公道、品德高尚等方面；二是伦理道德，指在处理个人与社会之间关系，在处理人与人之间关系时所表现出的思想品德，包括大公无私、牺牲精神、包容性等；三是心理品德，指个性心理倾向、动机、兴趣、理想品德是否高尚，包括：行为动机、性格特征、志趣爱好等方面；四是职业道德，指在从事职业活动中，用高尚的道德指导本职岗位职业活动的具体实践，包括职业上的原则性、事业心、责任感、政策性等。医德就是一种职业道德。

宋代的《省心录·论医》中指出："无恒德者，不可以作医"。《大医精诚》中也强调："凡大医治病，必当安神定志，无欲无求，先发大慈恻隐之心，誓愿普救含灵之苦。"作为中医药人才，最重要的就是要有"医德"。在这方面，荣膺第一届"国医大师"称号的30位中医专家作出了榜样，他们不仅医术高明，而且医德高尚。在他们看来，中医不仅是一种谋生手段，更是一种仁术。

技能过硬，即能力或才能、才干、本领。通常是指完成一定活动的本领。能力决定了一个人是否承担得起某项工作任务的工作能力。实践证明，能力具有以下特点：能力具有潜在性，也就是说能力只有在工作中才能表现出来，能力不能离开一定的社会环境和社会实践而孤立存在；能力具有变化性，能力是不断发展变化的；能力具有综合性的特征。

爱岗敬业，即工作尽力尽责，勤奋不怠，甘于奉献。古语说"勤能补拙"，从某种意义上说，勤奋的工作可以弥补能力上的不足。勤是工作态度的基本体现。业绩突出，即工作实绩，是综合反映个人工作能力、水平和努力程度的一个标志。

视野开阔，21世纪的医学正从原来单纯生物医学模式，转变为生物-心理-社会的医学模式；从传统的"一个医生，一个病人，一个处方，一个手术"的纯医疗模式，转变为群体保健，预防和主动参与的新模式。中医学从诞生起就"具有人文科学和自然科学的双重属性"。在适应医学模式的转变中，中医既要根植于中国传统文化，着眼于历史的发展和传承，还要从整个科学及其发展的视角，从生命科学本身规律来审视中医，进而充实培养目标内涵。因此，新形势下的中医药人才不仅要具有较深厚的专业基本理论和基本知识，还要具有较强的实践能力，才能承担起发展中医药事业和运用中医药造福人类的重任。随着中医药迈向国际化的步伐不断加快，中医药的人才更需要具备国际化的素质，既要具备良好的创新意识和较强的创新能力，具有坚实的中医药专业知识和现代医疗知识，掌握现代医疗技能，能用中医药理论进行辨证论治，又要具备较深厚的外语功底，有丰富的外语语言知识和外语运用能力，具有双语甚至多语能力。同时，还要有一定的国际视野，了解、适应和接纳异国文化，尤其是异国的医疗风俗习惯，树立文化差异意识。只有这样，才能更好地促进中医药的发展。

二、人文素质教育是医学教育的永恒追求

中医药学相对于西医来说，更加具有文化底蕴，中医有着人文科学和自然科学的双重属性，这也对中医药人才有着更高的人文素质要求。因此，在中医药人才的培养过程中，人文素质教育的重要性不言而喻。

中医药学是中华民族优秀文化的重要组成部分，有着丰富的文化背景，根植于博大精深的中国传统文化之中。中医学是以古代哲学为基础，其中阴阳五行、精气学说、古代朴素辩证唯物主义思想对中医有极大的影响，这些无疑都蕴含于中国传统文化之中。只有将中医学理论放到中医传统文化的背景下加以认真研究解析，全面阐发中医学理论的思想文化基础，探索中医学理论起源和发展规律，才能真正领略中医学内涵。北京中医药大学校长徐安龙教授在谈到高等中医药教育的时候说，中医药高等

教育应该秉承"传承创新"的理念，其中，传承即是回归经典的本源，发掘传承，培养真正的中医药人才，使中医药文化经典植根于师生的思想，传承中医的哲学观点，建立中医的思维模式。同时要创新，勇于接受来自世界各地的新技术和新方法，不能墨守成规、故步自封，要借助现代科技推动中医药事业的发展。因此，中医药的现代教育改革当务之急是加强人文素质教育。

当前强调去学习医学思想、观念的演化历史和去思考医学所传承的精神、价值遗产，去关注医学理论源于古典人文精神和宗教的博爱精神具有现实意义，医学人道主义的意识有所淡化。人文精神的失落，其直接的后果就是削弱了大学生对真善美终极价值和对人类社会主体与终极价值意义的热情关注与执着追求。

我国传统中医学教育其实非常注重人文素质的培养，然而，现代的医学教育比较注重学生的专业知识教育而忽视人文素质教育，突出知识的积累，忽视综合能力的培养。加之中医药院校招收的主要是理科学生，造成了中医药院校学生人文素质的根基薄弱。进入医学院校学习后，又局限于医学专业、自然科学以及外语等方面知识的学习，使得中医药院校学生的人文素质教育出现空白。中医药院校的学生本应该是具备扎实文字功底的，在临床教学实践过程中，常发现不少学生语言文字表达能力较差，一般日常应用文、病历书写乃至论文，经常内容杂乱无章、文句不通、缺乏规范。有的学生缺乏基本的社会知识、行为规范和人际交往能力，性格怪异，处理不好人际关系。

随着我国长期以来医学教育模式的转变，相继开设了有关人文和社会科学类的课程，并开设了传统文化、文学艺术欣赏以及人生观、价值观等讲座和课程。但是，人文教育课程还不够完善，这些课程作为必修课的少，作为选修课的多，学科设置存在着很大的随意性，很少兼顾学生的求知需求。中医药院校的人文社会科学课程的比重小，学时分配少，学生人文素质的教育仍游离于医学教育之外，人文传统教育被削弱，医学科技教育取代了人文教育，专业教育基本取代了人格教育。

现有的医学教育方式，在某种程度上沿用了中学生的应试教育方式，专业教师在教学中偏重名词概念的解释、基本原理的灌输，注重对学生技能的训练，强调对学生进行专业知识的传授，忽略了医学专业课程中蕴藏的大量人文科学内涵，不能有效地利用医学知识中的人文素质教育资源，不能使两方面的知识有机结合起来。同时中医药院校的专业教师多是在当代医学教育模式下培养出来的，其学科结构中也存在人文素质知识的缺失问题，因此，专业教师的人文素养也应进一步加强。

现代医学发展的人文转向使得传统文化的人文资源不断受到关注，在构建社会主义和谐社会的实践中，传统文化更加显示出当代价值。首先是传统文化的生命观，对"健康所系、性命相托"的医学誓言来说，儒道文化的生命敬畏与终极关怀都是珍贵的文化资源。其次是传统文化的和谐观，儒家的"和为贵"都是其具体的表述，这些不仅是今天构建社会主义和谐社会的思想资源，也是现代医学人文回归的价值理想。高等中医药教育是实现这一目标的重要渠道之一、要让医学生逐步培养医学发展的和谐意识。如医学与社会的和谐，医学模式的转变都是基于对人的理解的变化，从生物学的人到社会学的人，医学关怀是以人为目的。传统文化中丰富的医德思想资源，也是医学生人文素质培养的重要方面。在传统文化教育方面，可以通过开设传统文化选修课程、专题讲座使之成为人文素质教育的重要渠道。

目前，全国的中医药高等教育均十分重视人文素质教育，大致从以下几个方面入手：

其一，重新树立了适应现代医学模式的教育观。现代医学模式的转变，将人文精神提升到了非常重要的地位。人文精神是高等中医药教育学科不可分割的部分。医学又是一个人文系统，它的研究对象是人、人的生命、人的健康，人与其存在的社会因素、人的生命与其存在的自然因素、人的健康与其存在的自然、社会因素之间都有直接或间接的联系。因此，从事这一职业的人还必须具备人文态度、人文知识与人文精神。要加强医学人文精神教育，推动生物医学模式向生物——心理——社会医学模式转变，就必须树立科学教育与人文教育并重的现代医学教育观。

其二，深化人文素质教学内容和课程体系改革。积极探索人文素质教学内容与专业课关联性、连续性和实用性的途径，实现人文课程与自然科学、医学、社会医学相互渗透。加大高等中医药教育在教学内容和课程设置上应对人文素质教育比重，强化"两课"的作用，即进一步加强政治理论和思想品德教育课，特别是对科学发展观，构建和谐社会主义社会为核心的价值观和道德观教育，树立正确的人生观、价值观。适应现代医学模式的转变，调整课程体系，注重人文社会科学课程、医学前沿课程以及医学与其他人文社会科学交叉的课程，通过必修、选修以及系列讲座、专题报告等形式完善人文素质教育。发挥第二课堂的重要作用，广泛开展高品位、多色彩的学术活动、文化艺术活动和社会实践活动，逐步建立第二课程体系。发挥学生社团的主力军作用，开展各种学科竞赛活动，如法律知识竞赛、文明礼仪知识竞赛、基本功大赛等活动，营造良好的校园文化氛围。

目前，北京中医药大学开设的大学生职业发展与就业指导课程，不仅开创了中医药院校人文素质教育的先河，同时也是针对大学生人文素质教育开展的具体的实践性工作，在国内中医药高校中对大学生全程素质教育工作进行了有益探索。

其三，将人文素质列入学生的教育测评体系。目前，大部分中医药院校对医学生素质的评估主要采取量化的手段，而学生的人文素质是无法用量化指标来衡量的。虽然，人文社会科学体系的知识可以用量化考评的方式来考查，但无法显示其内化的程度。学生的人文素质必须通过行为能力展现出来，这需要通过教育过程的积累，潜移默化为人的素质，通过素质的修养促进品格的提高。因此，建立中医药院校学生人文素质的测评体系，将定性指标与定量评分相结合，尽可能全面、客观地反映学生的综合素质，转变教育观念，构建医学生人文素质评估标准体系，有助于把医学生人文精神的重建落到实处。高等中医药教育要帮助学生在专业知识的学习中，获得人文精神力量的支撑，使之化为献身中医药事业的高尚道德情操，这是中医药教育事业的使命使然。对此，将在本书的第三篇作阐释。

其四，大力加强了古典医著的教学。中医古典著作不但富含最有价值的中医药学基础理论与应用知识，而且具有无与伦比的中医药文化素质教育的价值。中医古典医著具有很强的综合性特点，完全对应中医药学的综合特性。加强古典医著学习有利于提高学生的综合能力，而这一能力正是构成中医药文化素质的要素。古典医著有着丰富的方法论内容，构成了中医药学形成、发展的轨迹，是中医药学继承的基础，为此，必须采用强化、回归、不断线等方式全面加强古典医著教学。

对于以上几个方面的工作，不仅仅是中医药院校，国内诸多高校都进行了许多有益的尝试，举措不同，但理念是相近的。

第三节　医学人文素质教育的目标和内容

一、明确人文素质教育目标

人文素质在广义上指人文学科所创造出来的精神财富及其应用的规模和程度，它包括对生命本身的深切思考以及个体所形成的较为稳定的文化气质、社会修养和行为方式，具体体现在一个人的思想品质、道德水平和文化品位，以及世界观、人生观和价值观。因此，人文素质包括的内容十分广泛，主要有思想道德素质、人文知识素质、心理素质等。

人文素质教育当中的法的教育应包含以下几个方面的任务：首先是形成法律信仰。法律信仰是法律在人们精神层面上的贯彻，它是在物质层面上的法律制度、法律规定内化为人们精神上的认同而形成的心理需求和行为准则。如同宗教信仰和其他的信仰方式一样，法律一旦上升到信仰的层面就会与人们的个体体验相互融合，成为人们原有知识结构当中的方法论原则，自觉成为人们的行为指南和生活习惯。其次是培养法律素质。法律素质是法律知识的集中体现，它自身又是自觉选择依法、守法行为的法律行为的内在决定性因素，因此法律素质是法律内在精神和外在行为相互统一的关键。由于社会主义市场经济和现代社会观念的影响，公平和正义等观念已经为人们普遍接受，在面对一些问题时也能够作出相对理智的选择。但具体到行为的过程中，观念的选择和行为的选择之间仍然存在一定的差距，特别是当涉及自身的利益时，这一选择就需要更高的法律素养予以支撑。再次是提升应用法律的能力。高校的法的教育不能仅仅停留在理论层面，更为关键的在于如何使理论的能力真正上升到学生的实践能力，能够为其在社会生活当中提供法律武器。法的精神的培养作为高校人文素质教育的重要任务和目标，不仅要让学生学法、懂法、知法，更应让这些知识转化为信仰、素养和能力，如此才能够真正承担起为国家和社会培养出法治公民和法治英才的重任。

道德教育被看作是医学人才人文素质教育更为重要的内容。道德教育从内容到实施都需要以某种"道"的引导予以实现，所以相对于法的教育，德的教育更为艰难，也更为必要。梅贻琦先生在《大学一解》中将人格予以三分，即"知""情""志"三个方面，但目前高校学生所呈现出来的状态是知识储备丰富，而在德情和志向方面却没有体现出高等教育所应实现的目标。《大医精诚》亦要求医者要有高尚的品德修养，以"见彼苦恼，若己有之"感同身受的心，策发"大慈恻隐之心"，进而发愿立誓"普救含灵之苦"，且不得"自逞俊快，邀射名誉""恃己所长，经略财物"。文中明确地说明了作为一名优秀的医生，不光要有精湛的医疗技术，更要拥有良好的医德。对于在医学院校开展的道德教育，笔者认为有必要从以下三个方面着手：

首先，是让学生学会关爱生命。针对中医药人才的人文素质教育，不仅仅是以帮助学生更好地生活为目的的，而是要帮助学生更好地理解生命、尊重生命，应该让学生明白何谓好的生活、幸福的生活和完善的生活，真正的幸福和完善的生活绝不是恣意挥霍的生活，也不是任意践踏自己和他人甚至是其他物种的生命。自身的生命是宝贵的，生命对于每个人来说只有一次，对于如此宝贵的生命应该珍视和善待，一些大学生拒绝生活、毁灭生命的行为本身就是对自身生命的不负责任。同时，应善待他人的生命，尊重他人的生命与自我的生命都是同等意义上的生命体，尊重自身的生存权和发展权也要以尊重他人的生存权和发展权为前提。只有在对自己生命的尊重的基础上，才能够更好地去尊重别人的生命，更好地理解并救治患者的病痛。

其次，是要让学生懂得与人为善。善可归于中国传统文化当中高尚的伦理道德范畴，中国哲学所讲究的仁、义、理、智、信五德从根本上来说都是善。对亲人、朋友、陌生人的关心和善待，这是一种高尚的道德观、人生观和价值观。中医讲究"医者仁心"，其中包含着诸多层面的内容，如仁即仁者爱人，爱人包含爱自己的亲人，而孝悌是中华民族的传统美德。"老吾老以及人之老，幼吾幼以及人之幼"，亲人之间的孝悌也应传递给他人，爱人也包括爱朋友，朋友之义是一种高贵的情感；爱人也包含爱陌生人，"己欲立而立人，己欲达而达人，己所不欲勿施于人"，这是道德教育的重要内容。

再次，是要帮助学生培养个人利益与社会利益结合的责任感。培养大学生对自己负责、对他人负责、对社会负责、对民族负责、对国家负责、对未来负责的态度，一直是医德教育中的重要内容。包括将自身自觉与所处集体的社会利益结合起来，让学生通过学会集体生活，以及班级、年级、学校等团体活动树立集体主义的价值观；同时更要坚持爱国主义传统，让学生将自身的利益放在民族、国家的大视野当中去看待，自觉实现自身与国家利益之间的同呼吸、共命运，在面对国家利益与个人利益冲突时，能够自觉以国家利益和民族利益为重，而不计较个人得失；更应自觉将自身的短暂需要与社会未来发展的长远需要关联起来，以面向未来的发展理念处理两者之间的矛盾。例如，在医生与患者的交流过程中，如何在利益诱惑下进行选择等。

人与人之间进行交流首先是以知识的形态呈现的，因此，在知识的基础上才可能体现一定的素质。构成文化素质教育的基础知识包括本民族所特有的语言、文字、传统文化、疆域、历史发展等内容，这些内容都是具有强大思想力的前人学者的生活阅历、人生智慧和思想体验结晶，对这些内容的把握不仅有助于当代学生形成对于真、善、美的历史体验，更使其具备对一些事件进行分析和理论研究的基础，进而能够提高其对社会现实的理解。这也是文化素质教育所要达到的目的之一。

人文素质教育还有另外四个目的：

第一，将文化知识转化为一种文化素养。知识并不是素养，而只是材料，是当需要使用的时候能够从头脑当中拿出来的现成结论。知识相对于一个人的思维和行动来说，如果不能转化为素养或素质，那么只能是外在的东西，只有知识转化为素养才能成为一种内在的自觉选择。在获得各种文化知识的前提之下，如何帮助青年学生实现从知识到素养的转换也是文化素质教育的重要目标，这就需要通过教育的方式达到某种内化和同化的过程。因此，知识性的灌输不是目的，如何达到价值上和思想上的认同才是真正的目标。

第二，要求受教育者具有相对合理的智力结构。文化素质教育不仅包括社会科学教育也包括自然科学教育，也就是说帮助学生形成对自然、社会、人生的正确而科学的认识，在此基础上形成较好的语言表达能力、身体感受能力、运用感觉能力和审美能力等都是文化素质教育的重要目标。

第三，要求受教育者拥有实践能力和实践意识。文化作为一种精神气质层面的内容，需要通过社会实践活动才能影响现实的行为，真正的文化素质要在社会生活的实践活动当中才能加以检验。在实践当中，学生才知道什么是美、什么是善、什么是探索、什么是前进，现实的实践活动使学生们的文化知识转化成为文化气质和文化素养，现实的实践活动也才能检验学生们在学习过程当中所形成的知识、文化、素养和心理状态。

第四，希望受教育者具备良好的思维能力。文化素质教育在获取文化知识、形成文化素养的同时，还以训练人的思维能力为目标。思维方式和思维能力是在不断学习和实践活动当中形成的。思维能力包括逻辑思维能力、形象思维能力和辩证思维能力。逻辑思维能力需要在自然科学知识和社会科学知识学习的基础上，从中把握事物变化发展背后的不变规律，通过抽象把握事物的本质；形象思维能力更多来自于对外界的经验观察和对艺术等审美体验当中所形成的对事物状况的形象揭示；辩证思维能力是能够运用运动、变化和发展的思维来认识世界，在变化中、系统中和过程中把握世界的本来面貌。这一系列思维方式的培养是文化素质教育的重要目标。

总的来说，中医药人才的人文素质教育目标可以确定为：树立正确的中医药价值观，认识中医与社会的关系，培养职业道德情感和规范道德行为；依靠人文的知识和方法，拓展职业技能，培养协作精神、创新能力和社区管理能力。最直接的目标是培养和塑造中医药人才的医学人文素质。除了表现为热爱祖国、品位高雅、科学审美、乐于合作和关注社会等普遍意义上的目标外，更主要表现为对患者及每个人的生命价值、医疗权利和健康利益、人格尊严和人生需求予以关注、关怀和关爱的思想情感和价值观念。领悟到在将来的临床医疗、科学研究、制定卫生政策时都必须弘扬和践行医学的人文精神。在临床医疗中，不能以疾病为中心，而要以患者为中心。不仅要帮助解决人的"病"，更要重视在病痛中的"人"。

二、深化人文素质教育内容

结合前面提到的人文素质教育的目标，中医药人才的人文素质教育内容可以概括为思想道德教育、文化艺术教育、身心健康教育、职业规划教育四个方面。

（一）人文素质教育的核心：思想道德教育

新时期的高等中医药教育要培养高素质的中医药人才，这是一项长期而艰巨的任务，其中最为关键的是学生的思想道德素质培养。思想道德素质决定人的发展方向，是人文素质教育的灵魂，它不仅是一种信念，也是一种做人的准则，更是一种支持中医药学生为中医药事业奋斗的强大动力。

长期以来，中医药人才的思想道德教育一直以思想政治理论课为基础开展，其内容多是中学思想政治课的简单重复，缺乏适应性、前瞻性，许多观点老化，偏重于对社会主义德育共性的阐述，而忽视了针对医学特别是中医学的特殊性内容，抽象的理论阐述较多，生动、有趣、新鲜的内容较少。随着教育理念的不断进步，目前中医药人才的思想道德教育已经开始逐步脱离单一的思想政治理论课程教学的模式，教育内容也由以前单一的政治教育深化为思想道德理念的教育。逐渐重视医学生的特殊性，把培养医学生关爱生命、救死扶伤的人道主义精神，以及高尚医德等内容与思想政治教育融为一体。

（二）人文素质教育的重点：身心健康教育

除了具备良好的身体素质，良好的心理素质也是内化科学文化知识的必要条件。众多学者对大学生的心理健康状况研究结果表明，大学生的心理健康状况要远远低于同年龄阶段的其他群体。医学院校的大学生，由于课程专业性强，分科细，学习要求严格，课余生活单调，其心理健康状态更有一定的特殊性。

教育提供给学生的文化知识，只有通过个体的选择、内化，才能渗透于个体的人格特质中，促进个体从幼稚走向成熟。中医院校学生的心理特点，促使教育者要不断地对心理素质教育进行探索和实践，摸索出符合中医院校实际的、切实可行的心理素质教育模式，帮助中医院校学生树立心理健康意识，优化心理品质，增强心理调适能力和适应社会的能力，进而使其能够更为积极地面对学习、生活中的各种困难，顺利完成学业，成长为具有创新精神和实践能力的高素质医学人才，实现自身价值。

国内高校的心理健康教育逐渐形成了符合国情的教育模式。例如，做好心理委员、心理社团等骨干队伍的建设。通过对学生骨干的培训和培养，依靠他们在同学们中的影响，开展更多形式多样、内容丰富的心理宣教活动，使更多的同学掌握心理调适的技术，提高自身的心理素质。并通过定期进行学生心理普查，建立学生心理档案，根据学生在校读书期间的心理和行为发展变化情况，不断进行跟踪调查，经常进行分析研究，从而使该模式不断充实和完善。

不可否认，大学生心理素质教育是一项专业性很强的工作，需要具有一定心理学专业知识的教师完成。为了使这项工作顺利开展，很多高校都配备了具有心理学专业素养和实践经验的专职教师，或者选送教师接受规范、系统的培训，有的还积极拓展心理素质辅导兼职队伍，择优吸纳素质好的优秀辅导员进行相关培训，充实到心理咨询员和心理宣教工作队伍中来，从基层落实心理素质教育工作，形成了我国的高校心理健康教育工作格局。

（三）人文素质教育的外延：职业规划教育

从我国各级各类学校教育的培养方案中，基本看不到关于职业与职业发展的相关课程，关于大学生职业规划、职业发展方面的课程近年来在很大程度上是迫于就业的压力才开始进入高校统一的课程设置中。

引进"职前教育"理念，是素质教育中的一个重要组成部分。近几年，医学生就业问题也逐渐成为社会的焦点、难点和热点问题，医学生的就业去向直接关系到人民群众的切身利益，是构建和谐社会的重要因素之一。2007年国家多部委（教育部、人事部、劳动保障部）联合下发24号文件《关于积极做好2008年普通高等学校毕业生就业工作的通知》，其中明确指出："就业是民生之本，做好高校毕业生就业工作，是加快推进以改善民生为重点的社会建设的具体体现，是构建社会主义和谐社会的重要内容，是建设人力资源强国和建设创新型国家的必然要求。"新形势下对医学生就业工作提出了更高的要求，医学院校不能再单纯地关注学生的知识体系和临床技能的培养，而是应当系统、科学地通过职业生涯规划和就业指导等工作来提升医学生的整体就业能力，从而实现全面提高医学人才资源的合理配置。

随着我国医学高等教育改革的不断深入，医学生的就业形势发生了巨大变化，主要体现在由以医院为主的临床工作，逐渐扩展为社区医生、保健医生、营养师、销售人员等多种职业。医学生职业生涯规划与就业能力的培养，需要以学生为中心，树立一切为学生成才和发展的工作理念，予以专业化高水平的职业指导；以市场为导向，按照市场经济和现代社会对人才的要求，对学生进行职业生涯规划指导。具体可通过课堂教学、社团活动、校园文化及咨询工作为载体，结合就业服务与指导工作，使医学生为未来的职业生涯做好准备，帮助大学生在象牙塔中完成社会化过程，同时将职业生涯发展作为医学生人生指导的重要组成部分贯穿于大学教育的始终。

关注自身职业发展是在校大学生的必修课程。中国的教育体制长期偏重于专业教育，对学生的成长教育则在一定程度上有所忽视，而使中国大学生普遍存在职业意识淡薄的现象。当今校园中，许多学生或迷茫彷徨，或沉溺于网络游戏，或出现种种心理障碍，其中最主要的往往是来自于对未来职业的困惑。相当多的学生对未来职业选择与职业发展的基本问题普遍缺少明确的认知。除此以外，学生在自身职业发展的问题上还缺少主动性。虽然大多数的学生都为自己毕业后的就业问题有所思考，但是积极采取相应行动、主动谋划者并不多见，能坚持不懈努力者更是少而又少。大学作为学生走向职场前的最后一站，对即将走出校门的大学生在这个阶段补上关于自身职业发展的重要一课是十分必要的。

引导大学生增强职业发展意识是高校的重要责任。有很多调查均显示，大学生对于大学毕业后去向的种种考虑，大多依赖于父母的安排或受同学、师兄、师姐的影响，很少有来自于学校正规教育渠道的信息，他们在碰到职业选择的一些困惑时也很少向学校从事就业或学生管理工作的专业人士求助。面对这样一群在职业意识教育方面先天不足的大学生，高校必须承担起对大学生进行职业意识、职业发展教育的历史重任。很多高校也在积极创造条件，开展大学生职业发展教育，帮助学生树立职业发展理念，学习职业生涯发展规划的原则与方法，增强自我认知与环境认知，主动寻找并弥补自身能力素质与职业要求之间的差距，积极加强求职技能训练，帮助学生主动就业、顺利就业。

第四节　医学人文素质教育的方法和未来

一、创新人文素质教育方法

中国高校的人文素质教育相对于西方高校来说仍然处于探索和起步阶段，但在这一系列探索的过程当中，中国教育界同仁已经对高校人文教育有了一定的认识，高校人文素质教育是以课程为载体，以显性教育和隐性教育为方式的综合性教育方式，其内容是社会性的，但实质是精神性、智慧性的，它建立在人文精神的建构基础上，力图实现精神财富和精神力量的传递。因此它的基本内容就有两层：其一是通过人文素质教育继承精神财富，包括爱国主义教育、中国传统文化教育、人类文化精髓的教育，通过这些内容将先人所探索的精神财富继承下来，并在未来的发展当中将其发扬光大；其二是通过人文素质教育获得精神力量，这些精神力量包括面对问题、解决问题的思维方式，如何与人进行社会交往，保持良好的社会心理，形成健全的人格的问题，不但要使得学生"成为人"，更应该成为高智商、高情商两者兼备的人，成为身心全面发展、社会性、道德性和个性全面发展的健全人。因此，中国高校的人文素质教育有较为明确的目标体系和内容特点，对这一系列因素加以总结，对于进一步推动中国高校人文素质教育是十分必要的。

在当前情况下，加强中医药人才的人文素质教育的主要方法有以下六种：

（一）调整培养方案，将文化素质教育课程纳入课程体系

人才培养方案是高等学校实现人才培养目标和质量规格要求的总体计划实施方案，是学校组织和管理教学过程的法律文本，对人才培养质量的提高具有重要导向作用，而将文化素质教育课程纳入课程体系，构建科学、合理的课程体系是全面推进文化素质教育的必要条件和前提。文化素质教育的内容应被视为高等教育课程体系的有机组成部分，与专业教育融为一体。只有使素质教育以适当方式进入第一课堂，才能达到既定的目标。虽然知识积累不等于素质提高，但是，有关知识的传授毕竟是素质教育的重要载体，因此，设置相关的必修或选修课程是完全必要的。

根据高校及医学生的特点，高校医学人文课程体系的设计应根据高等医学教育的总体目标及医学人文课程功能的要求，结合医学模式转变和医学生的学习需要，开设一些主干课程。主干课程的设置，应体现重点、综合、全面的具体要求，在课程设置中主次分明，以点带面，要按照课程的不同内容、不同规格来设置。不能认为设置医学人文课程仅仅是为了拓展医学生的人文知识面，医学人文课程的设置要形成体系，按照课程的内在特点，符合课程认知规律，由浅入深，循序渐进地设置课程，并按照医学生人文素质发展状况和学校教育目标要求，科学合理设置医学人文课程，并贯穿于教育的全过程。医学人文课程的设置既要依靠课堂教学，也应该发挥潜性课程的作用。因为医学生的人文素质包括认知、情感、态度等各方面。单一的教育形式，不能起到医学人文素质教育的效果。因此，在抓医学人文课堂教学时，要发挥潜性课程的作用，补充和延伸医学人文课程的作用，实现显性课程与潜性课程相结合，使医学生

的人文素质在校园文化环境中得到全面的发展。

(二) 整合专业资源，将素质教育融入专业教学中

这是素质教育进入第一课堂的另一种形式。专业教育与素质教育的融合是素质教育的有效途径。要充分发掘专业课程教学中的人文因素，充分发挥其素质教育功能。例如，医学本身就蕴涵着丰厚的人文资源，因此，在专业教育中融入素质教育功能，可以说是医学院校得天独厚的优越条件。

从医学生人文素质的实际情况出发，应科学调整和构建医学人文课程体系。在课程体系构建中，应通过对医学人文课程进行分类、筛选、整合，加强医学人文课程与医学课程之间的内在联系，构建出新的医学人文课程体系。医学人文核心课程体系，即"两课"课程体系。培养医学生的思想道德素质，及医学思维、分析和判断能力，为培养医学科研能力奠定基础。

整合医学与人文结合的边缘课程体系，包括文化与科学素质课程等。用医学人文的思维特点研究医学心理、社会和环境等问题，完善和补充医学教育的不足。如中国传统文化、医学史、医院人际关系、临床思维科学、医学心理学、社会医学、大学语文、方法论等课程均属于此范围之内。通过此类课程教学，可以培养医学生的科学文化素质、艺术欣赏和评价能力。

(三) 营造素质教育氛围，强化"以文化人""环境育人"的功能

高等院校应对环境育人在素质教育中的作用给予充分重视，注重在校园生活中营造浓厚的人文教育氛围，使其发挥潜移默化的育人功能，特别要充分利用第二课堂开展素质教育。这不仅是因为第一课堂的时间有限，而且因为第二课堂本身具有灵活多样、便于参与的特点，可以作为第一课堂的有益补充，开展丰富多彩的校园文化活动。尽管课堂教学在素质教育中具有重要作用，但是并非唯一重要的途径。

素质教育是一个长期的、渐进的过程，除了要保证一定的教学时数外，还应通过学生社团、校园文化活动等形式，使素质教育更加贴近学生的生活，从而更加深入人心。人才的成长需要良好的环境，文化环境的好坏对学生文化素质的培养具有重要影响。校园文化氛围包括学校的物质环境和精神环境的综合表现，代表着学校的文化品位和格调，而学校文化品位和格调的高低也会影响到学生素质的水平。

从校园文化内涵来讲，不具有学术主导性，它不直接指向医学内容，也不直接决定医学生的学习成绩，它更多的是属于非实体性的医学人文精神文化，如学校制度、医德规范、行为准则等。有人认为，校园文化是学校正规文化之外学习和获得的所有知识和体会，是学校中隐蔽的、无意识的或未被完全认可的那部分学校医学人文精神经验。校园文化是学校通过医学人文素质教育环境，包括物质的、文化的或社会关系结构的，有意或无意中传递给医学生的非公开性医学人文素质教育经验。即大学的历史传统、人文精神、教育模式以及各种讲座、社团活动、文化氛围、课外阅读、校园环境、教师人格影响、诚信教育等。

事实上，校园文化是与学校教学计划规定的学习活动，与医学生通过课堂教学获得的学校经验相对存在的一个概念。学校规定的、有计划的课堂教学为学校主体文化，除此之外，学校的一切文化活动均为校园文化。校园文化活动如管理制度、师生交往、校风班风、生活习惯等，都对医学生人文素质的形成产生一定影响。校园文化作为医学人文素质教育的主要载体，既体现着医学人文素质教育范围内自然影响的属性，也体现着医学人文素质教育范围内社会影响的属性，即医学人文素质教育本身所固有的属性。校园文化对医学生的影响，通常在自然状态下发挥作用，医学生在不知不觉的情况下受到潜移默化的影响，但是，校园文化也是有一定方向、有一定规划、有一些意识对医学生的成长成才加以影响，医学生也会有意识有目的从学校环境中受到教育和启发，校园文化总是处在一种倾向性和预期性的发展变化的情境中，这就是"以文化人"和"环境育人"。

（四）加强体验教育，引导学生广泛开展社会实践活动

素质教育带有很强的实践性。要使受教育者把接受的教育信息内化为自身的素质，只有经过切身的体验和躬行实践才可能实现。社会实践为学生提供了通过真实体验提高自身素质的良好机会。通过社会实践，学生能够在接触社会、体验生活中，校正自己的世界观、人生观和价值观。医学所具有的社会性、实践性和服务性特点，则为医学院校通过社会实践开展素质教育提供了便利的条件。

实践可以分为调研型、服务型、专业型。调研型实践主要让医学生针对社会实际问题，亲自了解社会改革和发展现状，对医学生进行医学实践教育，在实践中认识社会，了解医学发展状况和卫生国情。一般分为调研类和考察类等。医学改革主要有医学教育体制改革、医院内部管理改革、社会医疗保健和服务等。医学实践主要围绕医学生学习过程中遇到的主要问题，通过深入实践，并在社会调查、医疗服务、医学知识普及、预防保健等过程中，为社会服务，并解决一些实际问题和学习中遇到的难题。服务型医学实践是通过参加一些医学劳务型的社会服务活动，使医学生在医学服务中磨炼意志，学会坚强，唤起爱心，从而与社会要求趋于一致。医学服务主要到农村为老乡送医送药，到部队与社区为孤寡老人和战士看病体检，到临床工作第一线志愿服务，学会与病人沟通。医学挂职主要是到实习单位、校内各单位挂职锻炼，协助老师做一些医疗管理工作，及在社会一些服务单位挂职锻炼，学一些社会工作，了解社会，服务民众。专业型医学实践是医学生把自己的专业知识与社会需要结合起来，为社会和老百姓做一些实实在在的事情，热心为患者解除病痛。对医学生进行业务训练，重点在学会医疗技术，在医疗实践中为患者服务。例如对社区居民进行卫生宣传教育、常见病的预防和治疗讲座等。如北京中医药大学岐黄志愿服务队，到农村、社区，直接进行医疗知识宣传普及工作，一方面通过健康体检，主要为老百姓量血压、查视力、测体重等，另一方面提供医学知识咨询，如健康饮食、疾病预防等问题。

在这些实践活动中，通过理论指导与解决实际问题相结合，可以提高医学生思想、政治、道德素质；通过集中训练与分散实践相结合，可以培养医学生爱国主义情感和集体主义精神；通过组织引导和实践基地建设相结合，可以培养医学生科研思维和实践能力；通过医学实践与医疗服务相结合，可以使医学生树立高尚医德，学会沟通和人文关怀；通过阶段总结与理论研讨相结合，可以培养和提高医学生综合素质。

（五）提倡学生自主学习，进行自我教育、自我塑造

人文精神的培养，关键在于内化，形成个体稳定的心理品质和素质。教育家苏霍林斯基指出："只有能够激发去进行自我教育的教育，才是真正的教育。"在素质教育过程中，学生的主观能动性扮演着十分重要的角色。因此，必须大力提倡学生充分发挥自身的主动性，开展自我教育。大学生在成长过程中，一方面需要接受关于基本价值观念和生活模式的教化，更重要的一方面是自己在成长中"慎独""克己""持志""内省""体验""反思""启悟"。以上这种人之自我建构的实践活动，就是自我教育。

医学生人文素质教育也要在"化"上下功夫。内化是一种主体性活动，内化需要通过实践和感悟，把所学的知识融入自己的文化生命之中。有人文知识，并不一定就有人文精神，推进人文素质教育，绝不能只抓知识传授，要坚持内化的原则，实践锻炼、生活体验、文化熏陶等都是促进内化的重要环节。

在方法上，积极倡导自主式学习，让学生根据教学大纲和教学指导，借助教材和其他工具书、文献资料，结合临床，自主学习。特别要加强对选修课的自主学习。教学内容以学生自学为主，带教老师帮助学生巩固知识，以加深理解。教学组织形式由过去单一大班授课形式改革为以大班课、小组课、床边教学和病例讨论为主体，讲座、科研训练等为补充。学生边当"医生"边学习，由理论到实践或由实践到理论，充分利用临床条件自主学习，并接触社会，提高素质。

（六）注重发挥教师在素质教育中的作用

在素质教育的各种形式中，都须注重发挥教师的示范和引导作用。第一课堂的课程教育，是使素质教育得以扎实开展的重要阵地，因此，教师在教学工作中，应明确其实施素质教育的职责和途径。首先，要转变教育思想和教育观念，自觉地将素质教育渗透于教学过程中。同时，更要注重发挥教师人格魅力的教育功能，将素质教育扩展至非教学关系中。

人文素质教育的成功与否，关键在于高校的人文素质水准。首先要切实提高高校教职员工的人文素质，才能够学高为师、德高为范、言传身教、传道授业。身教胜于言传，应该重视以人为本的理念，狠抓学校的管理与服务，通过教学、管理、服务等，深刻影响大学生人文精神的形成。要积极引导教职员工转变观念，人人把大学生人文素质教育视为己任，全员育人，把人文素质教育渗透到办学活动的各个环节。在教学中教师要启发学生从自身存在的问题出发去完善自我，学会引导学生从哲理的高度去总结、体验、认识、反省自己，人文精神是以追求真善美等崇高的价值理想为核心，以人的自由和全面发展为终极目的的，教师要把学习的主动权交给学生，让学生成为学习的主人；要尊重学生的主体性，引导学生自我完善；要重视个性差异，不能一刀切；要重视人格影响，多渠道提升学生的高尚人格；在管理中要有为学生服务的意识，管理就是服务，管理的本质就是为人才培养服务，在制定政策，做各项工作时要做到人性化，要树立"学生事无小事"的意识，尊重学生的独立人格，尊重学生的想法，尊重学生的爱好和志趣，尊重学生的追求和创造。倡导爱心教育，在严格管理中既严肃执纪，又体现人文关怀。只有牢固树立教书育人、管理育人、服务育人的理念，使学生在校期间就能够感受和体验到"以人为本"的思想，这样当他走上社会才可能更好地贯彻"以人为本"的思想。

二、展望人文素质教育未来

近二十余年来，高等院校人文素质教育研究逐渐成为人才培养和素质教育的主导，理论研究与实践探索方兴未艾。高等医药院校在医药人才培养当中，不断探索自身发展的同时，也逐步建立了各具特色的体系模式，各个高校都进行了许多有益的尝试，也取得了一些可喜的成绩。

欣慰之余，冷静反思，还有必要研究如何才能将文化素质教育提到一个新的水平。从理论研究上看，对人文素质教育这一新的教育思想的研究有待深化。不少研究是对一个或几个学校人文素质经验的总结，理论还不能完全回答现实所提的问题，还有待上升到理性思维的高度，还需要从规律的角度去探讨人文素质教育的实施和运行。从实践上看，人文精神和科学精神的有效融合，文化素质教育和思想政治教育的有机结合，校园文化建设的深入发展，教师队伍文化素养的提高，文化素质教育的制度建设等，还都有待于在实践中解决并使之完善。

高等医药院校发展人文素质教育是一个系统工程，不可能一蹴而就，也不是朝夕之功。既要解放思想、转变观念，又要立足实践、谋求发展。在进一步展望医药人才人文素质教育时，有以下几点值得思考：

（一）营造氛围，校园文化与中医文化的结合

中医药文化建设是医药事业发展的原动力之一。一所大学的文化特色是学校的品牌和形象，它充分体现了学校的办学理念和宗旨，更是高校办学的重要的内容。作为培养高层次、创新型医药人才的高等学校，应通过举办人文学术讲座、艺术选修课、社会实践、文艺晚会、营造教室寝室餐厅文化等丰富多彩的校园文化活动来提高医学大学生的人文素质。以北京中医药大学为例，多年来，学校坚持开展"中医大讲堂"系列讲座活动，邀请校内外名老中医、教授与在校学生面对面交流。此项活动不仅加强了校园文化建设，弘扬了经典，而且为培育人文精神，传承大师医德，展示名医风范，营造充满活力和创新思想的学术氛围搭建了良好的平台。医药院校应充分利用源远流长的中医药文化来构建校园文化特色，突出体现中医人文精神；通过弘扬博大精深的中医药文化，使大学生潜移默化地接受传统人文精神的熏陶，增强对中医药事业的归属感和使命感，更好地营造中医文化氛围。

（二）综合发展，专业知识与文化素养的结合

高等医药教育作为医药事业的重要组成部分，也是我国教育体系的一个重要组成部分，既具有普通专业教育的共性，又具有自身的人文特点与文化品质。要培养具有中国特色人文精神的医药人才，应当加强中国传统文化的学习，强化人文精神的培养，让学生学会辩证思维、整体思维、中和思维、逻辑与非逻辑思维、意象思维、哲学思维等。在课程设置上应增设中国古代哲学、自然辩证法、中国传统文化概论、中国古代历史和古典文学等传统文化课程，使医学专业教育与传统文化教育相互渗透，全面提升学生的传统文化素质，养成独特的医学思维方式。

（三）德艺双馨，医德修养与医术水平的结合

医德是医药院校人文素质教育的重要内容之一。医学的人文性是医学的内在本质的规定。许多年来，在医学技术上花费了大量的精力。但是相对而言，医学的人文教育仍显不足，以至于培养出来的许多年轻医生，可能会忘记了医学的宗旨是为了病人，不了解自己肩上的责任。

进行医学人文精神的教育，自古就有，但在当代似乎又成为提高中医学生医德修养的一个新思路。古人说"医出于儒"就是很好的佐证。我国传统医学中对医德有很好的阐述。东汉张仲景在《伤寒论·自序》中明确提出"精究方术"是为了"上以疗君亲之疾，下以救贫贱之厄，中以保身长全，以养其生"，这是对医学目的、性质很好的论述，比较集中地体现了"医乃仁术"的思想。医德实践在中医大学生的学习生涯中有着举足轻重的地位。只有经过长期、大量、频繁的医德实践，才能形成良好而稳定的医德品质。医学生应该早期接触临床和社会，在时间和空间上拓宽医德教育领域。自入学起，就要通过参观医院、见习，社会调查，组织对外医学咨询、义诊、送医送药三下乡等活动，使学生能够在多渠道、多角度、多层次上接触社会、医院和服务对象，接受医德的熏陶和感染。

（四）融会贯通，科学精神与人文精神的结合

作为先进教育理念的素质教育，理应是以培养和提高大学生的人文素质和科学素质为目的的，科学教育的有机结合，其根本目的是培养适应知识经济时代的高素质人才，偏重任何一方面而忽视另一方面的教育，都背离了素质教育的本意，都不能够称之为完全的素质教育。深化素质教育就需要努力实现人文科学与教育的融合。

实现人文教育与科学教育的融合，需要从多方面入手，建立合理的人文社会科学课程体系。加强人文教育，首先要将其纳入学校教育的课程体系之中，而且还要使其适合国情、校情，有自己的特色。提高教师的人文素养。提高学生的文化素质关键在于提高教师的文化素养。教师的文化素养提高了，才能有效地在专业教育中渗透人文教育，而没有高素质的教师队伍就不可能培养出高素质的人才。提高教师的人文素养，重要的是要在制定有效措施和建立长效机制上下功夫。只有教师的人文素养提高了，才能以自己的人格魅力影响和感染学生。探索结合专业教育进行人文教育的方法，在专业课教学中促进人文精神和科学精神相融合是文化素质教育有待解决的难题。就如同华中科技大学刘献君教授总结概括的那样：起于知识、启迪精神、渗透美育、行为互动、营造氛围，以悟导悟、以人为本、止于境界。

第五章 医学信息素质教育

第一节 信息素质教育基础知识

一、信息素质教育的概念及内涵

(一) 信息素质的概念

1. 信息素质的概念

"信息素质"（Information Literacy）又称"信息文化"、"信息能力"或"信息素养"，是一个动态发展的概念，在不同的发展阶段有着不同的内涵与外延。早在1974年，美国信息产业协会主席Paul Zurkowski在提交给美国国家图书馆与情报科学委员会（US National Commission on Libraries and Infor-mation Sciences）的报告中首先提出了"Information Literacy"这一概念，并将其概括为"具有信息素质的人，应该受过将信息资源应用于其工作的培训，学到利用大量的信息工具及主要信息源使问题得到解答的技术和技能"。

信息素质是独立学习和终身学习的核心和基础，其概念也随着时代的发展而不断更新与完善。信息素质对所有学科、所有学习环境，以及所有教育层次都是共同的。信息素质作为人的整体素质的重要组成部分，是人们在信息化、学习化社会中生存和发展的基本条件。

2015年2月，ACRL正式发布了《高等教育信息素质框架》（Frameworkfor In-formation Literacy for Higher Education），对信息素质赋予了新的内容和含义。认为信息素质是"围绕对信息的反思性发现，对信息如何产生和评价的理解，及利用信息创造新知识并合理参与学习团体的一组综合能力。"新概念更注重对知识的学习与发现以及学生间的合作学习和终身学习能力的培养。

信息素质教育是21世纪图书馆的重要职能之一、其主要目的是指导用户提高信息意识，提升信息能力，了解可用的资源和服务，学会信息获取的途径与方法。培养指导用户了解何时（When）需要信息，何地（Where）定位信息及利用何种（How）方式能及时、全面、高效地获取信息，并对所得到的信息进行科学地评价、管理、交流和利用，最终形成自己的创新知识。

2．信息素质的要素

"信息素质"可以广义地理解为在信息化社会中个体成员所具有的信息品质，它包括信息意识、信息知识、信息能力和信息道德等诸多要素。

1）信息意识

信息意识是信息素质的灵魂，是指人们对信息需求的自我感悟，是人们利用信息系统获取所需信息的内在动因，是对信息敏锐的感受力、判断力和洞察力。信息意识决定着人们捕捉、判断和利用信息的敏感程度和自觉程度。通俗地讲，当遇到不懂的事物或问题，能积极主动地去寻找答案，并知道到哪里以及用什么方法去寻求答案，这就是信息意识。

信息意识包括信息认知、信息情感和信息行为倾向三个层面。信息认知是指人们对信息、信息环境和信息活动的了解，以及对信息知识的掌握和看法，其最重要的是评价性的认识和看法；信息情感是指人们多次从多方面感受信息的过程中，逐渐形成的某种持久、稳定、反映本质的需求关系的内心体验，这种体验相对持久、相对稳定，而不是那种即时产生的情绪；信息行为倾向是指个人在信息活动中表现出来的行为趋向，是信息行为的心理准备状态，是驱使人们采取信息行为的一种动力。

信息意识包括信息主体意识、信息获取意识、信息传播意识、信息安全意识、信息守法意识、信息更新意识等多种意识因素，它们都是个体适应环境、实现自我发展的重要基础，是信息素质的最重要组成部分。在树立"信息是资源""信息是财富""信息是商品"等基本的信息价值观念基础上，培养和加强人们对信息敏锐的感受力、持久的注意力和对信息价值的洞察力和判断力，使其潜在的信息需求转化为能表达出来的信息需求，并实施具体的信息行为。加强信息意识教育，一方面要培养受教育者对信息应有的科学、全面、深入的认识，比如信息的内涵、特征、结构、功能以及在社会、经济发展中的作用，信息源的类型、特点，信息交流的形式、类型、模式，信息整序的理论和基本方法等；另一方面要培养主体信息需求的自我意识，即作为行为主体，能意识到自身的潜在信息需求，并随时转化为明确的信息需求，进而充分、正确地表达出来。

2）信息知识

信息知识是信息素质的基础和重要组成部分，是一切与信息有关的各个方面的理论、知识和方法，包括信息的特点与类型、信息交流和传播的基本规律与方式、信息的功用及效应、信息检索与利用等方面的知识。信息知识可以有效地改变人才的知识结构，激活原有的学科专业知识，使文化知识和专业知识发挥更大的作用。

3）信息能力

信息能力是信息素质的核心，是人们获取、处理、利用和创造信息的能力，是信息素质与相应社会能力的有机结合。信息能力包括直接信息能力和相关信息能力两大类型。直接信息能力是从事信息活动直接需要的基本能力。直接信息能力是从事信息活动所需要的基本能力，可分为职业信息能力和普通信息能力。职业信息能力是专门从事信息工作的人们所应具备的各种能力，例如，信息采集能力、信息加工能力和信息研究能力等等。普通信息能力是非职业信息工作者参与信息活动所应具备的各种能力，涉及信息识别能力、信息检索能力、信息获取能力、信息利用能力和信息交流能力等等。相关信息能力是与信息相关联的从事其他各项活动的一般能力，包括语言能力、思维能力、观察能力、判断能力、公关能力等。

信息能力教育是要培养和训练人们熟练应用信息技术，在大量无序的信息中辨别出自己所需的信息，根据所掌握的信息知识、信息技能和信息检索工具，迅速有效地获取、组织、评价、分析、利用和表达信息，并创造出新信息的能力。

在医学信息素质教育的信息能力教育中，主要为直接信息能力中的普通信息能力培养，即培养学生对信息的认识、检索、评价、组织、利用等方面的能力。在大学本科教育阶段，信息能力教育主要强调的是对信息收集能力的培养。信息需求者要想在繁杂的文献中迅速、准确地获取所需要的信息，就必须具备广泛的文献信息检索知识，了解各类型数据库的特点，并掌握网络及计算机文献检索的基本原理、检索功能、检索步骤与检索方法等。而对于研究生阶段的学生以及教学科研人员的信息能力教育，则应该在加强文献获取能力培养的基础上，进一步加强对信息的评价、组织、利用，进而创造新信息的能力培养。

4）信息道德

信息道德是在组织和利用信息的过程中，树立法治观念，用良好的道德规范约束自己的信息行为，增强信息安全意识和守法意识。提高对信息的判断和评价能力，自觉抵制不良信息的侵袭，准确合理地使用信息资源。

综上，信息素质教育并不是单纯的信息工具介绍或信息检索能力的培养，而是通过对信息的获取、评价、组织、交流和分析能力的培养，以提高理解、发现、利用并创造信息的能力，其实质性要素是提高应用信息和信息技术处理实际问题的能力，这种能力能够引发、保持和延伸终身学习。

（二）大学生信息素质的标准和指标

1. 《高等教育信息素质能力标准》

该标准实施 16 年后于 2016 年 6 月 25 日在佛罗里达举办的美国图书馆协会 2016 年年会上被 ACRL 理事会废止，继而向由 ACRL 在 2015 年 2 月颁布的《高等教育信息素质框架》转换。"能力标准"包含了 5 项标准和 22 个具体的评价指标，其主要内容包括：

标准一：有能力确定所需信息的性质和范围

可以定义和描述信息需求；

可以找到各种不同类型和格式的潜在的信息资源；

可以权衡获取信息的成本和收益；

具备对所需信息内容和范围进行重新评估的能力；

标准二：可以有效并高效地获得所需的信息

可以选择最适当的调研方法或检索系统来查询所需信息；

可以构建和运用有效的检索策略；

可以联机检索信息或运用多种方式获取信息；

可以适时修正和优化检索策略；

可以摘录、记录和管理这些信息及其来源出处；

标准三：可以批判性地评价信息及其来源，并将其融入知识库体系中

可以从收集到的信息中提炼主题要点；

可以清楚地表达并运用基本标准来评价信息及其来源；

可以综合主要思想来构建新概念；

能够对新旧知识进行对比，判断信息增值性、矛盾性及其独特性；

可以判断新知识对个人价值体系的影响，并采取措施实现和谐统一；

可通过与其他人、学科专家和/或行家的讨论来验证对信息的诠释和理解；

可决定是否应该修改现有的信息检索表达式；

标准四：作为个人或团体中的一个成员，能够有效地利用信息来完成特定的任务

能够把获取的信息应用到策划和创造某种产品或功能中；

能够进一步完善产品或功能的开发过程；

能够与他人就产品或功能进行有效交流；

标准五：熟悉与信息利用有关的经济、法律和社会问题，并能合理合法地获取和利用信息

了解与信息和信息技术有关的伦理、法律和社会经济问题；

遵守与获取和利用信息资源相关的法律、规定、机构制度和行业规范；

在宣传产品或性能时声明、引用信息的来源或致谢；

2.《高等教育信息素质框架》

由于高等教育模式、信息素质的概念、社交网络的发展变化，以及与其他相关信息素质教育标准有效衔接的需要，从 2012 年起，ACRL 的信息素质能力标准审查小组开始对《高等教育信息素质能力标准》进行评估和修订。历时 3 年，于 2015 年 1 月完成《高等教育信息素质框架》（简称《框架》）最终稿，2015 年 2 月 2 日得到 ACRL 理事会批准发布实施。

《框架》（Framework）新引入"阈概念"（Threshold Concept）和"元素质"（Metaliteracy）。阈概念是指那些在任何学科领域中，为增强理解、思考以及实践方式起通道或门户作用的理念；元素质是指学生作为信息消费者和创造者成功参与合作性领域所需的一组全面的综合能力，要求从行为上、情感上、认知上以及元认知上参与到信息生态系统中。《框架》围绕 6 个主题要素（Frames）构建了新的信息素质体系，涵盖信息创建、获取、利用、评价等各个方面。每个要素都包含一个信息素质的核心概念、一组知识技能（Knowledge Practices），以及一组行为方式（Dispositions）。其每个要素中的"知识技能"表示学习者理解和掌握"阈概念"之后应具备的技能或能力，"行为方式"体现的是学习者以特定方式思考或行动的情感和态度倾向。

1）权威的构建型和情境性（Authority is constructed contextual）

信息资源反映了创建者的专业水平和可信度，人们基于信息需求和使用情境对其进行评估。权威性的构建取决于不同团体对不同类型权威的认可。

2）信息创建的过程性（Information creation as a process）

任何形式的信息都是为了传递某个消息而生成，并通过特定的传送方式实现共享。研究、创建、修改和传播信息的重复过程不同，最终的信息产品也会有差异。

3）信息的价值属性（Information has value）

信息拥有多方面的价值，包括作为一种商品、教育手段、影响方式以及谈判和对世界的认知方式。法律和社会经济利益影响着信息的生产和传播。

4）探究式研究（Research as inquiry）

在任何领域，研究都永无止境，它依赖于提出的日益复杂或新的问题，而针对这些问题的答案反过来又会衍生出更多问题或探究思路。

5）对话式学术研究（Scholarship as conversation）

由于存在不同的视角和理解，学者、研究人员或专业人士团体致力于带着新见解和新发现参与到持续的学术讨论中。

6）策略探索式检索（Searching as strategic exploration）

信息检索往往是非线性并且迭代反复的，需要对广泛的信息源进行评估，并随着新认识的形成，灵活寻求其他替代途径。

二、信息素质教育的现状与开展

（一）信息素质教育的现状

世界各国为了争取在日趋激烈的国际竞争中占据主动地位，都十分注重其公民的信息素质培养，把现代信息技术教育列入国家的可持续发展计划。美国的大学几乎都开设与素质教育相关的课程或实验性项目，并制定了信息素质的培养计划、教学大纲、教学评价标准等。1998年全美图书馆员协会与美国教育传播与技术协会在《信息能力：创建学习的伙伴》（InformationPower：Building a Partnerships for Learning）一书中从信息素质、独立学习和社区责任三个方面制定了学生学习的9大信息素质标准，丰富了信息素质的内涵；2000年，美国图书馆协会下属的大学与研究图书馆协会发布了《高等教育信息素质能力标准》，将大学生素质教育确定为5项标准及22个具体指标；2004年，澳大利亚及新西兰联合制定了《澳大利亚与新西兰信息素质框架》，在美国"标准"的基础上进行了补充和修改，确定了具有信息素质的六项标准19项具体指标。2015年2月，ACRL正式发布了《高等教育信息素质框架》。这些标准、框架和实施计划对信息素质教育活动中的培养要求、教育内容、课程设置、评价指标等起到了规范和指导作用。

在国内，全面实施素质教育已经成为我国迎接21世纪挑战的战略决策。1999年6月15日，在北京召开的全国教育工作会议上，中共中央和国务院做出了关于深化教育改革全面推进素质教育的决定。进入21世纪的信息社会，作为素质教育的重要组成部分，信息素质教育越来越受到重视。从20世纪80年代起，许多院校相继开设了文献信息检索、计算机检索等课程，以培养学生的信息获取能力。近年来随着互联网的应用普及，网络信息检索已经发展成为信息检索的主要方式。

2002年修订的《普通高等学校图书馆规程》中规定了图书馆"通过开设文献信息检索与利用课程以及其他多种手段，进行信息素质教育"。而2015年新修订的《普通高等学校图书馆规程》中再次重申，"图书馆应重视开展信息素质教育，采用现代教育技术，加强信息素质课程体系建设"。由此可见，信息素质教育是文献信息检索与利用课程的扩展与延伸。进入21世纪，国内已经有部分重点大学开设信息素质教育选修课或培训活动，但多处于尝试阶段，在医学院校系统开展得还不多，而且在教学计划、教学内容、评价标准等方面还缺乏统一的规范。

（二）信息素质教育的必要性和紧迫性

1. 信息用户的信息素质状况要求加强信息素质教育

随着信息时代的到来，科学研究和终身学习为信息素质提出了更新更高的要求。在高等学校开展信息素质教育是由目前信息用户的信息意识状况和获取与利用信息的能力所决定的。各类信息用户包括教师和学生的信息意识不强，对专业信息的获取与利用技术方面的知识还比较缺乏。相关调查显示，在医学院校中的各类读者，甚至包括科研一线的教师和博硕士研究生，对图书馆的资源与服务缺乏了解，部分人员认为"缺乏专业信息检索技术"是获取专业信息的主要障碍。而对一些诸如科研课题查新等深层次服务不了解的达到70%以上；60%以上的读者利用图书馆的目的还是借阅书刊和阅览学习，不能充分利用因特网获取所需要的专业信息，很多学生还是将休闲娱乐作为利用校园网的主要目的。新入校学生对图书馆缺乏认识，不了解图书馆能在其科研选题、立项、研究过程中所能发挥的作用。在调查中显示，有些研究生甚至严重缺乏网络基本知识和利用计算机检索、获取信息的能力，大部分研究生对通过网络获取信息的方法缺乏足够的了解，在科学研究中不能充分利用现代化设备和信息资源，甚至对信息资源的功能模糊不清。例如：Science Citation Index 作为一种工具书或数据库，本是一种文献检索工具，其主要特点是可以利用文献的引证和被引证关系扩展检索，获取更多的专深学科领域的相关文献。但是，目前许多信息用户误认为该数据库只是一种文献评价工具，不是利用其特点扩展检索文献，而是将重点放在查询哪篇文献被该数据库收录了，哪篇文献被引证了多少次等，导致不能充分利用这些信息资源。

2. 信息服务特点的转变决定了信息素质教育的紧迫性

1）可提供服务的信息产品和资源丰富

虽然信息服务部门收藏传统印刷本书刊的数量相对减少，但包括各类文献、专利、药品、疾病知识等专业数据库，以及集文献、病案、工具书、学术著作、临床经验等于一体的知识性数据库等虚拟馆藏量却急剧增加，信息市场上的信息产品以及信息服务部门为其读者提供服务的信息资源种类越来越多。图书馆为读者提供的不仅仅是图书、期刊及文献资料等传统信息资源，取而代之的是越来越多的电子图书、电子期刊数据库，各类型知识型数据库，网络上大量的专业信息等等。

2）工作重点由技术服务向公共服务转变

传统图书馆往往注重书刊的收集与分类编目等技术性服务工作，而且担任这方面工作的人员通常文化层次都比较高。而现在这些后台服务逐渐萎缩，甚至外包交由书刊或数据库供应商来做。取而代之的是更加重视各类信息资源的开发利用、多种方式的参考咨询、用户教育与培训、信息分析与评价等公共性服务，越来越多的高学历人员走到前台，面对面为读者提供服务，甚至参与到课题研究和决策制定过程中。

3）读者到馆率下降，虚拟访问量增加

图书馆馆舍面积增加，但读者到馆率增加不明显。另一方面，图书馆网络数字资源的访问率大幅上升。图书馆资料的借阅数量和复印量减少，但电子文件的打印量增加。表面上显示图书馆的利用率下降，但实际上各种虚拟信息资源的远程利用率大幅上升。同时，也应该注意到，这种文献利用方式导致读者到图书馆接受面对面服务的人数减少，而依赖于自我信息满足、远程咨询或移动服务的量大幅增加。

4）服务方式多样化

图书馆为读者服务的方式不再局限于简单的书刊借还和被动的文献检索服务，取而代之的是图书馆网站的建设和维护、信息产品的加工、电子书刊数据库的收集发布、网络信息资源的导航、数字资源的远程访问与利用、网上咨询以及文献传递等。

针对以上特点，如何教育学生适应时代的发展，获取与利用所需要的信息，成为高等学校素质教育的重要内容。而作为信息服务部门的图书馆也应该改变以往的服务模式，进一步强化其教育职能，将提高各类型信息用户的信息素质作为图书馆工作与服务的重点内容。信息素质教育是图书馆履行其信息职能和教育职能的具体体现。

3. 信息素质教育是培养创新性人才的需要

虽然目前在绝大多数医学院校中将文献检索课作为在本科生和研究生阶段的必修或必选课，但教学内容还主要是教授学生通过书刊、数据库或网络获取文献信息，很少涉及其他来源的信息以及信息的组织、评价与利用方面。为培养新时代的创新型人才，针对信息素质教育的评价标准，不仅要培养学生具备准确地获取文献信息的能力，还要具备对信息进行鉴别、评价、交流、组织、加工的能力，将信息融入原有的知识体系或是生成新的信息产品，并且能在科研、教学中利用这些信息，形成新的知识。但是学生在入学初期以学习教科书内容为主，接触科研工作较少，对信息的需求不是很强烈，导致对信息素质的认识不足。

信息素质教育作为高等学校素质教育的重要组成部分，是以培养学生的信息意识和信息能力为目标，在提高学生信息意识的基础上，重点放在提高学生对信息的主动获取、评价和利用能力的培养上。信息素质的提高有助于学生将更多的潜在信息需求转化为现实信息需求。在信息时代，信息素质更是研究生在学习、科研过程中必须具备的基本素质。作为学位研究生，他们已经完成了理论知识的系统学习，进入到科学研究阶段，经常接触到课题申报、文献调研、科学实验、论文撰写等，这些工作都与信息素质密切相关，他们急切盼望获得这些知识信息，但是这些知识在医学院校往往不在教学范围之内，学生很难从常规课堂上获取这些知识。随着信息技术的飞速发展，信息产品和服务模式等都在时时刻刻发生变化。因此，针对研究生和高年级本科生进行信息素质培养比其他类信息用户更具有必要性和迫切性。在开题前以及在课题研究过程中培养学生的信息素质对于其学习、科研以及毕业后的工作都有非常重要的意义，也是实现创新型人才培养目标的必要过程。

要想做好信息素质教育工作，信息服务者和信息用户都必须提高对信息素质教育的认识，作为信息服务机构的图书馆应该充分发挥文献资源优势，积极开展大学生的信息素质教育，重点抓好研究生的信息素质培养，变被动服务为主动服务，主动推销自己，促进各种信息资源的充分利用。

（三）信息素质教育的途径与手段

在高等学校进行信息素质教育，要针对不同的信息用户采取不同的途径与手段。在高等学校中，信息用户的主体是作为培养对象的各类型学生和教学科研一线的专业教师。对于本科学生，应该采取教学与培训相结合的方式进行信息素质教育。而研究生阶段的学习与本科生教学模式有所不同，其教学内容以方法学为主，针对性较强，教学方式多样化，信息素质的培养多以选修课、学术讲座、论坛等方式存在。而针对教师，则应该以定制讲座、专题培训等方式逐步加强信息素质教育，做好在职人员的继续教育。

1. 扩展文献检索课教学内容

从1984年起，国内医学院校相继开设了文献检索课，形成了最初的以信息收集与获取为主要内容的信息素质教育模式，培养学生掌握利用图书、期刊等文献源查询信息的基本途径与方法，提高信息获取能力。进入21世纪，信息的生产、传播、服务、需求、获取及利用模式都发生了变化，导致信息素质教育的方式与内容也应该随之变化。在信息时代，原来的文献检索课教学作为信息素质教育的手段之一、主要是指导信息用户如何获取信息。而信息素质教育是传统文献检索课的延续与发展，是在指导用户获取信息的基础上，提高其对所获取信息的存储、组织、分析、评价、综合及利用的能力。

因此，文献检索教学课要与时代发展同步，根据信息产品和服务方式的不断变化及时调整与扩展文献检索课内容，更新教学方式，在讲授传统的图书馆利用和文献获取知识的基础上，增加信息的组织与评价、网络的特点与利用、数据库的功能与检索等现代信息技术内容，而且要将最新的信息技术与医学专业结合起来进行教学活动。

2. 开辟网络课堂和互动咨询，提高教师的信息素质

通过校园网开辟专栏提供图书馆利用与数据库使用方法等方面的教学课件，指导学生养成自觉学习的习惯。通过网络建立参考咨询互动平台、微信服务平台，即时回答用户在利用信息资源与服务中遇到的问题，有针对性地主动推送用户需要的信息。

开展信息素质教育，培养学生的信息意识和信息能力，在很大程度上也取决于教师的学识水平和专业素质。信息素质教育的教师既要有信息学、计算机科学等现代化技术知识，同时，在高等医学院校中，还必须具备一定的与本校教学科研相关的专业知识，如：文献情报学、生物医学、药学、中医学等学科知识，同时还要有丰富的网络应用经验、文献检索实践经验，还要具备较高的外语水平和参考咨询能力。在信息化社会，信息素质教育的教师应该不断更新知识，掌握新技能，与时俱进，跟上时代飞速发展的步伐。

3. 建立学科馆员制度，提供个性化信息服务

学科馆员是信息服务机构与用户间的桥梁，承担着信息沟通、产品推广、信息支持、用户教育等多种职能，是信息素质教育的主要手段之一。

在具体实践中，学科馆员的作用主要体现在以下几个方面：

◇与相关院系沟通，收集用户对信息获取与利用方面的建议并解答问题；

◇根据用户需求，有针对性地提供个性化信息服务；

◇及时动态跟踪特定专题的研究进展；

◇提供信息获取、评价与利用方面的培训，主动推介相关的信息资源；

◇参与课题的选题、立项、评估、结题工作并提供信息支持。

事实上，学科馆员制度是信息服务机构主动服务的新尝试，在某种程度上起到了信息素质教育的辅助作用，是信息素质教育的方式之一。

图书馆实施信息素质教育，实现培养创新型人才的目的，要求学科馆员必须成为信息方面的营销专家，学会并利用各种营销技巧，把图书馆所能提供的信息产品和服务以及用户所需要的信息资源有效地推广出去，真正成为用户在科研医疗工作中离不开的信息助手。学科馆员要通过各种营销方法和服务方式，帮助用户了解并掌握获取、组织、存储、管理、分析、评价及有效利用各种信息的方法，让用户认识图书馆并充分利用图书馆。

4．用户培训与信息产品及服务的营销

在图书馆传统服务模式下，信息产品和服务方式比较单一，信息服务部门对其信息产品很少进行多种方式的营销促进活动，图书馆以被动服务为主，信息用户到图书馆主要是借阅书刊、检索数据库或咨询相关问题等。随着计算机网络的发展与普及，用户在对信息的需求、获取方式和服务模式等方面也日趋多样化。这就要求信息服务部门必须从传统的信息服务模式向以网络及其他高新技术为基础的现代信息服务模式转变。

无论是本科生还是研究生阶段的文献检索课多属于知识性学习，学生在学习过程中尚不具备较强的信息意识。实践证明，学科馆员制度的主动服务方式还不能被信息用户完全接受。因此，只有通过图书馆营销，才能逐步促进信息用户对图书馆的认识和利用。图书馆营销的主要途径和手段就是面向用户有针对性地开展多种方式的关于信息服务与产品利用的培训讲座，让信息用户真正了解图书馆具有的信息资源和可提供的服务，并学会在学习和科学研究中充分利用这些资源。在培训中要开启学生的智慧，发掘学生的潜能，激发学生自主学习的愿望，培养学生利用信息的能力，主动接受服务和利用图书馆，把图书馆作为学习知识的第二课堂和科研、医疗过程中的加油站。

（四）　医学信息素质教育的主要内容

在高等医药院校，信息素质教育是涉及到学校科研、教学、医疗各个学科领域的交叉性知识的普及性教育，是衡量医学人才的培养是否能够适应信息时代发展需要的指标之一。学科交叉，决定了要将信息素质教育的内容与学生的正常课堂教学内容相互渗透，要将生物医学专业知识和信息、网络、计算机等各类现代技术知识有机结合，围绕学生的科研、医疗工作，以增强他们的信息意识，提高获取、分析、评价、利用信息的能力以及维护信息道德为目的，有针对性地组织教学内容，重点放在能力的培养。而普及性教育，则决定了信息素质教育的对象不仅仅局限于高等学校中的本科学生，还应该包括学校内各级各类、各个层次的读者，如：医教研一线的教师、博硕士研究生等各类人员。

从信息素质的定义出发，指导用户了解何时需求信息，并具备检索、评价、有效利用及交流信息的能力。同时还要参照高等教育信息素质能力的各项标准和指标，结合医学专业的具体特点，确定医学信息素质教育的具体内容。

基于以上目的，医学院校的信息素质教育具体应该从以下两个方面入手，即通识性信息素质教育和专业性信息素质教育。

1. 通识性信息素质教育

通识性信息素质教育的目的在于帮助信息用户具备从事科学研究和终身学习所必备的基本的信息素质。主要包括：

1）提高用户的信息意识

通过多种方式宣传图书馆的资源与服务，提高信息用户对信息资源的认识度以及在信息利用中的道德法律意识；

2）普及网络和数据库利用等相关知识

教授用户学会利用网络检索、浏览、下载、存储和发送各种信息，学会各种与文献获取和利用相关软件的使用方法，如：浏览器、阅读软件、文件压缩、视频播放、网络下载等；了解重要的信息搜索引擎及互动知识论坛的特点，提高文献的利用能力；

3）有效地利用图书馆各类型服务

使用户了解图书馆可提供的信息产品与服务方式，如：图书馆的机构设置、资源布局、服务方式、缺藏文献的馆际互借、信息咨询途径等。使信息用户进一步了解学科馆员制度、课题查新等深层次信息服务在科研、教学、医疗中的重要性。

4）强化信息的组织与管理

教授用户在学习和科研中有效地利用EndNote、NoteExpress等各类学习辅助软件，提高信息用户对获取信息的管理及利用的能力。

2. 专业性信息素质教育

专业性信息素质教育是在掌握通识性信息素质的基础上，与专业知识相结合，在学习和科学研究中进一步提高鉴别、评价、利用信息的能力。主要体现在以下几个方面：

1）医学专业信息的快速获取

帮助用户了解医学领域的主要图书、期刊、学位论文、会议论文等文献数据库，以及疾病、药品、专利等专业知识数据库的特点和检索方法，提高信息获取能力。

2）医学专业信息的合理评价和有效利用

帮助用户了解医学各个学科权威专业期刊，以及网络期刊的特点和学术影响并指导阅读和投稿；推荐生物医学相关领域的重要专业信息网站及学术机构网站，指导用户对网络信息的获取、鉴别、评价与利用。

3）医学专业信息的生产、管理与交流

提高用户基本的信息选题、加工、组织与交流能力，包括医学论文的写作、论文的投稿方式及在投稿时对期刊的选择与评价标准等。

4）医学科研课题的申报与研究中的信息支持

使信息用户了解医药卫生科技项目的选题和标书撰写等相关知识。提高对课题查新咨询必要性和意义的认识，了解在申请查新时需要提供的资料以及在申请查新时应该注意的问题等。

5）专业信息资源和工具的灵活应用

了解各类网络期刊、数据库和网站的增值服务与功能，包括信息定制、数据库间的相互关联、常用统计学软件以及生物信息学软件的使用等。

进入电子时代，信息爆炸是其特点之一。"淹没于信息"体现出海量的信息通过各种途径进行传播，而"渴求于知识"表明对信息的鉴别评价、生产加工、有效利用并将信息转化成知识的迫切性。医学信息服务具备了强时效性、强针对性以及国际化和社会化的特点，要求医学专业学生的信息素质教育更应该突出与专业和实际应用的结合，以提高其获取、分析、组织、评价、利用信息的能力为目的，以教学、科研、医疗中的信息需求为内容，全面、系统地培养信息用户掌握信息、利用信息的能力并将信息与科学研究相结合，实现向知识的转化。

第二节　医学信息素质教育策略

一、明确定位，控制数量，平衡布局，维持适度规模

对于任何一个学科或专业而言，如何定位是其发展过程中需要优先解决的重要的基础性问题，因为它直接关系到学科专业的发展方向及能否健康、均衡发展。医学信息学作为医学、信息科学、管理学交叉而成的应用型新兴学科，是以信息技术为依托，研究医学领域中的信息现象和信息规律，主要任务是通过对医学信息的有效管理，实现医学信息的有效利用和合理共享，从而不断提高医学决策与管理的质量和效率。因此，从本质上讲，医学信息学应归属医学科学。而决定和影响医学信息学科能否健康发展的关键是医学信息专业教育，因为医学信息专业教育可为医学信息学科发展提供最重要的人才和科研支撑。我们认为，医学信息专业需结合学科性质、社会需求和院校实际等进行科学定位。由于医学信息属于应用性交叉性学科，医学信息人才用人单位急需复合型人才，而开办医学信息本科层次的绝大部分为省属普通医学院校，因此，专业定位应立足于培养应用型、复合型人才，数量布局、招生规模、培养目标、课程设置等均应服从、服务于该定位。

质量是教育教学立足的根本和生命线。数量是质量的基础，没有数量的积累就没有质量的提高。但超过一定的额度的数量，必然左右和影响质量。作为培养信息化人才的医学信息教育，目前教育已经从规模扩张、满足数量，转变到更加关注质量、关注效益、关注教育过程中人的素质发展和提高。因此，应本着质量领先、"好"字当头的原则，遵循科学发展的基本要求，在对人才需求的客观调查与专业的可持续发展之间寻找到最佳平衡点，摒弃和避免浮躁，立足长远，合理控制专业数量，合理稳定办学规模。

通过深入分析我国医学信息教育事业30多年的发展历程可以发现,创办于20世纪80年代的医学信息教育,进入新世纪后,专业数量以前所未有的速度急剧增长。如"医学信息类专业教育"的"本科生教育开办发展速度"所示,开办专业的院校由4所增至50所,特别是近10年内年均增长率为123%。基于此,专业数量在经历了21世纪的前10年的高速增长后,虽然当前乃至今后较长时间内,医学信息人才存在较大供求缺口,但进入新世纪第二个10年后,建议国家对医学信息本科专业的审批适度从紧,特别是严格控制开办医学信息专业多达4~5所院校的山东、山西、安徽、江苏等地再开设本专业,但从全国医学信息教育的布局的平衡考虑,应在当前医学信息本科教育仍属空白但经济社会与教育卫生发达的京、津、沪等和经济社会与教育卫生欠发达的藏、青、甘等地新批开办点。各院校年均招生人数在目前已初现递减的情况下,逐步过渡维持在40~50人。

"用人单位对医学信息教育的需求与评价"的"医学信息类专业的学历要求与知识结构"的调查结果显示,用人单位对医学信息人才的需求,硕士研究生层次位居第一(占52.94%)。随着医药卫生信息化进程的加速以及用人单位聘用"门槛"的提高,医药卫生信息机构对医学信息人才专业理论、实践技能和创新能力的要求将不断提高,本科生就业压力会逐渐增加。因此,积极开办硕士博士层次的医学信息学研究生教育,即为解决长期以来以本科教育为主体的人才培养模式与新医改背景下的高层次人才需求之间的矛盾提供了一条重要途径。建议将目前的硕士研究生校均年招生5.30人提高至7~8人乃至10人左右,同时积极稳妥地发展医学信息博士研究生教育,培养医学高端人才。

二、规范专业名称与培养目标,科学确定学位名称

培养目标是在一定的教育思想影响下形成的,反映一定的教育思想和教育要求,是教育思想的结晶。培养目标在其形成和诉诸实践的过程中,不仅仅体现为一种具体的教育预期和标准,而且也逐渐演变为一种教育思想或教育理念,成为整个教育实践活动的理论指南,决定着教育实践活动的性质、形式、内容和方向,在专业的建设与发展中具有定位与指导性作用。目前我国举办医学信息本科专业(方向)教育的高校大部分是以教育部规定的"信息管理与信息系统"(医学方向)为该专业名称。教育部对信息管理与信息系统专业的培养目标有统一明确的规定,即"培养具备现代管理学理论基础、计算机科学技术知识及应用能力,掌握系统思想和信息系统分析与设计方法以及信息管理等方面的知识与能力,能在国家各级管理部门、工商企业、金融机构、科研单位等从事信息管理以及信息系统分析、设计、实施管理和评价等方面的高级专门人才"。鉴于医学信息类专业培养目标指向不够统一的实际,建议在教育部信息管理与信息系统专业培养目标的大框架下,确定医学信息类专业统一、规范的总体培养目标,然后结合各院校的专业基础确定不同的具体培养目标(也可称之为分目标),形成"个性化"的专业方向和培养方案。至于学位授予,与具体培养目标和生源(有的仅招理科生,有的文理兼招,还有个别的仅招文科生)、课程设置等有较大关系,也应根据各学校的实际,因地制宜予以确定。

三、合理确立学制，完善课程体系，实施"精品工程"

学制，顾名思义，是学校制度的简称。高等教育学制是指高等教育阶段学校组织运行时所形成的各级各类高等学校的系统及它们之间上下衔接、左右连贯的相互关系以及各级各类高等学校的性质、任务、入学条件、修业年限等。学制是确定人才培养目标、设置课程体系的前提和基础，是决定人才培养质量的不可或缺的重要条件。医学信息学作为交叉性学科，医学信息类专业作为培养复合型人才的专业，其学制理应比其他普通专业略长些。我们认为，从保证人才质量大计考虑，本科教育以5年制最为合适。否则，有限的课程、学时短暂的实验（实践）教学易使学生"样样熟悉、样样不通"。

课程体系是构建人才培养方案的核心内容，课程体系是否科学、合理，对高等学校高质量实现人才培养目标有决定性的意义。构建科学、合理的课程体系，理顺课程总体结构，应使课程体系在宏观上适应高等教育和学科发展的要求，在微观上适应提高学生素质的要求。课程设置中，应着重优化完善课程体系特别是优化专业课程体系和主干课程，实施"精品工程"，逐步优化并形成具有自身特色、与国际医学信息教育接轨的课程体系，争创省级和国家级精品课程、精品教材，强化教学内容的时代性、前瞻性；要处理好医学、信息技术课程、必修课与选修课、传统基础理论知识与新理论、新技术、新方法之间的关系；国家目前对医学信息类专业的课程体系尤其是主干课程没有作出统一的规定，但从各院校的专业课程体系来看，整个课程设置是在各自为政的不规范与随意性状态下进行，导致专业课程种类繁多、名称各异，尤其是缺乏明确一致的主干课程。因此，应首先统一确认10门左右的主干课程，然后根据本校、本专业的实际立足于形成专业优势与特色建立、完善整个课程体系。

首先明确主干课程。课程设置尤其是主干课程的设置既要注重专业培养目标的要求，努力体现或形成专业特色，又要顺应学科整体化、综合化、国际化的发展趋势。通过对国内外院校本专业的课程体系进行比较分析，我们认为，《医学信息分析》《医学信息检索与应用》《卫生信息管理概论》《卫生管理信息系统》《信息计量学及其医学应用》《管理学基础》《病案信息管理》《数据库技术及其应用》等课程宜作为医学信息类专业的主干课程。另外，根据目前本专业学制呈现四、五年制并存而以四年制为主的现状，高等医学院校应根据学制学科特点与发展趋势，对课程设置进行整合、优化，以促进学科建设和发展。

其次，整合与优化医学基础和临床专业课程。医学基础和临床专业课程是保证医学信息专业特点的基础。无论是四年制还是五年制，高等医学院校医学信息专业不仅都应开设医学基础和临床专业课程，更为重要的是，要结合各自的学制，对其进行整合和优化。五年制院校，可采用与临床医学专业共同学习的做法，其要求也与医学专业学生基本一致；四年制院校，可将医学类课程统一整合调整为基础医学、临床医学类概论课。以此保证本专业学生具有较为扎实的医学知识，便于他们未来从事医学信息相关工作。

第三、区别对待文理科学生开设课程。文理科兼收对于优化专业的生源、培养学生综合素质具有重要的促进作用，但课程的设置及其学时数、内容要求、教学方式等方面应区别对待。比如对运算、逻辑推理知识要求较高的课程如《医用高等数学》《医用物理》《计算机组成与结构》等，对文科生可减少学时、降低要求，与理科生分班授课；某些按文科生要求的课程如《公文写作》《编辑学》等，可改为理科生的选修课。

（四）以培养学科带头人为重点，提升师资队伍整体素质

师资队伍是决定教育教学质量的核心环节和重中之重。美国图书馆协会（American Library Association, ALA））在《图书情报学教育认可标准》中，对直接决定影响教学质量的师资队伍提出了明确要求，成为美国图书情报学院的特点，也成为师资队伍建设的基本准则。教师分为全职教师和兼职教师，前者主要任务是承担教学计划要求的教学、研究和服务等活动，后者主要负责平衡与补充专职教师的教学能力，尤其是从事全职教师非擅长的相关课程的教学，因此，庞大的师资队伍成为美国图书情报学教育高质量的有力保证。目前国内信息素养教育课程兼职教师比例高达37.80%，应积极发挥他们在课堂教学、教学研究与提高教育教学质量中应有的作用。

针对专业教育与信息素养教育师资数量少、青年教师多、专家教授比例低的问题，各院校应重点遴选和培育1~2名本专业的优秀学科带头人，充分发挥其在教学、科研等方面的优势与引领示范作用，促进与带动教学科研水平不断提高；积极引进高素质师资的同时，鼓励40周岁以下青年教师到国外高校或科研机构进行一年以上的研修，增强国际视野，加快医学信息教育与国际接轨步伐，积极推进在大部分院校实施的"博士化工程"或"博士后师资培养计划"及"青年教师国内外研修计划"等，通过培养和引进相结合的办法形成结构合理的高水平师资队伍，在尽快实现中青年教师具有硕士学位比例达到100%的同时，要求青年教师必须在职攻读本专业或其他相关专业（如社会医学与卫生事业管理、流行病与卫生统计学、管理科学与工程等）博士学位；让青年教师走出自己的"学科领域"，派他们到国内其他大学、医药企业、科研机构和政府部门参加学术交流，参与承担科研项目，增加第二校园经历和社会实践经验；积极加强以课程为中心的教学团队建设，利用国家与地方大力开展教学质量工程项目的良好机遇，积极凝练师资队伍，打造师德高尚、教学水平高、学术造诣深、结构合理的高素质、高水平教学团队，以此提高师资队伍整体素质，不断提高教育教学质量。

五、更新观念，提高学生动手实践能力

牢固的实践知识是从事卫生信息化领域工作的前提和基础，提升动手能力是增强竞争力的必然途径。美国医学院校协会（AAMC）曾经指出，要将学生培养成动手实践能力强，能够积极地独立地学习和解决问题的人，而不是被动的信息接受者。但实践教学薄弱、学生动手实践能力差是目前医学信息类专业毕业生普遍存在的问题。

国外对医学信息专业学生实践能力的培养普遍比较重视，比如加拿大维多利亚大学卫生信息学本科专业必须完成3个分别为期4个月的实习，目的主要是为学生提供理论结合实践的机会，提供在工作场所的体验式学习，它使每个学生毕业之前就有了

为期一年的实际工作经验。基于此，我们建议着力从下列几个方面努力强化学生动手实践能力。

第一，要更新教育教学观念，把提高实践教学水平作为提升学生综合素质的重心环节，把创新性思维贯穿到实践教学环节中。如调整验证性实验与综合设计性实验的比例关系，提高实习（实践）比例，将逐步将医学信息检索课程课堂教学与实习的比例达到原国家教委在《文献检索课教学基本要求》（1992）中规定的1：1甚至2：1。

第二，努力构建开放式实践教学平台和实验基地，如完善教学课件库和案例库、试验数据库，通过实施"医学信息实践教学基地建设计划"、"医学信息教育资源共享平台建设计划"、"大学生创新项目研究计划"等，强化信息组织、数据结构等理论与实践性均比较强的课程的实用性进而增加技术类课程操作内容等，不断提高学生的实践能力和综合素质，适应未来医学信息领域对毕业生知识和能力的职业需求。

第三，通过强化管理，避免各院校学生目前普遍存在的毕业实习与毕业论文工作流于形式的问题，适度延长实习时间，积极引导学生结合参加大学生科技创新项目选择论文，严格要求，切实提高其质量。

第四，深化改革，设置先进的课程体系。深化改革实践教学，要有利于加强学生的自学能力、分析问题、解决问题能力的培养，有利于学生创新思维和创新能力的培养，有利于学生个性和才能全面发展，改变学生理论与实践脱离的问题。重视学生在教学活动中的主体地位，充分调动学生的积极性、主动性和创造性。

第五，做好学生科研，创业引导工作。可结合教师的科研项目和研究方向，积极引导学生从事科学研究。可通过在高年级学生中开展科技论文写作竞赛，让学生掌握科学研究的基本方法和论文写作的规范，为其今后从事科学研究和科技论文、技术报告的撰写打下基础。还可以开展大学生创业竞赛，科技学术节，举办学术科研报告会、演讲会等活动，着力提高学生的科技创新能力，使学生自主进行学术研究，激发创造性，提高创新能力。通过对学生科研、创业的有效引导，将专业教学的创新精神与实践能力培养落到实处。

第六，宏观统筹，建设科学发展的质量监控体系。实践教学体系的构建与组织对于专业实践能力的培养十分重要。同时，如何公正合理地考核评价学生实践成绩，进行实践教学质量监控也是实践教学中十分重要的一环。比如，可以从课程实践、社会实践、综合应用训练、拓展能力训练等方面进行质量监控。

六、加强交叉融合，提升本学科整体研究水平

20世纪中后期，各类交叉学科的悄然兴起与推广应用为学科发展带来了生机和活力，许多前沿性课题和某些多年悬而未决的疑难问题，在交叉学科的联合攻关中取得了前所未有的重要进展和突破。随着越来越多的交叉学科的涌现特别是其在认识世界和改造世界中发挥独特作用的雄辩事实，交叉学科在学科发展与科学进步中的生命力得到了充分的验证。

医学信息管理学科是以信息科学的学科基础为切入点，在信息科学、医学与管理学三大领域交叉点上建立起的学科体系架构和基础理论体系。交叉与融合，即是医学

信息学科的特点和优势；新兴与潜力，则是医学信息学科的生命力和良好发展前景所在。所以，医学信息学应首先发挥交叉性新兴学科的特点、优势与潜力和生命力，强化相关学科交叉、融合与互补意识。比如，传统以医学文献信息管理与科学研究决策支持为主的研究范畴，应发挥学科交叉意识，同时支撑卫生部门、组织与产业的发展决策，通过学科交叉整合优势互补，致力于具有统一学科理论基础、研究规范和符合社会信息化发展趋势的优势学科，从而增强竞争力。当然，多学科融合，不是多学科知识的简单拼凑，并非把不同学科领域的几门课程组合到一起便认为是多学科的融合了，而应将分属不同学科或领域的内容通过课程体系的设计等进行交叉、渗透，即在多个学科的耦合点基础上，形成具有医学信息学科特色的知识结构。同时，医学信息管理又是应用性很强的学科。所以，一方面要注重宏观的如卫生信息政策、卫生信息化产业发展、卫生信息化评价等相关课题的研究，另一方面，应将卫生信息管理研究领域的最新动态如卫生信息化管理的关键问题、卫生改革与发展决策的信息管理问题等及时充实到教学中。因此，应根据专业与学校的实际，以研究室所为依托，打造高水平的科研团队；加强与卫生事业管理、统计学、数学等其他学科的交叉融合，围绕医药卫生体制改革，进一步深化与丰富研究内容。令人欣慰的是，各类课题特别是国家课题指南特别增加了"注重新兴边缘交叉学科和跨学科综合研究""鼓励开展跨科学部交叉研究"的说明；国内医学信息界行业学术期刊只有《中华医学图书情报杂志》《医学信息学杂志》，要切实体现医学信息学科的特点，吸引优秀稿源，不断提高期刊的质量，扩大在国内外的影响，带动与提升本学科的整体研究水平。

第六章 医学教育媒体与网络教育

第一节 现代教学媒体

一、教学媒体的概念及分类

（一）教学媒体的概念

媒体是指在信息传递过程中，从信息源到受者之间承接并传递信息的载体或工具。该定义包含两层含义：一方面是承接信息的载体；另一方面是储存并传递信息的实体。因此，凡是符合这两个特征的物体都是媒体。

教学媒体是指在教与学过程中所采用的媒体，一般媒体不一定都是教学媒体，但都可以发展为教学媒体。一般媒体发展为教学媒体必须用于以教学为目的的教学信息的储存和传递，同时还必须用于教与学活动的过程，二者缺一不可。

（二）教学媒体的分类

1.按照媒体的表达手段分类

（1）语言媒体：口头语言。

（2）印刷媒体：各种印刷出版资料。

（3）电子媒体：指用电子信号记载和传递信息的媒体。

2按照媒体作用的感官和信息的流向分类

（1）视觉媒体：发出的信息主要作用于人的视觉器官信息的媒体。

（2）听觉媒体：发出的信息主要作用于人的听觉器官的媒体。

（3）视听媒体：指发出的信息既作用于人的视觉器官又作用于人的听觉器官的媒体。

（4）交互多媒体：指作用于人的多种感官且具有人机交互作用的媒体，如多媒体计算机课件。

3.按照历史发展分类

（1）传统媒体：指利用传统技术的媒体，如幻灯、投影、电影等。

（2）现代媒体：指应用现代技术的媒体，如计算机课件等。

（三）几种新型教学媒体

1. 多媒体或超媒体

超媒体是指在多媒体的基础上增加超文本。由于超文本已经成为多媒体计算机的一项常规功能，所以目前人们很少再对多媒体和超媒体进行区分。

多媒体或超媒体具有四个方面的特性与功能：

（1）多媒体计算机有利于激发学生的学习兴趣和认知主体作用的发挥。

（2）多媒体计算机提供外部刺激的多样性有利于知识的获取与保持。

（3）超文本功能可实现对教学信息最有效的组织与管理。

（4）多媒体计算机可作为认知工具实现最理想的学习环境。

2. 虚拟现实

虚拟现实技术是近年来一项十分活跃的研究与应用技术。自20世纪80年代被人们关注以来，发展极为迅速，目前已经在教育学习、数字娱乐、数字城市、模拟训练、工业仿真、虚拟医疗、数字典藏、电子商务等，从军事到民用的诸多领域得到广泛应用。

在教育领域，虚拟现实技术具有广泛的作用和影响，它可以让人亲身经历和感受原来只是空洞抽象的情景，用主动交互代替被动观看，使之更具说服力。教育界的专家指出：崭新的虚拟现实技术，会带给我们崭新的教育思维，解决我们以前无法解决的问题，将给我们的教育带来一系列的重大变革。尤其在科技研究、虚拟仿真校园，虚拟教学、虚拟实验，教育娱乐等方面的应用更具有广泛性。

3. 流媒体

流媒体技术又称流式媒体，是为了解决以互联网为代表的中低带宽网络上多媒体信息的传输而产生发展起来的一种网络新技术。该技术发端于美国，是一种新的媒体传送方式。流式传输方式将整个A/V、3D等多媒体文件经过特殊的压缩方式分成一个个压缩包，由视频服务器向用户计算机连续、实时传送。用户不必像采用下载方式那样等到整个文件全部下载完毕，只需经过几秒或几十秒的加载延时即可在用户的计算机上利用解压设备对压缩的多媒体文件解压后进行观看。这种对多媒体文件采用的是边下载边播放的流式传输方式，不仅可以使启动延时大幅度缩短，而且对系统缓存容量的需求也大大降低。

二、教学媒体的基本性质及功能特性

1. 媒体的共同特性

（1）固定性。学习媒体可以记录和存储信息，以备需要时再现。媒体的这一特性使前人能够把丰富的实践经验逐渐积累，把宝贵的知识、技能传授给后代。

（2）散播性。学习媒体可以将各种符号形态的信息传送到一定距离，使信息在更大范围内再现。

（3）重复性。如果保存得好，媒体可以根据需要被重复使用，而其呈现的信息的质和量是稳定不变的。另外，它还可以生成许多复制品，在不同的地点同时使用。

（4）组合性。学习媒体往往能够组合使用，其组合性有三种表现形式：①将少数几种媒体技术紧密结合而形成一种新的媒体，如声画同步幻灯；②根据教学活动的需要，将功能不同的几种媒体加以简单的组合，轮流使用或同时呈示各自的信息；③利用数字化技术将各种信息集成在一起统一处理，如多媒体计算机。

（5）工具性。媒体与人相比处于从属地位，即使功能先进的现代化媒体，它由人创造、受人操控。媒体只能扩展或代替人的部分作用，而且适用的教学媒体还需要教师和设计人员去精心编制或置备。

（6）能动性。媒体在特定的时空条件下，可以离开人的活动独立起作用。精心编制的教学媒体一般都比较符合教学设计原理，采用的是最佳教学方案，尤其是由经验丰富的教师参与设计、编制的教学媒体教学效果会更好。

2. 教学媒体的特性

（1）表现性。表现性也称表现力，指教学媒体表现事物的空间、时间和运动特征的能力。其中，空间特征是指事物的形状、大小、距离、方位等；时间特征是指事物出现的先后顺序、持续时间、出现频率、节奏快慢等；运动特征是指事物的运动形式、空间位移、形状变换等。

（2）重现性。重现性也称重现力，指教学媒体不受时间、空间限制，把储存的信息内容重新再现的能力。

（3）接触性。接触性也称接触面，指教学媒体把信息同时传递到学生的范围的大小。

（4）参与性。参与性是指教学媒体在发挥作用时学生参与活动的机会。模型、录音、录像、计算机等媒体提供学生自己动手操作的可能，使学生可能随时中断使用而进行提问、思考、讨论等其他学习活动，行为参与的机会较多；电影、电视、无线电广播、多媒体计算机等媒体有较强的感染力，刺激学生的情绪反应较为强烈，容易诱发学生在感情上的参与。

（5）受控性。受控性是指教学媒体接受使用者操纵的难易程度。

三、教学媒体的作用

合理选择的教学媒体，特别是使用精心设计制作的媒体教材，可以在课堂集体教学、学生个别化学习、远距离教育等各种教育方式中起到不同的作用。总的来看，教学媒体的作用表现在以下9方面：

（1）使学习者接受的教学信息更为一致，有利于教学标准化。

（2）能有效激发学习者的动机和兴趣，使教学活动更为有趣。

（3）能大量提供感性材料，增加学习者的感知深度。

（4）设计良好的教学媒体材料能够促成有效的交互活动。

（5）设计良好的教学媒体材料有利于提高教学质量和教学效率。

（6）有利于实施个别化学习。

（7）有利于开展协作学习，促使学习者进行"探索"式的学习。

（8）促进教师的作用发生变化。

（9）有利于开展远距离的教育。

四、现代教学媒体的选择

教学媒体的选择主要依据促进完成教学目的或教学目标所具有的特性和教学功能来选择和利用媒体，是选择教学媒体的基本原则。

1. 依据教学目标

每个知识点都有具体的教学目标，为达到不同的教学目标常需要使用不同的媒体去传递教学信息。选择教学媒体一定要满足教学目标、教学内容、教学对象以及教学策略的要求。教学媒体是教学策略中的一个因素。所以，选择媒体时不仅要服从制订教学策略的依据，还要注意教学媒体与其他因素之间相互联系、相互制约的关系。借助不同的教学媒体，可以完成不同的教学目标。

2. 依据教学内容

各门学科的性质不同，适用的教学媒体有所区别；同一学科内各章节内容不同，对教学媒体的使用要求也有不同。选用的媒体既要能以动态、交互的方式表现对象之间的关系，又要便于学生主动地探索和发现，才能使学生的逻辑思维能力、空间想象能力和运算能力得到较好的训练。此外，对教学内容的重点或难点，教师往往借助教学媒体激发学生的学习兴趣，调动他们的积极性，帮助他们理解、记忆和掌握这些重点或难点，可以起到事半功倍的效果。

3. 依据教学对象

由于不同年龄阶段的学生的兴趣爱好和学习动机都不完全一样，对事物的接受能力也不一样，因而在选用教学媒体时要考虑他们的年龄特征。

4. 依据教学媒体的特性

每一种教学媒体都具有一定的特性，主要表现在传递范围、表现力、重现力、参与性和受控性等方面，因此它们的功能也不尽相同。例如，有的媒体适合传递声音；有的媒体善于表现运动；还有的媒体可以给学生提供参与的机会。对于某一特定的教学情境，确实存在着使用某一种媒体效果会更好的情况。形态学科，如解剖学、组织学和病理学等学科的教学，多选择以图像为主的媒体。而一些技能学科应该多选择某些动画、视频等媒体解释某些机制的内容。

5. 依据教学条件

教学媒体只有在具体的教学环境中使用才能发挥出它的作用，而其中的环境因素对于媒体的选择和使用往往有限制作用。师生对媒体的熟悉程度、教育经费、教学软件的质量及数量、对环境的特殊要求以及管理水平等，都会对媒体的选择和使用产生影响。在选择和使用媒体时应该考虑效益比。教学媒体必须在一定的条件下，才能发挥出它应有的作用，而且这种作用也是有限度的，所以我们只能利用媒体，而不能过分依赖媒体，更不能用媒体来取代教师的作用。

第二节 多媒体技术与网络教育

自1946年第一台计算机ENIAC诞生至今，计算机在社会生活的各个领域得到广泛应用并产生了深远的影响，尤其是多媒体技术的出现极大地改变了人们传统的学习、工作、生活和思维方式。

一、多媒体技术

（一）多媒体技术的发展

当计算机发展到可以同时处理两种以上的媒体时，就出现了多媒体（Multimedia），即将媒体加以整合应用的新观念。多媒体是一种把文本、图形、图像、视频图像、动画和声音等运载信息的媒体结合在一起，并通过计算机进行有机组合，完成一系列随机性交互式操作的信息技术，是20世纪90年代发展起来的一种新技术。

多媒体技术的发展改变了计算机的使用方式，使计算机由办公室、实验室中的专用品转为信息社会的一员，广泛应用于工业生产管理、学校教育、公共信息咨询、商业广告、军事指挥与训练、家庭生活与娱乐等领域。多媒体技术与教育的结合，使得教育领域受到的冲击比其他任何领域都要猛烈和深刻。应用多媒体教学，能够化静为动，给课堂带来生动的图像、声音和动画等教学形式，给学生充分的感官刺激，增加形象性认知，提高学习效率；更有利于教学过程中突出重点，突破难点。近年来，多媒体的开发和研究已不再是单纯的计算机软硬件开发，它还涉及信息科学、图形学、通信网络、人工智能等多个方面。

多媒体技术的开端应是在个人计算机上第一块声卡出现后，20世纪80年代声卡的出现标志着计算机的发展开始进入多媒体技术发展阶段。1984年苹果公司首先在Macintosh计算机上引进了位映射的概念对图进行处理，用户接口开始使用窗口和图形符号。1986年飞利浦公司和索尼公司联合公布了交互式紧凑光盘系统CD-I（Computer disc interactive），它以计算机技术为基础，用标准光盘来存储和检索静止图像、活动图像、声音和其他数据。1988年运动图像专家小组（Moving picture expert group，MPEG）的建立又对多媒体技术的发展起到了推波助澜的作用。进入20世纪90年代，随着硬件技术的提高，自80486以后，多媒体时代终于到来。

多媒体技术的发展主要有两个方面：一个是视频技术的发展，另一个是音频技术的发展。从AVI出现开始，视频技术进入蓬勃发展时期，为计算机视频存储奠定了一个标准，而Stream使得网络传播视频变得非常流畅，MPEG则是将计算机视频应用进行了最大化的普及。音频技术的发展从以单机为主的WAV和MIDI开始，以后就出现的形形色色的网络音乐压缩技术的发展。

（二）多媒体技术的特征

多媒体技术具有很多特征，除载体多样化之外，还具有以下特征。

1. 教学信息集成化

教学信息集成化即多媒体计算机技术既把教学相关的文字、图形、图像、视频图像、动画和声音等多种信息集成，也把计算机同音响、电视、通信技术等结合在一起。

2. 教学信息组织的非线性化

以往使用录像带进行教学时，一般都是从头播放，教学内容按一定顺序进行编辑，是一种线性的知识结构，因此，教师或学生要检索某段指定内容非常困难。而现代教学信息结构与传统的文字教材、录音教材、录像教材的信息结构不同，多媒体教学软件大都是以CD-ROM光盘存储，采用非线性的超文本媒体结构。由于超媒体系统中节点与节点之间用链连成网状，提供多种不同的选择，由教师或学生可以按自己的需要选择阅读顺序。

3. 教学信息处理数字化

由于多媒体技术是吸收图形动画技术、数字图像处理技术和图像压缩技术而发展起来的，在计算机上附加一块图像采集处理卡，将视频图像的信息输入计算机，即可将模拟的信息转换成数字化。数码照相机和数码摄像机的普及可以直接将内容输入到计算机，不仅保证了质量，还大大地降低了制作课件的难度。

4. 教学信息存储大容量化

多媒体的应用信息包括文本、图形、图像和声音等，这些媒体的信息量非常大。标准的CD-ROM是一个直径为120mm的盘片，用户只能读取光盘信息，一张CD-ROM可以存650MB的数据，约长74分钟，而DVD盘片存储的数据量更大，一张盘片可以存储4.7GB的数据，因此它具有很高贮存容量和极强的检索能力。

在多媒体教学中，光盘是一种理想的软件存储形式。特别在临床医疗教学中，针对特殊病例的CT片、X光片、数字减影、B超等医疗信息，通过光盘存储，建立临床教学资料库，通过光盘或者教学网络，方便教学，实施资源共享。

5. 教学信息网络化

随着计算机技术、网络技术和通信技术的发展，计算机联网接入互联网已成为获取信息资源的重要途径，通过互联网共享资源，获取、发布和提供信息服务等。

6. 教学过程智能化

随着多媒体技术及人工智能技术的不断发展，在学术界已经有提出智能超媒体，就是将人工智能技术与超媒体的信息组织、管理方式结合在一起而形成的智能型信息处理技术。在智能超媒体教学中，教学过程智能化（ICAI）模块可以利用超媒体提供友好界面来激发学生的学习兴趣和学习动机，同时还可以利用超媒体向学生提供图、文、声像并茂的信息，实现智能化的教室等。

ICAI可分为三个基本模块：其一，知识库模块也称专家模块，由有丰富经验的专家教授按选定的学科知识，按照教学的规则转换成计算机系统可以理解的表达形式，建立学科领域知识和教学规则的知识库，包括学科领域有关教学内容的专业知识与技能；其二，学生模块，生成一种可靠的表达方式来展示学生的实际水平状况，展示学科领域知识与技能的掌握情况以及学生的能力；其三，教师模块也称辅导模块，包含教师的一些辅导策略，模拟教师的授课和辅导，能够控制、掌握学生的学习水平并做出适时的反馈。

总之，ICAI系统能够进行友好和自然的人机对话，学习的环境更自然，学习过程更便捷，针对性更强。能够检测和判断学生在学习过程中出现的问题，并给予适当的指导，给出合理的反馈信息，能不断地积累经验并对具体情况及时调整教学策略。

7. 教学资源系统化

多媒体网络教学充分利用现代教育技术，为学生创设一种崭新的教学环境，在教师的组织、帮助和促进下，学生通过与教师和同学进行协作、对话和交流，自主地进行有意义的知识建构，从而获得新的知识，形成自己的知识结构体系，其具有教学资源丰富、教学资源共享、克服时空限制等网络特点。

网络教学的推行需要教学资源，大规模推广应用网络教学则需要建设大型的教学资源库，而教学资源建设是教育信息化的基础，将有效提高教学质量和教学效率，是一个需要长期建设和维护的工程。教学资源的建设可分为四个层次：素材类教学资源建设，包括题库，素材库，课件库和案例库；网络课程库建设；教学资源管理系统的开发；通用教学系统支持平台的开发。其中，教学资源管理系统是教学资源建设的关键，能够将多种形式的教学资源有层次、科学地组织起来，并提供一个易用且快捷的应用平台，充分利用教学资源，使之更有效地为教学服务。

（三）多媒体系统的组成

多媒体计算机系统是指把视、听和计算机交互式控制结合起来，对音频信号、视频信号的获取、生成、存储、处理、回收和传输综合数字化所组成的一个完整的计算机系统，是多媒体技术赖以生存的物质基础。

完整的多媒体系统由5部分组成。

1. 多媒体硬件系统

由主机、多媒体外部设备接口卡和多媒体外部设备构成。主机可以是大或中型计算机，也可以是工作站，用得最多的还是微机；多媒体外部设备接口卡根据获取、编辑音频、视频的需要插接在计算机上，常用的有声卡、视频压缩卡、VGA/TV转换卡、视频捕捉卡、视频播放卡和光盘接口卡等；多媒体外部设备按功能分为视频或音频输入设备（包括摄像机、录像机、影碟机、扫描仪、话筒、录音机、激光唱盘和MIDI合成器等）、视频或音频输出设备（包括显示器、电视机、投影仪、扬声器、立体声耳机等）、人机交互设备（包括键盘、鼠标、触摸屏和光笔等）、数据存储设备（包括CD-ROM、磁盘、打印机、可擦写光盘、移动硬盘等）。

2. 多媒体驱动程序及操作系统

多媒体驱动程序不仅需要驱动、控制硬件设备，还要提供输入输出控制界面的程序，即I/O接口程序，是系统软件的核心；而操作系统则提供对多媒体计算机的硬件、软件控制与管理。

3. 媒体制作平台和媒体制作工具软件

设计者利用它们提供的接口和工具采集、制作媒体数据。常用的有图像设计与编辑系统，二维、三维动画制作系统，声音采集与编辑系统，视频采集与编辑系统，以及多媒体公用程序与数字剪辑艺术系统等，用以支持应用开发人员创作多媒体应用软件。

4. 多媒体编辑与创作系统

多媒体编辑与创作系统是多媒体应用系统编辑制作的环境，包括脚本语言及解释系统、基于图标导向的编辑系统和基于时间导向的编辑系统等。通常除编辑功能外，还具有控制外设播放多媒体的功能。设计者可以利用开发工具和编辑系统来创作各种教育、娱乐、商业等应用的多媒体节目。

5. 多媒体应用系统的运行平台

多媒体应用系统的运行平台即多媒体播放系统，可在计算机上播放硬盘节目，也可单独播放多媒体的产品。多媒体应用系统放到存储介质中就可成为多媒体产品，可作为商品进行销售。

二、计算机网络

随着现代科技的蓬勃了展，计算机网络迅速进入社会生活的各个方面，也成为发展现代医学教育的一个新途径。

（一）计算机网络概述

1. 计算机网络的含义

计算机网络是利用通信设备和线路将地理位置不同的、功能独立的多个计算机系统互连起来，以功能完善的网络软件实现网络中资源共享和信息传递的系统。其中，"功能独立的多个计算机系统"是指两台或两台以上计算机才能构成网络，而且入网的每一个计算机系统都有自己的软件、硬件系统，都能完全独立地进行工作，并且有进入和退出网络的权利；"通信设备和线路"是指连接计算机所用的介质，包括双绞线电缆、同轴电缆和光导纤维等有线介质，以及激光、红外线、微波和卫星通信等无线介质；"网络软件"主要指网络操作系统、网络通信协议、网络应用软件等，而网络通信协议是计算机之间通信、交换信息必须遵守的约定和规则，网络操作系统是指在每个入网的计算机系统的系统软件之上增加的用来实现网络通信、资源管理及网络服务的专门软件；"资源"是指由网络操作系统管理的所有软、硬件，包括程序、数据库、存储设备、打印机等。

计算机网络是目前计算机技术应用中最活跃的部分之一、其主要目的就是实现计算机资源共享。

2. 计算机网络的功能

（1）资源共享。资源共享是指所有网内用户均能享受网内计算机系统中的全部或部分资源，使网络中各地区的资源互通有无、分工协作，从而大大提高系统资源的利用率，可以避免高成本设备的重复投资。

（2）数据通信。数据通信是计算机网络的最基本功能，不同地理位置的网络用户通过计算机网络可以及时、快速、高质量、低成本地交换信息。

（3）协同处理。通过把大而复杂的任务分散到网络中不同的计算机上，使不同的计算机协同处理，这样不仅极大地提高了计算机的处理能力、速度和任务的执行效率，还可以避免网络中闲忙不均的现象。

（4）提高系统可靠性。网络中的计算机可互为备用，即一台计算机出现故障时其他计算机可以立即承担起由该台故障机所担负的任务，避免了整个系统的瘫痪，使计算机的可靠性得到了极大的提高。

（5）信息的集中和综合处理。通过网络系统可以将分散在各地的计算机系统中的各种数据进行集中或分级管理，经过综合处理后提供给各种用户使用。

3. 计算机网络的组成

（1）基本组成。计算机网络主要包括计算机系统、数据通信系统、网络软件及网络协议等三大部分。计算机系统主要包括服务器和工作站，服务器是网络的核心，多由功能较为强大的计算机担任，它拥有大量可共享的硬件和软件资源，并具有管理这些资源和协调网络用户访问资源的能力，而工作站就是用户使用的本地计算机，分为台式工作站和移动工作站，是用户入网操作的平台；数据通信系统包括网络适配器（又称网卡）、传输介质和网络互联设备，其中，传输介质是传输数据信息的物理通道，网络适配器和传输介质相连，主要是整理计算机上发往传输介质的数据，并将数据分解为适当大小的数据包后向网络发送，而网络互联设备实现网络中各计算机的连接、路径的选择以及网与网之间的互联，包括中继器、集线器、网桥、路由器和交换机等；网络软件主要用于合理地调度、管理网络资源，并保证系统运行的稳定性和可靠性，而网络协议是为计算机网络中进行数据交换而制定的规则、标准和约定。

（2）逻辑结构组成。计算机网络从逻辑功能上要完成资源共享，即数据处理与计算和数据通信这两大任务，因此计算机网络也就划分为两大部分，即资源子网和通信子网。资源子网主要包括网络中独立工作的计算机、终端、IO设备、各种软件资源和数据库等，负责处理整个网络的数据，向网络用户提供各种网络共享资源及网络服务；通信子网主要包括传输介质、网络互联设备、网络通信协议、通信控制软件等，负责全网的数据通信，承担全网的数据传输、转接、加工和变换等通信处理工作，实现主机之间的数据传送。

（3）网络的体系结构。网络的体系结构是对构成计算机网络的各个组成部分以及计算机网络本身所必须实现的功能的一组定义、规定和说明。国际标准化组织将计算机网络分为七层，即物理层、数据链路层、网络层、传输层、会话层、表示层和应用层。

4. 计算机网络的分类

（1）按地理覆盖范围分类。计算机网络可分为局域网（LAN）、城域网（MAN）和广域网（WAN）。局域网的地理范围只有几公里，一般分布在一栋大楼内或一组建筑群中，往往是由一个单位或部门自行组建和使用，甚至家庭中几台计算机也可组建，主要面向连接微型计算机和小型机，具有组建方便、投资少、经济实用的特点，是技术最成熟、应用最广泛的一种计算机网络；城域网也称为都市网，其地理覆盖范围通常为一个城市或地区，距离约十几公里至几十公里，通常是将分布在都市范围的多种类型的局域网、计算机通过调制解调器或直接数字设备与线路（光纤或电缆）连接在一起所构成的计算机网络；广域网的覆盖范围往往是一个地区、一个国家或几个国家，典型的广域网是由政府部门或电信组织组建的公用数据网，这些公用数据网一般还通过卫星线路或海底光缆与其他国家或地区的公用数据网相连接，以提供全球数据通信能力，其中，互联网也称因特网，是一个典型的广域网。

（2）按网络技术分类。分为以太网、令牌环网、光纤分布数据接口网、异步传输模式网、帧中继网、数字数据网、综合服务数字网、非对称数字用户环线等。

（3）按网络的传输媒体分类。分为双绞线网、同轴电缆网、光纤网、无线网、卫星通信网等。

（4）按网络的带宽分类。分为窄带网、宽带网等。

（5）按网络的用途分类。分为教育网、科研网、商业网、企业网等。

（6）按网络操作系统分类。分为 Novell Netware 网、Windows NT 网、UNIX 网及 Linux 网等。

（7）按网络的服务对象分类。分为内联网、外联网、国际互联网等。

（8）按拓扑结构分类。分为总线型结构网络、星型结构网络、环形结构网络、树型结构网络、网状型结构网络和混合型拓扑结构网络等。其中，总线型结构网络即网络中的所有站点均通过一条总线加以连接；星形结构网络即由中心站点出发连接到其他所有站点；环形结构网络即将站点用缆线连接成一个闭合的环；树型结构网络覆盖面很广，容易增加新的站点；网状型结构网络是一个全通路的拓扑结构，任何站点之间均可以通过线路直接连接；混合型拓扑结构网络是由星形结构和总线型结构的网络结合在一起组成的网络结构，更能满足较大网络的拓展需要。

三、网络教育

网络教育是远程教育的一种类型，是以学习者为主体，以计算机技术、多媒体技术、通信技术和网络等高新技术为主要教学手段和传播媒体，将图像、文字、动画、音频和视频技术相结合的一种新型的交互式网络教育方式。

（一）网络教育的特点及优势

1. 教学资源的丰富性和共享性

多媒体和网络技术能够按照超文本和超链接方式组织管理学科知识和各种教学信息，并在互联网上组织建构大量的知识库和信息库，使得互联网已成为世界上最丰富的信息资源。在网络教学中，学习者可以共享越来越多的、优秀的国内外教育资源，为学习者自主学习和进行问题探究提供了丰富且可共享的网络教学资源。

2. 有利于个体化学习

由于每个学生在学习能力和学习风格上均存在差异，加之教师的知识水平和教学能力等因素的限制，导致学生的实际水平参差不齐。此时学生可以充分利用交互式媒体网络，根据自己的水平按照自己喜欢的方式和速度进行学习。

3. 有利于提高学习兴趣

与传统教育相比，网络教育主要利用计算机网络和多媒体技术，画面更生动，知识更丰富，更能引起学生学习的兴趣，是提高学习效率的基础。

4. 不局限于时间和空间

目前网络已经渗入到社会的各个角落，只要能连接到网络，就能随时随地进行学习或检索资源，不再受传统教育中教室、上课时间等的限制。

5. 有利于交互学习

在网络教育中学生可以制订学习计划，而计算机可以记录学生学习情况，并给出相应的学习建议。另外，学生和教师、学生和学生、教师和教师之间还可以进行网上讨论、协商会话等，充分实现网络教育的交互性，有利于学习效率的提高。

6. 有利于创造性学习

学生可以利用网络搜寻所需要的知识，通过思考进行重新整合，不仅利于学生彻底理解知识，而且利于学生产生新的观点，激发学生的创造性灵感，达到创造性学习的效果。

7. 有利于国际化学习

网络教育为有学习需求的人们提供了不受国界限制的学习机会，为教育的全球性协作提供了一种更加经济且方便的途径，大大促进了教育事业的国际交流与合作，为实现全世界各种文化交融与共存的教育目标做出了独特的贡献。

8. 自动化远程管理

由于计算机网络的数据库信息自动管理和远程互动处理功能也可应用于网络教育的教学管理中，使远程用户的咨询、报名、交费、选课、查询、学籍管理、作业与考试管理等都可以通过网络远程交互通信的方式完成。因此，网络教育是最为完整、高效的现代远程教育方式。

9. 教师角色的变换

在网络教育中教师和学生分离，学生成为自主学习的主体，而教师则从单一的知识传授者转换成管理者、设计者、咨询者和专家等角色，使教师传授的内容、方法及技巧等都发生了变化。

10. 有利于远程医疗和教育

对医学教育而言，网络还有利于远程医疗和教育，主要体现在以下五个方面：①实现摄像设备远距离控制，实时回传各教学点、实验点、手术现场摄录信号；②在校本部与各教学临床医院之间、各系统所覆盖区域内开展区域性医疗会诊和教学；③召开视听会议，如行政会议、学术会议、医疗会议等；④进行教学影视点播，教师可根据教学、实验及备课需要自行灵活选播、点播所需教学素材；⑤连接互联网及科研教育相关互联网络，实现远程教育、远程医疗及各类远程信息交互应用。

（二）我国网络教育存在的问题

1. 教育开展不够规范

对于具备开展网络教育资质的组织或部门尚缺乏明确的法律法规进行限定，也没有相应部门对网络教育进行管理和认证。这导致目前的网络教育市场不够规范，严重影响了网络教育的可靠性。

2. 初期投资成本较高

在构建网络教育的初期，需要在硬件购买、网络使用费用、教学软件开发、网络平台构建等方面投入大量资金，这些都会在一定程度上限制贫困地区网络教育的应用。

3. 网络教学资源的质量和数量不达标

目前有些教学资源在网上是检索不到的，或者检索到的信息不足，甚至有些教学资源还存在一些错误。因此，网络教学资源的质量和数量均有待进一步发展，以确保网络教学资源应用的可靠性。

4. 缺乏师生之间的直接交流

在网络教育中师生之间时空分隔，使教师不能用自己的人格魅力直接感染和教育学生，也会造成师生之间的情感交流受到一定的限制。

5. 网络教育缺乏统一标准

由于网络教育建设缺乏规范的统一标准，使得国内各网络教育资源自成体系，无法实现有效的交流和共享，存在大量低水平的重复性开发工作，造成人力物力的浪费，且不能与国际网络教育体系相沟通。因此，应该及时制定教育服务层面的中国网络教育技术标准，充分适应我国教育文化的特征，以便更好地发挥网络教育的长处。

综合可见，网络教育是一个新型的、交互的、开放的学习系统，赋予教与学新的内涵，推动了教育观念、教育思想、教育模式和教学方式的更新；但同时也存在一些不足，妨碍了网上教育资源的大范围共享与交流。因此，对于这种全新的教学方式，要正确认识、正确对待、扬长避短，使之更好地为人们服务。

第三节　多媒体课件

一、多媒体课件的概念及类型

（一）多媒体课件的概念

多媒体课件是利用多媒体技术进行计算机辅助教学的软件，它包含了多媒体技术和计算机辅助教学（Computer Assisted Instruction，CAI）两个应用领域，也称为多媒体 CAI 课件。

多媒体课件属于内容特定的教学软件，是以现代教学思想为指导，以计算机、多媒体和通信技术为支撑，以学生为中心的多媒体计算机辅助教学软件。也就是利用数字处理技术和视听技术，以计算机为中心，按照教师的教学设计，将文字、语音、图像等多种媒体信息集成在一起，以实现对教学材料的存储、传递、加工、转换和检索的一种现代教学技术手段。

（二）多媒体课件类型

根据划分方式不同，多媒体课件可归纳为以下几种类型。

1. 根据课件制作结构不同分类

（1）直线型课件。其最大特点是结构简单，演示方便，整个课件流程如同一条直线往下运行。目前教师上课多用此种类型的课件，缺点在于不能很好地和学生互动。

（2）分支型课件。其结构为树状结构，能根据教学内容的变化、学生的差异程度对课件的流程进行有选择的控制执行。

（3）模块化课件。这是一种较为完美的课件结构，根据教学目的将教学内容中的某一分部或某一个知识点制作成课件模块，教师可根据教学内容选择相应的课件模块进行教学。

（4）积件型课件。以模块化课件为蓝本，将教材中的某个知识点或某一个教学环节制作成一个相对独立的小型课件，再通过积件系统对这些小课件进行调用，编制适合自己教学内容的课件，最后进行演示。该课件的最大优势为适用面广、灵活性强、重组性好，而且内容可不断更新和增添。

2. 根据课件运行的途径分类

（1）单机版多媒体课件。只能在一台电脑上运行，需要根据不同的电脑配置进行相应的设计以便于在用户电脑上运行，其优势在于运行速度快，技术要求相对简单。

（2）网络版多媒体课件。这是通过网络进行传输，在用户终端上运行的多媒体课件。受网络传输条件限制，一般运行于局域网，互联网上大都以网页形式出现。其优势在于资源共享，即一个课件可以同时供许多位教师上课使用。

3. 根据多媒体教学课件的内容与作用分类

（1）课堂演示型课件。主要是将课件表达的教学内容在课堂讲课时进行演示，并与教师的讲授或其他教学媒体相配合，体现学科特点，目的明确，具有科学性。课件应能满足学生对本课程相关知识节点的学习要求，着重解决教学内容中的重点、难点。知识密度合理，难易适度，突出重点，分散难点，适合不同层次学生的学习。

（2）学生自主学习型课件。通常是教师按照教学大纲和教学要求，依据现代教育理论和教学法，将教学内容开发制作成电子课件存储于网上海量分布式的多媒体数据库中，由学生随时点播和进行浏览。课件具有完整的知识结构，链接了很多相关的数据内容，既可以看到教师讲课的主要内容，又可以通过链接看到相应的案例。

（3）模拟实验型课件。课件借助计算机仿真技术提供可更改参数的指标项，当学生输入不同的参数时，能随时真实模拟对象的状态和特征，供学生进行模拟实验或探究学习使用。

（4）训练复习型课件。主要通过提问的形式训练、强化学生某方面的知识和能力或通过让学生根据要求亲自进行课件制作、对已有的课件进行自行模拟、对所学知识用自制的简单课件进行串联，概括要点，加以巩固。

（5）教学游戏型课件。与一般的游戏软件不同，教学游戏型课件强调教学性，有着明确的教学目标和具体的教学内容，并且含有经过仔细考虑的教学策略，即课件提供了一种富有趣味性和竞争性的教学环境，寓教学于游戏之中，使学生在富有教学意义的游戏活动中得到训练或是启发，进而达到积极的教学效果。

（6）资料、工具型课件。这类课件只提供某种教学功能或某类教学资料，并不反映具体的教学过程，包括各种电子工具书、电子词典以及各类图形库、动画库、声音库等。

二、多媒体课件制作的素材及原则

（一）多媒体素材

多媒体素材是多媒体课件的基本元素，多媒体课件制作离不开多媒体素材，课件的创作过程实质上是按照预定的教学目标，把各种多媒体素材整合成为一个完整的具有交互性的教学软件。在多媒体创作过程中素材的采集往往要花费大量的时间，素材有相当一部分要事先准备好，如文字、图像、声音、动画、影像等原始材料，需要通过一定的方法采集或制作，有些还需要预处理和编辑加工。

1. 文字类素材

文字是多媒体产品中表现主题内容的基本形式，也是在绝大多数多媒体制作软件中可以直接创建和编辑的对象，在多媒体素材中的地位十分重要。

（1）文字类素材的类型。多媒体文字类素材大致可分为两种：一种是文本文字，另一种是图形文字。文本文字素材一般由字处理软件通过录入编辑后生成，存储为文本文件格式，多以帮助文件、电子书、网页等形式出现，其最大的特点是信息量大、占据硬盘空间少、易于修改、便于管理和检索查询，但有使用不同操作系统编辑文本文字时可能会出现不同的版式，难以显现原版编辑效果；图形文字素材多由图像处理软件编辑后生成，存储为图片文件格式，多用于制作成美术字并成为图像的一部分，以提高多媒体作品的渲染力，其最大的特点是将文字转换成位图文件，不受操作系统、字体等的限制，打开图片文件就可显示原版编辑效果，但图形文字信息量有限，且占据较大的硬盘空间，编辑完成后的素材不利于再次编辑修改。

（2）文字类素材的获取。①直接键入文本，使用计算机的键盘或使用鼠标调用操作系统的软键盘，按照一定的输入法逐字逐句地输入计算机；②语音输入，通过电脑语音输入系统输入所需的文字素材，电脑语音输入系统包括麦克风等语音输入设备和语音识别系统两部分，通过软件自带的麦克风向导和语音训练向导最终可输入正确率令人满意的文字；③手写输入，通过手写输入系统写入所需文字素材，手写输入系统一般由硬件和软件两部分构成，硬件部分主要包括电子手写笔和写字板，软件部分是汉字识别系统，使用者用手写笔在写字板上书写笔画清晰的汉字，经汉字识别系统识别后在计算机屏幕上显示出来；④扫描输入，通过扫描仪将纸上的文字变成计算机可处理的信息，经过识别编辑软件处理后将完整的文稿显示在屏幕上，一般用于大量文字的快速录入；⑤鼠标手写输入，使用鼠标输入文字，由文字识别软件记录并识别鼠标的运动轨迹而完成；⑥图形文字输入，使用图像处理软件制作成美术字后将文字转换成图像输入，也可在互联网资源库中直接获取图形文字进行输入。

2. 图片类素材

（1）图片类素材的类型。图片类素材是最具渲染力的素材，包括图像文件素材和图元文件素材两类。图像文件属于位图类图片，常见文件格式包括 bmp、jpg、gif、png、psd、tif 等，这类图片由不同亮度和颜色的像素所组成，适合表现大量的图像细节，可以很好地反映明暗的变化、复杂的场景和颜色，其特点是能表现逼真的图像效果，但是文件比较大，并且缩放时清晰度会降低并出现锯齿。图元文件属于矢量类图形，常见文件格式包括 AI、EPS、DWG、DXF，WMF 等，这类图片使用直线和曲线来描述图形，主要用于插图、文字和可以自由缩放的徽标等图形，其优点是无论放大、缩小或旋转等都不会失真。缺点是难以表现色彩层次丰富的逼真图像效果，而且显示矢量图也需要花费一些时间。

（2）图片类素材的获取。①利用图像处理软件创建，用这种方式创建的图片素材个性特点最为鲜明，但对使用者要求较高，也较为耗时，要求熟练使用软件；②从数字照相机获取，数据线将照片上传至电脑或使用读卡器直接读取拷贝；③从摄像机捕捉，通过帧捕捉卡对摄像机进行单帧捕捉并保存为数字图像；④从扫描仪获取，利用扫描仪直接扫描获取图像；⑤利用视频图像采集，在播放视频文件时可利用播放软件将画面截取下来而获取图像；⑥从当前屏幕上捕获图像，利用专业的抓图工具或键盘操作对屏幕上的图像进行捕获；从图像库中获取，使用者可在各种图像数据库或媒体网络素材库中进行检索以获取所需图片素材。

3. 声音类素材

声音类素材是多媒体素材中的一种主要类型，可使文字和图像变得更加生动。

（1）声音类素材的类型。①背景音乐，是一种衬托性的声音，一般可以用在课件的首页和结尾部分，多采用悦耳悠扬的 MIDI 音乐；②效果声音，在课件中适当地采用一些特殊的声音效果可以提高课件使用者的注意力或达到某种表达效果；③录音素材，利用 Windows 的"录音机"或其他录音软件录制的人声或现场音效，可以直接采用电脑麦克风录制，也可以用录音机把磁带上的声音信号通过线路输入到声卡的"Line in"进行录音。

（2）声音类素材的获取。①使用多媒体制作软件自带声音文件获取声音素材；②直接利用已有的 WAV、MP3 和 MIDI 等音频软件中的声音文件或使用工具软件编辑修饰音频软件中的声音文件后再引用；③录制声音，利用 Windows 的"录音机"或其他录音软件录制，是最常用且最方便的一种获取声音素材的手段；④利用摄像机同期录制，使用摄像机录制视频的同时录入声音，从而获取声音素材；⑤从录音笔等录音设备获取，获取的声音素材可通过数据线与电脑连接后上传至电脑；⑥CD 抓轨技术获取，利用软件中的 CD 抓轨功能高保真复制音乐 CD 并保存至电脑；⑦从视频文件提取，使用全能音频转换通等直接导入视频文件而提取声频。

4. 动画视频类素材

动画与视频在多媒体教学中往往起到一种烘托气氛的作用，使观察者有一种真实感。

（1）动画。一般指的是一些动画制作软件所制作的动态画面，高品质的课件作品离不开具有震撼力的动画场面。电脑动画可分为二维动画和三维动画两类，二维动画是平面上的动画，制作时只要设置变形、移动、缩放，定义关键帧，其余工作基本由电脑完成；三维动画在一个虚拟的三维空间中演示物体的运动效果，在演示过程中能看到物体的各个面，而这些面不是简单的导入或绘制，而是计算机根据三维数据及物体的运行轨迹实时计算而成的，其制作过程一般包括建模、渲染、动画几个步骤。

（2）视频。主要指电影、电视、录像的画面，是由一系列单独的图像组成的，每秒钟在屏幕上播放若干张图像，对此，人的视觉就会产生动态画面的感觉，连续地播放就是人们看到的电影、电视的画面。根据视频信号的组成和存储方式可将视频分为模拟视频和数字视频，模拟视频就是由连续的模拟信号组成的视频图像，如电影、电视、录像带上的画面；而数字视频是区别于模拟视频的数字式视频，它具体描绘图像中的一个点（称为像素），可对图像中的任何地方进行修改。多媒体课件中可以使用电视录像或 VCD 中的素材，这些素材就是视频，因为它本身就可以由文本、图形图像、声音、动画中的一种或多种组合而成，利用其声音与画面同步、表现力强的特点，能大大提高教学的直观性和生动性。

（3）动画视频类素材的获取。①利用 3D Max、Adobe Flash 等软件直接创建最具个性特点的动画，也可以对已有的多媒体作品及别人创作完成的模板进行个性化编辑而获取符合课堂教学要求的素材；②从 VCD、DVD 等存储介质提取影像文件资源；③视频采集，可以利用视频采集卡或 TV 卡对摄像机或有线电视节目等进行视频采集；④屏幕捕捉，利用屏幕抓取软件来记录屏幕的动态显示及鼠标操作、音效，以获取视频素材。

（二）多媒体课件制作原则

多媒体课件的制作并不是完全凭空想象、不受限制的，制作过程受到很多因素的制约，也必须遵循一定的原则。

1. 教学性原则

多媒体课件要优化课堂教学结构，提高课堂教学效率，既利于教师教，又利于学生学。应该选取教学重点、难点，能创造良好的教学环境（情景）、资源环境、扩大学生知识面和信息源的内容。

2. 客观性原则

客观性原则是课件设计与制作最基本的原则，因此，多媒体课件要符合教学的客观规律，遵循教材是基础、教师是主导、学生是中心的基本准则。

3. 平等原则

在教学过程中，不能用多媒体课件简单地代替教师的传授，仍然要充分发挥教师的主导作用和学生的主体作用，同时突出多媒体教学的辅助功能，应该将多媒体课件作为课堂教学的点睛之笔，作为突出教学重点、突破教学难点的工具。粉笔、黑板、自制教具等传统教学工具和多媒体课件都是教师的教学工具，要根据教学内容及教学目标选择不同的教学媒体，各种教学媒体和教学方法的有机结合，使课堂教学更加生动活泼，达到事半功倍的效果。

4. 科学性原则

在应用多媒体课件辅助教学时，课件设计中不能出现知识性错误，不能把错误的文字、符号、公式、图表及概念、规律的表述式等传授给学生，在课件制作过程中力求准确无误，以达到良好的教学效果。

5. 简约性原则

多媒体课件展示的画面应符合学生的视觉心理，画面布局要突出重点，同一画面上对象不宜过多，避免或减少分散学生注意力的无益信息干扰。避免多余动作，适当减少文字显示数量，过多的文字阅读不但容易使人疲劳，而且干扰学生的学习，应尽量用声音表达，可适当加入动画以增加知识的易理解性。

6. 艺术性原则

一个成功的课件要在取得良好教学效果的同时，还应做到令人赏心悦目，使人获得美的享受。美的形式能激发学生的兴趣，提高教学效率。优质的课件应是内容与形式的统一、在完整的教学内容中适当加入二维动画或三维动画，可增加教学的立体感，收获更好的教学效果。

7. 可操作性原则

在课件的操作界面上设置寓意明确的菜单、按钮和图标，支持鼠标，可方便地前翻、后翻、跳跃，功能定义要符合大众习惯，总之，课件界面要简易，操作简便、灵活、可靠，便于控制。此外，课堂练习课件要有输入应答，可选择训练次数及难度。

8. 交互原则

课件应具有良好的交互性，主要体现在检索方便、控制速度、分步提示和自动批阅试题等方面。人机交互时要有明确的提示信息，误操作或非界定操作时要有明确的错误提示，不要出现"非法"操作或"死机"现象。

9. 实用性原则

目前演示型课件信息量太大的现象普遍存在，因此应遵循实用性原则。实用性原则又称适度信息原则，该原则要求在学科教学过程中有效组织信息资源提供适量的信息，在解决教学难点和重点并扩大学生视野的同时，让学生在教师的指导下自主地对信息进行加工消化。

10. 开放性原则

由于制作课件需要花费大量的时间和精力，所以如果制作的课件可以直接或稍加改造就能为其他教师所用，将会进一步促进多媒体教学的普及，提高多媒体辅助教学的效率。同样，对课件作者而言，也可根据学生的反馈及时对课件进行修改，能够大大提高课堂效率。

11. 适度运用原则

以优化教学过程为目的，根据认知学习和教学设计理论，适当运用多媒体教学课件，创设情境，使学生通过多个感觉器官来获取相关信息，增强教学的积极性、生动性和创造性。与此同时，教师还应把一定的时间和空间留给学生，让他们思考、理解、交流和质疑，不断激发创新能力。

三、多媒体课件制作流程

多媒体教学课件是面向教学的，因此要做好教学设计、系统结构模型设计、导航策略设计和交互界面设计等工作，并在教学实践中反复使用，不断修改，才能使开发的课件符合教学规律，取得良好的教学效果。多媒体课件开发中需要解决的问题主要有确定多媒体课件的教学目标、教学内容及教学策略，分析学习者的特征，选择合适的媒体信息，实现教学过程的控制以及诊断评价等。

多媒体课件制作流程一般包括：选择教学课题、进行可行性分析、确定教学目标、分工协作、开发计划、创作设计脚本、准备素材、制作课件、测试课件、使用课件。

（一）选择教学课题

因为并非所有的教学内容都适合或都需要运用多媒体技术，所以制作一个多媒体课件时首先要选择好教学课题，选题指明了前进的道路，若选择不当就会出现喧宾夺主、画蛇添足的现象。多媒体课件题材的选取，要从教学实际出发，结合学科特点，根据教学内容来确定。

要确保所选课题是当前教学或学生学习所急需的，这样制作的课件才会有的放矢。要做到这一点，必须熟悉教学内容、教学媒体，了解学生心理，使所制作的课件在教学中发挥的作用是其他手段所达不到的，并对突破教学中的难点和重点有明显的作用。一般的情况下，选题不要太大，课题内容尽量集中，涉及面不要太宽，以免制作的工程量太大，短期内不易完成，使用起来也不方便。

在医学教育中，一些实验的操作过程及手术过程采用视频展示的效果会很好，而且实验若周期很长（如遗传实验），短期内则无法观察到结果，采用计算机按照遗传规律模拟这类实验，对学生的学习会有极大的帮助。

对于重点及难点的内容，组织有经验的教师，按照他们的成功经验，安排教学内容和教学方法，进行认真的教学设计，然后用计算机实现这种设计，即用计算机模拟一个有经验的教师的教学过程，这样制作出的课件实用性将很强。而对于那些用常规教学方法就能达到教学目的的教学内容，就没有必要使用计算机来进行辅助教学，因为那样只能造成人力和财力的浪费。

一般来说，如果一门课程在教学过程中具有以下特点，均可作为选题的依据。交互性强，即经常需要学生就课程内容回答问题；需要根据学生的要求或测试成绩动态地调整课程难度或内容；课文中需配有图形，以帮助学生理解学习内容；需要对学生的学习过程进行追踪并对测试成绩进行记录和统计；在教学过程中需要使用动态模型系统（如模拟系统等）。总的原则是选题的实用性要强，能够充分利用多媒体技术，解决传统教学的难题，提高教学质量。

（二）进行可行性分析

确定课题内容时，一定要根据现有的技术情况、设备情况、资金情况来决定，要对其可行性进行分析，目的是了解学习者的学习情况及学习风格，为教学内容的选择和组织、学习目标的编写、教学活动的设计、教学方法和模式的选择、运用等提供依据，不可能完成的课题就尽量不要实施。

不同的学习者具有不同的学习态度、起始能力、已有知识和个性特征，这些能力和特征直接或间接地影响着学习者的学习效果。教学对象不同，教学起点也不同。因此，教师在确定教学起点时要充分考虑到学习者的起始状态。

1. 学习态度的分析

学习者的学习态度包含认知、情感和行为倾向三种成分。学习态度的认知成分是学习者对教学活动的认识和理解，并由此会产生一定的评价，这种认识和评价通常表现为领悟到了某门学科、某个教学内容、某种教学方法、某类课题作业等对个人和社会所具有的价值；学习态度的情感成分是学习者对教学内容、教学方法、教学要求等的内心体验，并相应地表现出喜爱或厌恶、热烈或冷淡等的情绪；学习态度的行为倾向成分是学习者的态度与其行动相联系的部分，是个体学习行为的一种准备状态，即学习者产生对教学活动做出操作反应的意向和抉择，如愿意听某教师的讲座、踊跃参加某项课外活动、主动选择和阅读某类课外读物、积极收集和整理有关资料信息等。

学习态度既是学生先前学习活动的某种结果，又是学生后继学习活动的某种条件或原因。当学生对学习持积极主动态度时，将迸发出强烈的求知欲和高涨的学习兴趣，使人感知敏锐、观察细致、思维活跃、记忆效率高，可见学生的学习态度是能否达到教学目标的重要条件。因此，在教学设计中进行可行性分析时，这是一个需要予以关注的重要因素。

2. 起始能力的分析

起始能力的分析是指学生在接受新的学习任务之前，教师对学生原有知识和技能情况的分析。教学目标所规定的学习者在完成学习任务后应具有的终点能力都包含在智慧技能、认知策略、言语信息、动作技能和态度这五类学习结果中。而从起始能力到终点能力之间，学生还需要掌握许多相关的知识和技能，这些前提性知识和技能被称为子技能，是学生达到教学目标、形成终点能力的必要性前提条件。

3. 学习者背景知识的分析

每个人学习新知识都是建立在已有背景知识基础上，通过已有知识来理解、建构新知识。教学活动中，教师一方面要注意帮助学生激活已有的有用知识来获得新知识，另一方面也要对那些妨碍新知识获得的旧知识，尤其是那些非正规途径获得的知识进行分析。

4. 学习者的学习风格分析

学习风格是指学习者持续一贯的、带有个性特征的学习方式，是学习策略和学习倾向的总和。当教学策略和方法与学习者思考或学习风格相匹配时，学习者将会获得更大的成功。因此，在教学设计来时要对学习者的学习风格进行分析，以找寻到与其相匹配的教学方法。

（三）确定教学目标

通过采用多媒体课件，学习者最终要获得预期的知识技能。因此，课件是与相关教学目标相联系的。在课件设计的初始阶段必须重视教学目标的选定和准确的阐述。

1. 教学目标分类

教学目标可分为三个主要部分：第一部分是认知领域，包括有关知识的回忆或再认，理智能力和技能的形成等方面的目标；第二部分是情感领域，其目标包括描述兴趣、态度和价值等方面的变化以及鉴赏和令人满意的顺应形成；第三部分是动作技能领域，其目标强调肌肉或运动技能、对材料和客体的某种操作或需要神经肌肉直辖的活动。

2. 教学目标的阐述

教学目标的阐述包括四个因素，即明确教学对象、学习者学习后的行为、学习者学习后行为产生的条件、规定评定行为的标准。

3. 行为目标的阐述

要把每项行为目标阐述成学生行为，而不是教师行为；要把每项行为目标阐述成学生的最终行为而不要写成教材内容、教学过程或教学程序；要使每项行为目标尽可能地包括复杂的高级认知目标和情感目标；目标要考虑学生的个别差异，应该使学生能从不同的方式在不同程度上达到所制订的教学目标。

（四）分工协作

一个好的课件是许多人智慧的结晶，制作人员应该具备团队合作精神，成立制作组，明确分工，共同协作。

（五）开发计划

课题计划是对课件内容进行分配，根据教学目的选择教学策略，并且确定各知识点之间的关系，实现从教学目标到内容的演化。首先大致确定整个课件任务量，并将整个制作过程排成计划表，课件的制作应严格按照计划表进行，如果时间上有延误，则需要进行集体讨论，分析原因，以便提高工作效率。

1. 划分时间

划分时间可以参考课堂教学用的文字教材，但不要将教材上所有的内容和段落照搬到课件上来。具体划分要充分考虑学生的年龄特征、教学内容和形式、教学目标的完整性及连续性和顺序性等方面的内容。

2. 选择教学课件的类型教学课件主要有五种类型：

（1）课堂演示型，应用于课堂教学中，其主要目的是揭示教学内容的内在规律，将抽象的教学内容用形象具体的动画等方式表现出来。

（2）学生自主学习型，学生利用课件进行个别化自主学习。

（3）专业技能训练型，主要通过问题的形式来训练、强化学生某方面的知识能力。

（4）课外学生检索阅读型，学生在课余时间里，进行资料的检索或浏览，以获取信息，扩大知识面，如各种电子工具书、电子字典及各类图形、动画库等。

（5）教学游戏型，寓教于乐，通过游戏的形式，教会学生掌握学科的知识和能力，并引发学生对学习的兴趣。

在课件制作过程中可根据需要采用其中一种方式或几种方式的混合形式，在选择教学课件的类型时，需要综合考虑教学目的任务、教学内容、学生的实际情况及各教学课件类型的特点四个方面的因素。

3. 确定课件的结构

在选择合适的教学方式的基础上，根据教学方式来确定课件结构。在实际设计时，某一种教学方式可能采用一种结构，也可能采用若干结构。确定课件结构之后，可以画出其模块分析图，指明课件所包括的模块和各模块之间关系。

4. 设计教学单元

按教学任务划分，教学单元可分为内容和问题两大类，内容类单元主要是以文字、图形、声音等形式向学生呈现教学内容；问题类单元主要是向学生提出问题，并根据学生的反应提供反馈。它们在课件流程的各个阶段所占的比重不同。

整个课件的流程大致由引入、内容和练习三部分组成。引入部分主要用于了解学生的起始水平，铺垫有关已学知识，一般由若干个问题单元组成，如果学生不能正确回答问题，则转入内容单元，展示教学内容；辅导阶段主要用于辅导学生学习指定的内容，一般由若干内容单元组成，各内容单元的连接顺序有的是通过检测学生的学习情况来决定的。因此，这一阶段还包含少量的问题单元；练习阶段主要用于加深学生对已学内容的理解并检查他们的学习情况，一般由若干个问题单元组成，如果学生不能正确地完成练习，则转入补充内容单元，如果能正确地完成练习，则可转入补充问题单元。

5. 编排教学顺序

把教学目标用行为术语表述出来，分析这些目标之间是否存在逻辑连贯性。如果存在逻辑连贯性，则根据目标之间的逻辑序列来编排教学单元的顺序；如果不存在逻辑连贯性，则按实现各个目标的行为操作序列来编排教学单元的顺序。

6. 确定高度方式

调度各教学单元的方式一般有程序式、菜单式和混合式三种。程序式策略的调度依据计算机视学生的学习情况而决定课与课之间连接关系，在课程调度的程序策略中，学习路径由计算机程序根据学生的学习情况来控制，而各课之间的关系则由课件设计者事先确定好；菜单式策略的调度依据在是把学习路径的控制权交给学生，让学生对计算机提供的各课进行选择，学生按自己的需要确定合适的学习路径；混合式策略是把程序式策略与菜单式策略结合起来使用，为了保证学生的学习效果，计算机先查阅学生的学习记录，如果学生不具备本课学习史，则对其进行本课学习前的检查，判断其是否有能力进入该课的学习，如果学生通过能力预测检查，就可让他开始本课的学习活动，否则就要对他提出重新选择内容的劝告或者直接调入内容形成一个新的学习路径。

（六）创作设计脚本

脚本设计是制作多媒体课件的重要环节，须对教学内容的选择、结构的布局、视听形象的表现、人机界面的形式、解说词的撰写、音响和配乐的手段等进行周密的考虑和细致的安排。脚本对于课件的作用相当于剧本对于电视或电影的作用，是编程人员开发课件的依据，教学画面直接面向学生，每一幅画面都可促进入机交流、传递教学信息、激发学生的兴趣、引起他们的行为变化。

（七）准备素材

脚本撰写完毕后，要根据脚本的需要进行素材的搜集，可通过多种方法准备各种多媒体素材，如文本、图形、图像、动画、音频和视频等，以便为课件的制作做好准备。

（八）制作课件

多媒体课件最核心的环节是制作合成，根据预先编写的创作脚本，将多媒体信息进行集成。其主要是根据脚本的要求和意图设计教学过程，将各种多媒体素材编辑起来，制作成交互性强、操作灵活且在保证科学性前提下尽量美观的多媒体课件。

（九）测试课件

最后阶段是对已经完成的程序进行检测，找出其中的错误和各种不稳定因素，并对其进行修改。测试主要从错误测试、功能测试和效果测试几方面进行。课件测试也是多媒体课件制作中至关重要的一环，对程序检测完成，确定没有错误后，课件制作即基本完成。

（十）使用课件

课件制作完成后，应有制作信息、使用说明等。然后进行优化、打包、刻盘或网上发布，以供更多人使用。这样整个多媒体课件即制作完成。

四、多媒体课件制作工具

20世纪80年代以来，国内外许多大型软件公司和一些专门的多媒体创作系统制作公司相继推出了一系列多媒体软件开发工具，大大简化了多媒体产品的开发制作过程。借助这些工具软件，制作者可以简单直观地编制程序、调度各种媒体信息、设计用户界面等，从而摆脱烦琐的底层设计工作，将注意力集中于课件的创意和设计。

目前，比较常用的制作多媒体课件的工具软件有PowerPoint、Authorware, Microsoft Front Page、Dreamweaver、Flash等。这些工具软件既可以创作出优秀的课件，又不需要具备专业的编程知识，相对程序设计专业知识要求很高的Microsoft Visual Basic、Microsoft Visual C++来说，是课件制作者的首选工具。

（一）PowerPoint

PowerPoint是Microsoft公司推出的Office办公软件家族中的一员，能够设计和制作出集文字、图形、图像、声音以及视频等多媒体元素于一体的演示文稿，可以很方便地输入文字、图片、表格、组织结构图等。利用PowerPoint可以制作出图文并茂、色彩丰富、表现力和感染力都很强的专业水准的演示文稿、彩色幻灯片及投影胶片等，可以将要表达的内容以形象生动的形式在计算机或大屏幕投影上动态表现出来，适宜于学术交流、演讲、工作汇报、辅助教学和产品展示等多种需要多媒体演示的场合。此外，它还支持网络应用，保存为网页格式后可以方便地在网上发布；而且具有强大的超级链接功能，可通过链接某个文件或网址，实现不同幻灯片之间的切换。

凭借微软产品的整合性，PowerPoint能很好地利用Word、Excel、Access等软件的功能，使其功能大大拓展；通过Microsoft Visual Basic语言编程能够实现更加灵活复杂的应用。PowerPoint简单易学且制作课件需要时间相对较短，比较适合计算机应用水平较低的教师使用或用于制作一些演示型的多媒体课件。

（二）Authorware

Authorware是美国Macromedia公司（2005年被Adobe公司收购）开发的基于图符

的优秀可视化多媒体创作软件，是一种基于设计图标和流程线结构的编辑平台，包含丰富的函数并具有强大的程序控制能力，能将编辑系统和编辑语言较好地融合到一起的多媒体制作软件。

Authorware 的功能比 PowerPoint 更为强大，能够将图形、声音、图像和动画有机地组合起来，为用户提供了一个可以自由发挥的创意空间，它的最大特点在于制作出的课件交互性强，界面华丽，按相应的按钮（如热区、热对象等）即可进入相应的内容。教师在 Authorware 中可最大限度地自由创作，除了能完成演示类课件制作外，还可利用 Authorware 的函数运算设计选择题、填空题、实验拼图题等交互式题目，并可建成小型题库，随机抽查学生对于课堂内容的掌握情况。但 Authorware 制作的文件所占空间较大，一般都是几十至几百兆，不利于网络发布，而且基于流程容易将结构构造复杂化，不利于总体内容的组织和管理，修改时也非常复杂、不便。

（三）Microsoft Front Page

Microsoft Front Page 是 Microsoft 公司推出的入门级别的网页制作软件，其功能虽不及其他专业级网页制作软件，但界面与 Word 相似，用法也较相近，因此使用非常简便。在课件制作过程中可将所要讲授的内容（如章、节等）建成一个站点，然后再在这个站点上新建一些新的框架网页，在每个网页上输入教学目的、重点、难点、授课内容分析等内容，在这些内容上建一些超级链接，每次单击相应的内容就可进入相应的页面。在这些网页中还可相应添加"返回""上一级""下一页"等按钮，这样可实现各页面之间方便的交互访问，把授课的重点、难点做成滚动字幕放在页面的醒目位置加以强调，使学生过目不忘，提高听课效率。

虽然 Front Page 也不能设计复杂的交互性练习题，但它的优势在其网络功能上，教师可在自己的电脑上制作好网页课件，上课时通过校园局域网，在多媒体教室可直接访问该网页，甚至还可通过因特网和其他学校的教师进行交流，学生也可以通过网络进行课程的预习、自习或复习。

（四）Dreamweaver

Dreamweaver 是 Adobe 公司推出的可视化专业网页制作软件，与 FLASH 和 FIRE-WORKS 被 MACROMEDIA 公司称为"DREAMTEAM（梦之队）"，具有很好的市场反响。Dreamweaver 支持目前主流的所有网页制作标准，包括 ASP、PHP 等动态网页标准，还可以设计出生动的 DHTML 动画、多层次的页面和 CSS 样式表。在编辑上可以选择可视化方式或源码编辑方式，集网页制作和网站管理于一身，功能强大。另外，Dreamweaver 还可以生成较为复杂的动画、表格、Frame、Java Script 等，利用它可以很轻松地制作出跨平台和跨浏览器的充满动感的网页，与 PhotoShop、Fireworks、Flash 合称新网页制作"四剑客"，配合使用，威力无限。

从功能上讲，Dreamweaver 设计出的页面，代码冗余较少，定位比较精确，能完成复杂的页面制作，而且还具有插件功能，用户可以安装各种插件来增强 Dreamweaver 的功能，但操作使用要比 Front Page 复杂。

（五）Flash

Flash 也是 Adobe 公司推出的矢量图形编辑和动画创作专业软件，主要应用于网页设计和多媒体创作等领域，功能十分强大和独特，已成为交互式矢量动画的标准。Flash 的绘图工具和 Windows 画笔中的绘图工具非常相似，只是功能更强大，只要发挥个人的创造性和想象力，便可做出精美的课件界面。Flash 主要利用矢量技术制作生成动画，对一幅图形进行任意缩放，它的质量不会变化，而且文件都很小，两分钟动画可能只需要几十千字节，而其他媒体格式可能需要几十兆字节。另外，交互性强也是 Flash 的一大特色，它包含有多种函数，使用这些函数对动作进行控制，可实现动画的交互，还可通过加入按钮来控制页面的跳转和链接。

Flash 还采用了网络流媒体技术，即边下载边播放的技术，不用等整个动画的下载完成就可以缓冲播放，突破了网络带宽的限制，是目前制作网络动画运行最快的软件之一、适合于制作各种类型的多媒体课件。

综上可见，任何一种软件都有其独特之处，因此在选择制作软件时要辩证地看问题，做到取长补短，可采用一种、两种甚至更多种制作软件相互配合使用，设计出适合教师和学生需要的课件。

五、PowerPoint 实用技巧

因 PowerPoint 相对简单易学，对计算机应用水平要求较低，故具有广泛的普及性。下面简单介绍一些 PowerPoint 课件的实用技巧。

（一）制作技巧

1. 巧用模板

在制作 PowerPoint 课件时，若能巧用模板，则会提高工作效率，制作出更精美、生动的课件。

（1）新建模板。PowerPoint 提供的模板非常丰富，选择"文件"→"新建"按钮，在打开的任务窗格中可以看到它提供了"新建""根据设计模板""根据内容提示向导"和"根据现有演示文稿"等调用模板的方式，可根据需要灵活选用。

（2）网络模板。PowerPoint 自身携带的模板是有限的，可从微软公司的站点免费下载更多的网络模板。选择"文件"→"新建"，然后单击打开任务窗格下方的"Microsoft.com 上的模板"按钮，即可打开该站点上的中文模板库。它包括了"出版和教育""办公""简报"等十几个大类共数百个模板，只要单击网页上的模板类型链接就可以在网页上看到该类模板的名称和提供商等内容，点击"预览"按钮即可进行预览，单击某个模板名称，就会显示"模板最终许可协议"选项，在接受协议后单击"在 PowerPoint 中编辑"，IE 浏览器会将模板下载到硬盘中，并会自动用 PowerPoint 打开该模板。如果对模板的效果满意，可以点击"另存为"按钮将它保存为模板，以后就可以像普通模板那样方便调用了。另外，还可以在其他网站下载通用 PowerPoint 模板。

2. 配色方案

PowerPoint中的"配色方案"其实是一种特殊的模板，按住 Ctrl 键选中"幻灯片"窗口中的多个幻灯片，然后单击"幻灯片设计"任务窗格中的"配色方案"选项，最后单击任务窗格中"配色方案"选项，则所选幻灯片就会使用这个配色方案。

3. 将演示文稿另存为模板

如果得到了一个制作精美的演示文稿，希望在以后自己制作演示文稿时也能用到这样的设计，这时就可以将它另存为模板，方法为：单击"文件→新建"按钮，在"新建演示文稿"任务窗格的"根据现有演示文稿新建"之下，单击"选择演示文稿"按钮，再选择所需的演示文稿，然后单击"创建"按钮。随后删除新模板中不需要的文本、幻灯片或设计对象，然后确认更改。完成修改以后执行"文件"菜单中的"另存为"任务。在"文件名"框中键入模板的名称，在"保存类型"按钮中单击"演示文稿设计模板"按钮，再单击"保存"按钮即可。

4. 利用 PowerPoint 命令

有一些 PowerPoint 课件每张幻灯片都带有制作者的相关信息或学校图标等。文字信息、幻灯片编号和时间日期可以使用"插入"→"幻灯片编号"，按照需要勾选"时间和日期"→"自动更新""幻灯片编号""页脚"按钮即可；而对于图标则需使用幻灯片母版功能，执行"视图→母版→幻灯片母版"命令，在"幻灯片母版视图"中，将图标放在合适的位置上，关闭母版视图便可。

（二）编辑技巧

在利用 PowerPoint 制作课件的过程中会遇到很多重复烦琐的操作，会遇到许多困难，但其实在制作和编辑过程中有很多实用技巧，熟悉这些技巧后可以更方便快捷地制作课件。

1. 快速重复上一动作

在课件制作中有时会进行很多的重复动作，一般来说，在执行了一个命令后，只要按下 F4 键即可重复这个动作，但 F4 键只能重复最后一个动作，并不能记录一系列动作，因此不能用它来完成多于一个动作的操作。

2. 宏命令

记录一系列动作则要使用宏命令，调用"工具"→"宏"→"录制新宏"，自定义宏名称后，点击"确定"，出现一个宏录制对话框，然后就可以进行相应的操作，操作完成后停止宏录制。需要重复同样的操作时，只需调用"工具"→"宏"或按 Alt+F8，选中相应宏命令，点击"运行"即可。

3. 增加撤销次数

Office 中的"撤销"功能给课件制作带来了很多的方便，但 PowerPoint 默认的撤销操作次数最多只有 20 次。因此，有时需要自定义可撤销的次数，方法为：调用"工具"→"选项"，然后在弹出对话框中单击"编辑"标签，再在"最多可取消操作数"后设置一个适当的次数。但若设置次数过多会影响机器的性能，故 PowerPoint 撤销操作次数限制为 150 次。

4. 默认文件夹

PowerPoint 默认将文件保存在"我的文档"中，而未经设置时"我的文档"位于

C盘，长期存放过多文件很可能会导致系统崩溃，造成数据大量丢失。因此，可以在另外的分区上建立一个文件夹，例如，"D：\课件"，建立方法为：在PowerPoint中调用"工具"→"选项"，在弹出对话框中单击"高级"标签，然后在"默认文件位置"中输入路径名称"D：\课件"，然后单击"确定"关闭对话框即可。这样，以后在PowerPoint中保存演示文稿时，系统就会自动转到"D：1课件"文件夹中。

5.精确地移动图形或文本框

用户经常需要在幻灯片中调整图形或文本框的位置，有时需要调整的位置非常细微，使用鼠标就很难掌握，此时可以在选择该图形或文本框后，按住"Ctrl"键不放，然后使用方向键来移动该对象，这样就可以更精确地控制图像的移动间距。

6.文字超级链接

利用文字的超级链接设置，可以建立漂亮的目录，但在设置超级链接时，建议不要设置字体的动作，而要设置文字所在的边框的动作，这样就可以避免字色不受母版影响。具体操作过程为：选中文字框，单击右键，选取"动作设置"项，链接到所要跳转的页面。

7.文字的出现与讲课同步

用户可以采用"自定义动画"中按字母形式向右擦除的方法来使文字与旁白一起出现。但如果是一大段文字，字的出现速度则会太快，这时用户可以按需要将这一段文字分成几行的文本框，甚至几个字一个文本框，再对每个文本框中的字分别设置它的动画形式成为按字母向右擦除，并在时间项中设置与前一动作间隔几秒，这样就可以达到文字出现速度与旁白一致的效果。

8.导入文档

如果在演示文稿中输入的文字已经存在于Word文件，则不需要再手工输入一遍，此时可以在PowerPoint中直接打开该Word文件，即完成文档的导入。

9.自动调整

如果在一张幻灯片中出现了太多的文字，可使用"自动调整"功能把文字分割成两张幻灯片，操作方法为：点击文字区域看到区域左侧的"自动调整"按钮，形状是上下带有箭头的两条水平线，点击该按钮并从子菜单中选择"拆分两个幻灯片间的文本"即可完成。

10.导入幻灯片

如果在以前的演示文稿中已经做过相同或者类似的幻灯片，在新的演示文稿中完全可以利用以前的成果，不需要从头再来一遍，可以把以前演示文稿中的幻灯片直接插入当前的演示文稿。操作方法为：在"幻灯片浏览视图"中显示当前的演示文稿，用鼠标点击所要插入新幻灯片的位置，选择菜单中的"插入"→"幻灯片从文件"，弹出"幻灯片搜索器"对话框，在"搜索演示文稿"选项卡中用浏览方式找到所需课件，或输入课件详细路径、文件名，再按Enter键，点击想要插入的幻灯片，然后按"插入"按钮，可以选择所需的若干张幻灯片，也可以点击"插入所有"按钮把该演示文稿中的所有幻灯片一次性全部插入到当前文稿中。

（三）保存技巧

人们经常会遇到在自己电脑上保存好的 PowerPoint 课件无法在另外的电脑上正常播放或播放效果有很大出入的情况，还可能出现制作完成的课件被别人误操作而修改了内容等问题。因此，需要掌握一些课件保存过程中的技巧。

（三）保存技巧

人们经常会遇到在自己电脑上保存好的 PowerPoint 课件无法在另外的电脑上正常播放或播放效果有很大出入的情况，还可能出现制作完成的课件被别人误操作而修改了内容等问题。因此，需要掌握一些课件保存过程中的技巧。

1. 创建摘要幻灯片

有时需要在创建好的 PowerPoint 演示文稿后添加一个简介、议程或小结，无须自己制作，PowerPoint 本身就提供了向现有演示文稿中快速添加摘要幻灯片的方法。操作方法为：打开需要添加摘要的演示文稿，选择"视图"→"幻灯片浏览"，并在幻灯片浏览视图中选择所需幻灯片的标题，也可以配合以 Ctrl 或 Shift 键选择多张幻灯片，当然一般应当选择那些最能概括该演示文稿的幻灯片作为摘要。再单击幻灯片浏览工具栏上的"摘要幻灯片"按钮，PowerPoint 将会自动利用所选幻灯片的标题创建名为"摘要幻灯片"的新幻灯片，该幻灯片将作为摘要出现在所选幻灯片的前面。

2. 另存为 Word 文档

为了方便打印或以文字的形式分发给同事、客户，很多时候需要把演示文稿转换成 Word 文档，在 PowerPoint 中，选择"文件"→"发送"→"MicrosoftWord"即可实现。需要在"发送到 Microsoft Word"对话框中选择想要在 Microsoft Word 中使用的版式，例如，可以选择"只使用大纲"来创建仅带有文字的文档；选择"空行在幻灯片旁"则可以创建一系列带有注释行的幻灯片缩略图。在选择好版式之后，点击"确定"按钮即可把演示文稿发送给 Word 文档。

3. 字体同步保存

在 Word、PowerPoint 中使用了一些特殊的字体可以起到美化的效果，但是在其他计算机上打开该文件时，特殊的字体可能变成了宋体，原因是如果本机中没有文档中定义的特殊字体，计算机默认宋体来代替。解决方法为：在文档中定义好字体后，调用"工具"→"选项""保存"勾选"嵌入 TrueType 字体"和"只嵌入所用字符"选项，然后点"保存"按钮即可。如果已经保存而没有选择以上两项，可以使用"另存为"来打开上述界面。

4. 素材同步保存

有时利用 PowerPoint 制作幻灯片后，将它放到其他电脑上，发现一切都好，就是声音怎么也放不出来。究其原因，是因为插入的音频文件只是调用了本机硬盘上的音频文件，但没有把它们复制到其他机器上的缘故。完成幻灯片制作后，选择"文件"→"打包成 CD（K）"启动"打包成 CD"对话框，单击选项，勾选"PowerPoint 播放器""链接的文件""嵌入的 TrueType 字体"，点击"确定"按钮后回到"打包成 CD"对话框。点击"复制到文件夹"按钮，填写文件夹名称和选择文件夹保存位置，确定即可。双击打包保存文件夹中的 pptview.exe，即使对方机器上不安装 PowerPoint 也可以正常播放。

5. 保存为放映格式

课件制作完毕后，可将其保存为"PowerPoint放映"（扩展名PPS），上课时双击文件图标就可直接开始放映，而不再出现幻灯片编辑窗口。PPS课件操作方便，省略了打开PowerPoint、点击观看放映的烦琐步骤；而且还可避免放映时由于操作失误等原因而将后面的演示内容提前曝光；避免课件内容被他人意外改动而导致"面目全非"。PPS课件编辑方法为：点击"开始"菜单→"程序"→"Microsoft Office"→"Microsoft Office PowerPoint"按钮，启动PowerPoint后，打开相应PPS文件后进行编辑。

（四）放映技巧

熟练掌握课件放映过程中的一些常用放映技巧，利于更好地驾驭PowerPoint。

1. 视图状态切换

PowerPoint中几种常见的视图之间的快速切换只需点击屏幕左下角的视图按钮完成。但是，配合键盘后会出现完全不同的效果。点击Shift+"普通视图"按钮就可以切换到"幻灯片母版视图"，再点击一次"普通视图"按钮则可以切换回来；点击"幻灯片浏览视图"按钮时按下Shift键就可以切换到"讲义母版视图"。还能让PowerPoint在屏幕的左上角显示幻灯片的缩略图，这样就能在编辑的时候预览得到的结果，只需要进入"普通视图"，然后选择第一个想要显示的幻灯片，按住Ctrl键并点击"幻灯片放映"按钮，就可以像进行全屏幕幻灯片放映时一样，点击幻灯片缩略图进行换片；按Ctrl+Shift+"普通视图"按钮可关闭左侧的标记区和备注页，并把幻灯片扩充到可用的空间；按Ctrl+Shift+"幻灯片浏览视图"按钮则可以把演示文稿显示为大纲模式等。

2. 使用快捷键

在PowerPoint课件的放映过程中，如果能适宜地使用快捷键，会使讲授更加顺畅和自然。

（1）F5键直接放映做好的幻灯片。

（2）N、Enter、Page Down、向右键、向下键或空格键（或单击鼠标）执行下一个动画或换到下一张幻灯片。

（3）P、Page Up、向左键、向上键或空格键执行上一个动画或返回上一张幻灯片；数字键+Enter转至相应编号幻灯片。

（4）A或=显示或隐藏鼠标指针。

（5）B或句号显示黑屏，从黑屏返回幻灯片放映；W或逗号显示白屏，或从白屏返回幻灯片放映。

（6）S或加号停止或重新启动自动幻灯片放映；Esc、Ctrl+Break或连字符结束幻灯片放映。

（7）Ctrl+H可以隐藏鼠标指针；Ctrl+P重新显示隐藏的指针或将指针改变成绘图笔；Ctrl+A重新显示隐藏的指针或将指针改变成箭头。

另外，在幻灯片放映过程中，直接按F1键即可打开"幻灯片放映帮助"对话框，上面就会显示所有的快捷键实用帮助。

六、多媒体教学注意事项

随着计算机的广泛普及和多媒体技术的发展，人们对多媒体教学的热情也在不断升温，但由于对多媒体课件制作和多媒体授课的某些方面仍然存在一些误区，在很大程度上削弱了多媒体教学的优势。因此，在多媒体教学过程中，只有全面地认识这些问题，才能提高多媒体教学课件制作水平，真正体现出多媒体教学的优越性。

（一）课件制作方面

多媒体教学课件的制作除需要遵守相应原则之外，还需要注意很多课件制作方面的常见误区。

1. 文字方面

文字是幻灯片中的重要内容，一定要合理设计。

（1）字体选择。有的课件全文只用一种字体，标题和正文之间缺少变化，不仅形式呆板，而且很难引起学生的视觉冲击，反而降低学生的学习兴趣。然而，对于千变万化的汉字字体，每种字体都有与其他字体不同的审美特征，因此，教师在字体选择时，标题可以考虑选择端庄、规矩的隶书、华文新魏等，而内容则可以考虑选择艺术性强又字迹清楚的楷书或宋体。

（2）字号选择。在字号选择上若不能做到恰到好处，则会在一定程度上影响教学效果。例如，有的课件字号变化少，无法突出重点；或者字号变化很大，不成比率；或者字号太小，整张幻灯片布满密密麻麻的文字，使得离屏幕较远的学生完全无法看清文字内容等。文字大小是课件制作中常遇到的问题，通常情况下，标题字号要大于正文，但最多不要超过两倍，因为比例太悬殊会导致版面不协调。标题和副标题的关系也一样，副标题一般介于标题和正文之间，标题字体一般可选择40，而正文可选择32或28，当然，这也需要视教室的大小及幻灯片具体内容的多少来定。

（3）字的排版。排版包括字距、行距、页边距和排列方式等。一般情况下，正文的字距按默认值设置；大段文字开始时习惯上空两格；当标题字少时，可在标题字之间加空格；行距要大于字距，一般设置在字高的1/2至2/3之间比较合适；两侧边宽应该相等，最窄不少于两字宽度，而上下宽度可比侧边略大一些。

（4）文字科学性。一些课件中存在的错别字大多是由于输入后未进行详细检查所致，例如结构组词"的""地""得"的应用错误比较常见。另外，还有一些文字表达方式不符合标准或不符合汉语习惯的情况。因此，在制作课件时要不断核查并纠正其中的各种错误。

（5）文字冗余。多媒体课件应该是提纲挈领、要点式的文字，并不是文字越多越好，因此，应该避免出现多媒体课件中有文字过多的现象，防止学生无法区分重点、难点等情况的出现。

（6）标点符号。在多媒体课件中英文标点符号和中文标点符号共存的现象很常见，虽然这两种格式的差别不大，但使用时还须遵守标点符号的使用原则，不能张冠李戴。

2. 色彩运用方面

色彩运用得当有助于生动、准确、鲜明地表达课件内容，对于深化主题、抒发情感、烘托气氛具有独特的作用。在制作多媒体课件的实践中，合理的色彩运用可以使教学课件产生更强的感染力和更高的艺术性。但有些多媒体教学课件在色彩运用上并不理想，导致不能充分准确地传达教学内容或是不能很好地吸引学生的注意力，这些问题出现的主要原因有以下几点。

（1）界面设计缺少完整的艺术构思。从用色上把握不住整体的色彩感觉，没有主色彩基调，随意性较强。因此，在创作中要考虑色彩秩序并使之协调，才能达到最佳境界。

（2）主体色彩不突出且层次混乱。与背景相比，如果文字色彩不醒目就很难达到良好的视觉效果。因此，可以从文字与背景之间色彩的各种对比度入手，对背景颜色和字体颜色进行调整，达到主体突出、层次清晰的目的。一般来说，背景颜色与字体颜色的对比度应当略大一些，这样使学生在观看时感到舒适和悦目。例如，白底红字、红底黄字、白底蓝字、蓝底白字等均可达到满意的表达效果。

（3）界面色彩之间缺少呼应。呼应是指相同或相似的色彩之间相互照应，不能使某一部分色彩感到孤立，这样会更符合学习者的心理习惯。

（4）未考虑课件的使用环境条件。不同环境对界面色彩运用的要求不同，这也是影响课件效果的重要因素，因此，在课件设计中必须注意环境对用色的影响。

（5）未考虑课件使用对象。针对不同听众应有不同的课件制作。例如，教学对象中女生较多时，教师在幻灯片的设计时应考虑女生的性别特点，可以将幻灯片的背景设计得更柔和一些，将幻灯片的整体风格修饰得更漂亮一些，以迎合女生爱美的心理，吸引女生上课的注意力；而在理工科院校中，男生比例较高，可以将幻灯片的背景设计得更活泼一些，频繁更换背景，以迎合男生好动的心理，吸引男生上课的注意力，从而达到良好的教学效果。

3. 素材运用方面

在素材运用方面常存在以下问题。

（1）素材缺乏。在多媒体课件开发之初，所谓课件往往只是文字、图画的简单拼合，界面与插件过于单调呆板，特别是一些用基础模板PowerPoint制作的课件，很容易影响学生的学习积极性。因此，在课件中应适当地出现文字、图片、声音、视频和动画等多种多媒体素材，这样才能更好地激发学生的学习兴趣，进而提高教学效果。

（2）素材重复。单一形式素材的过多重复易使学生产生视觉疲劳并感到乏味，从而影响学生的学习积极性。

（3）素材过量。一些课件制作者在制作课件时，因片面追求"技术含量"而造成画面背景复杂，按钮奇形怪状，并且使用大量的动画和音响，似乎只有这样方能显示出课件的"档次"却是画蛇添足、喧宾夺主，违背了学生在认识事物时一定时间内只能接受其主要信息的认知规律，分散了学生的注意力，冲淡了学生对学习重点、难点的关注，最终影响到教学的实际效果。多媒体课件需要借助一定的艺术形式，但不能单纯地为艺术而艺术，也不能仅仅停留于做表面文章。只有充实的内容与完美的外在形式有机结合，才能真正达到传授知识、调动学生积极性、改善教学环境的目的。

（4）素材引用错误。有些课件中引用的动画等素材，可能和授课的内容不完全一致，这样适得其反，不仅没有帮助学生理解记忆，反而有可能传递错误信息。

4. 制作细节问题

课件制作中经常会出现一些小细节的错误或者是处理不够妥当的细节，也会影响课件的整体效果。

（1）课件中幻灯片的结构还只是顺序结构，没有充分利用 PowerPoint 提供的链接功能，实现超媒体的讲演模式。所谓超媒体的讲演模式就是可以单击任何一个对象即可进入对其的详细讲解内容的方式，这样可以所见即所得，给学生以深刻的印象。

（2）导航键或热键标志过大，影响整体视觉效果。

（3）课件链接的视频画面模糊不清，应尽量链接一些清晰度较高的 AVI 和 MPG 格式视频。

（4）鼠标长时间停留在屏幕中间，导致学生的目光不停地随着鼠标小箭头移动。

（5）课件中基本上没有使用任何特殊效果，显得单调乏味，可适当选择一些动画效果，但应注意选择较为平稳而不太晃眼的动画效果，而且注意既不要单一使用一种效果也不要使动画效果过于花哨。

（二）授课方面

制作出好的多媒体课件后，最重要的还是授课，如果授课过程中表达不佳、漏洞百出，再完美的课件也不能正常发挥作用。在授课过程中比较常见的问题如下。

（1）不熟悉多媒体课件内容。上课前未充分备课，或者未做任何修改直接使用以前制作好的课件，因不熟悉课件内容而造成讲课停顿，分散学生的注意力。

（2）对多媒体软件操作不熟练。目前熟练掌握多媒体课件制作软件 PowerPoint 是对每位教师的最低要求，应该避免因操作不熟练而影响教学效果的现象出现。

（3）语言表述不连贯。对于教学经验不够丰富的年轻教师，需要加强语言表达能力的锻炼。

（4）未预先运行课件。任何教师在上课之前都要预先运行自己的课件，避免在现场讲解时出现打不开课件的现象；经验丰富的教师在授课前常提前 10 分钟到教室。如果发现课件和自己电脑上显示有出入，就要及时修改，以求达到最佳授课效果。

（5）讲解太少或太多。有些教师授课是仅仅将制作好的课件从头到尾播放一次，然而课件的有些内容需要配合教师的详细讲解，学生才能明白讲授者的意图。与之相反，有的教师则是对着一张投影片讲解许久或画面停留在一张投影片上而讲的内容却是其他问题，这也会使教学效果大打折扣。

（6）信息超量。有些教师在制作课件时，将与课文内容有关的所有材料事无巨细尽数罗列，而在使用时又受到课时的限制，只能加大单位时间内传输的信息量。但是，当短时间内接受超量信息时，人脑就处于停滞状态。结果是五彩缤纷的多媒体信息包围学生，令人头昏目眩，无法进行知识的由"同化"到"顺化"的编码，这直接影响到学生对所需内容、意义的检索处理和理解接受。

（7）未能激起学生兴趣。有些教师过多依赖多媒体来吸引学生，而忽略了课堂前的准备工作，这样就会降低学生的上课兴趣，而一段音乐、一个笑话或一则新闻等则可能会起到不一样的效果。

（8）多媒体不能代替实际操作。对于带有实际操作性质的课程，如实验等，多媒体教学只是一种引导、提示、示例，绝对不能代替学生操作。实验事物对学生来讲是真实的，只有通过实践操作，才能培养学生的动手、动脑、分析问题、解决问题的能力，提高学生的综合素质。

总之，在多媒体授课过程中，要充分发挥想象力，多看、多研究、多摸索、多总结，理论和实际相结合，只有这样才能制作出更好的多媒体课件。另外，还要不断积累授课经验，及时改正错误，不断地提高教师的教学能力和水平。

第七章　医学教学

第一节　医学教学方法基础知识

　　教学方法是教师教与学生学双边教学交往过程中，为实现预期教学目标，在特定教学环境内，运用一定的教学手段和技术，为完成教学目标而采用的教学活动的方式和途径。医学教学方法是在医学教学过程中，受特定医学教学目标影响，在一定的医学教育环境下，由师生共同参与完成，通过传道、授业、解惑，促进医学生掌握医学基本知识、基本技能，养成医德修养，获得身心全面发展的教学实践活动的方式和途径。

一、医学教学方法分类

　　医学教学方法源于实践，它是无数基础与临床教师在医学教学实践工作中经过长期积累形成并发展起来的。古代医学教学方法主要是师徒相传；次之是讲读问答法、背诵法、直观法、临证法等。近代医学教学方法主要是讲授法、直观法等；随着现代科学技术与信息技术的发展，现代医学教学方法呈现多样化趋势，标准化病人教学法、计算机模拟教学法、案例教学法、问题教学法等日渐出现并推广，促进了全新而复杂的现代医学教学方法体系的形成。

　　目前，根据医学教学方法的教学思想、教学目标、教学主体、学科课程、教学技术或手段不同，大体分为以下5类。

（一）根据教学思想的不同进行分类

　　可分为培根唯物主义哲学为基础的实物教学法；心理学发生认识论为基础的发现教学法；心理学行为主义为基础的程序教学法；心理学无意识理论为基础的暗示教学法；哲学存在主义和心理学人本主义为基础的非指导性或个别化教学法；马克思主义整体、联系和动态哲学观点为基础的最优化组合教学法等。

（二）根据医学教学目标不同进行分类

　　可分为以医学系统知识传授为主要任务的方法，如讲授法、自学辅导法；以医学基本动作技能训练为任务的方法，如直观教学法、实地参考法、实验法、临床见习法；以临床科学思维训练为目标的方法，如床边教学法、临床诊断法、案例教学法、讨论式教学法；以综合能力和素质培养为目标的方法，如问题为基础的教学法、自主式教学法等。

（三）根据医学教学主体地位不同进行分类

可分为以教师为主体，学生被动接受的注入式教学法或接受式教学法；以师生为共同主体，教师为指导，学生通过探究等方式主动获取知识技能的发现式教学法；以教师为指导，学生为主体，学生独立按照教学设计程序，在教学机器上通过主动学习—反馈—改进等模式而获取知识技能的程序教学法等。

（四）根据医学教学学科课程特点不同进行分类

可分为以了解器官系统形态为特征的形态学科教学法，如直观教学法、实地考察法等；以了解机制为特征的机能学科教学法；以了解和掌握临床技能诊治为特征的临床学科教学法等。

（五）根据医学教学条件或技术手段不同进行分类

可分为以语言传授知识技能的方法，如传授法、问答法、讨论法等；以直观教具或现场场景传授知识技能的方法，如演示法、实验法、临床实习法、实地参观法等；以现代教育技术或手段为特征的方法，如电视教学法、计算机辅助教学法、模拟教学法、远程网络教学法等。

二、医学教学方法的选择

医学教学方法是医学教学过程的灵魂，决定并影响医学教学的质量；而对医学教学方法恰当的选择是关键，它能促进医学教学过程的最优化，保证医学教学效益。因而，随着医学教学方法的变革，新的教学技术手段的涌现，医学教学方法的选择与优化显得愈加重要。

（一）医学教学方法选择的影响因素

医学教学方法是医学教学改革中的最活跃因素，也是医学教学活动过程中的重要环节，它的选择及作用的发挥诸多因素影响。

1. 医学教学思想

由于每一种医学教学方法都源于其赖以存在的医学教学理论基础，如 PBL 教学法是以建构主义教学理论为基础，案例教学法是以范例教学理论为基础，实物教学法是以培根的唯物主义教育哲学理论为基础等，可见每种医学教学方法都有其各自的医学教学思想，故而一定的教学方法也必定受一定的教学思想影响。因此，在教学活动过程中对不同教学方法的选择应以先进的教学思想理论为基础或指导，科学有效实施。

2. 医学教育特征

医学教育特征是医学教学过程中体现出来的医学教育的特殊规律，主要表现为三方面，即医学教育目标的职业化、医学教学的整体性和医学教学的实践性，它决定和影响医学教学方法的选择。

医学教育目标的特殊性是要培养社会所需的独立医学工作者，完成职业化培育，职业化的关键特征是医学生的医德修养，而医学人文课程是实现医德修养的主要载体，体验式、情境式、模拟式、案例式等医学人文课程是常用的医学教学方法；在医学教学过程中，师生必须从整体出发共同讨论生命活动的规律，研究病人的局部症状、体征，做诊断，综合运用讲解法、启发法、讨论法、案例法等多种医学教学方法是合理选择；关于人体形态、生理功能、生化过程、病理变化、疾病病因、临床表现、诊治、预防、治疗、康复等方面的医学基本知识和技能的掌握，医学生只有通过实验、见习、生产实习进行不断地观察、验证、训练以及综合实验或临床实践训练才能完成。综上可见，医学教育的特征是影响医学教学方法选择的重要因素。

3. 医学教学目标

医学教学目标是指医学教学活动所要达到的预期结果与标准，它规定了医学教学过程结束时教师和学生共同完成的医学教学任务，具体表现为医学生知识、能力和素质等方面的培养标准。

医学教学目标能够指引和制约医学教学活动的方向，是教师设计医学教学进程和合理选用医学教学方法的重要依据。例如，若医学教学目标以系统的医学知识传授为主，则以讲授法为主；若以技能技巧等能力为主，则以实验实习法或练习法为主；若以培养医学生综合素质为主，则以案例教学、讨论式教学、问题教学等方法为主，兼顾其他有效医学教学方法。

4. 医学教学主体

在医学教学活动中师生是双主体，其中教师是主导。教师主体的专业水平、性格气质、教学风格，学生主体的已有发展水平、气质性格、学习风格等都是影响医学教学方法选择的重要方面。师生主体的交互作用，可共同影响医学教学方法的选择，而且由于学生特征制约着教学方法，使得没有一种教学方法对任何学生来说都是最优的。因此，在进行教学活动过程中，探索哪种教学方法对哪类学生最适合，进而实现教学方法的优化整合是至关重要的。事实上，每种教学方法都具有其特长和优点，同时也存在着局限性和缺点，某方法对一些学生是理想的，而另外一些方法则可能对具有不同特性的其他学生最为有效，单一地运用或脱离学生特征去运用教学方法，往往不能较好地完成教学任务、提高教学质量。所以，医学教学方法也要重视与学生特征之间的优化整合，重视医学教学学生主体特征，尤其是相同课程，要充分考虑不同层次、不同学制医学生的特点，因材施教。

5. 医学教学条件

医学教学条件是医学教学方法得以灵活而有效实施的重要物质保障，包括外部条件（校外实习基地、临床教学基地等），内部条件（学校内部教学设备、电教中心、计算机中心、图书馆、教材供应中心等）和师资队伍等。教学条件不同，教学方法也各异，而现在医学教学方法中较为广泛推广的 PBL 教学、标准化病人教学、计算机模拟教学、探究型实验教学等都需要较高的教学条件作保障。

（二）医学教学方法选择的基本原则

根据具体教学实践过程中影响医学教学方法选择的因素和具体教学情境不同，医学教学方法的选择必须综合考虑、优化组合、灵活选择，遵循实践性、差异性、整体优化等基本原则。

1. 实践性原则

医学教学方法源于医学教育实践，是广大教师在基础教学与临床实践教学过程中经过长期积累形成与发展的。随着医学教育教学实践的发展变化，某些教学方法被广泛使用并逐步形成体系，甚至成为一种比较规范而加以推广的教学模式。

医学教学实践过程中，由于具体的教学实践对象、教学条件、教学情境、教学目标与任务等不同，决定了不同教学方法的使用范围和效益。因此，教师应深刻把握医学教学方法的灵魂与核心，遵循实践出真知的原则，根据具体的教学实践情况，合理选用并不断改革创新不合适的医学教学方法，形成丰富多样的医学教学方法体系与合理的医学教学模式，不断总结经验，提升理论水平，发展医学教学方法的实践与理论体系。

2. 差异性原则

医学教学方法的多样化决定了医学教学方法选用的多样性。一方面，教学思想、教学目标、教学条件、教学技术手段等不同，具体情境下不同医学教学方法作用的发挥也存在差异。例如，讲授法适于系统知识的传授，实验法适于实验操作技能的培养，临床实习适于临床思维能力与临床技能的培养，模拟教学法适用于良好教学设备等教学条件，支撑临床技能培养。另一方面，教学对象不同，教学方法选用要求也会存在差异，需要因材施教。例如，不同教学对象，培养目标不同，教学内容掌握程度也会不同，而且不同教学对象的认知风格、行为习惯、兴趣、性格气质等不同，医德教育方法也会存在差异。因此，教师必须综合考虑教学对象已有发展水平、教学内容、培养目标三者之间的融合性，从而灵活选用适宜的教学方法。

3. 整体优化原则

教学过程最优化程序中一个最重要的且最困难的问题是合理地选择各种教学方法并使之在有限的时间内获得最好的教学效果，可见教学过程最优化实际上就是教学方法的最优化。

医学教学实践证明，在具体的医学教学过程当中，由于教学任务与目标、教学对象等不同，为完满实现预定的医学教学目标，完成具体的医学教学任务，仅凭一种医学教学方法是不可能的，综合运用多种医学教学方法来保证医学教学效益是医学教学的必然选择。因此，在具体教学实践中，教师应充分把握不同教学方法适应的条件与范围，发挥各种教学方法运用的优势，通过方法的优势互补，实现医学教学过程与医学教学方法的整体优化。

三、常用的医学教学方法

现代医学教育的发展促进了现代医学教学方法体系的形成，由于影响医学教学方法选择的因素众多，决定了医学教学方法的多样性。

(一) 讲授法

讲授法（Lecture based learning，LBL）又称讲演法，是指教师通过语言系统地向医学生传授知识的方法。它能系统地将医学学科知识以最高效的方式传授给学生，是最普遍运用且最简单易行的医学教学方法。

1. 教学运用

讲授法是教育历史上最悠久的方法之一、是教师向学生传授知识的重要手段。目前，课堂讲授法仍是高等医学院校教学过程中主导的教学方法，其他教学法只是起辅助作用，而且教学质量在很大程度上取决于课堂讲授的学术水平和教学效果。

广义讲授法包括课堂讲授和讲座等多种形式，狭义讲授法主要指课堂讲授。其优势表现为：利于大幅度提高课堂教学效果和效率；利于学生全面、深刻、准确地掌握教材，促进学科能力的全面发展；利于教师充分发挥自身的主导作用，使学生学到比教材更多的内容。讲授法也有自身的局限性，主要表现为：易使学生产生"假知"，导致知识与能力的脱节；易使学生产生依赖和期待心理，阻碍学习独立性、主动性和创造性的培养。

2. 教学基本原则

（1）讲授目的和任务的明确性。目的和任务明确是保证讲授按时有效完成的前提和基础。

（2）讲授内容的科学性。传授给医学生的知识、方法和观点必须科学准确，可适当介绍相关医学学科的发展前沿和学术动态，以激发医学生的学习兴趣。

（3）讲授方法的教育性。教师不仅要向医学生传授专业知识，还要将医德修养教育融入课堂的讲授过程中，利用有限的时间达到教书育人目的。

（4）讲授过程的合理性。课堂讲授是师生双方积极思维的过程。因此，讲授过程的合理性安排是获得良好讲授效果的一个关键因素，包括教师教学思路的清晰性、教学环节的合理性、教学节奏紧凑性、教学过程的条理性等。

（5）讲授氛围的宽松性。医学课程的理论枯燥，容易使课堂缺乏活力而陷入僵化。故而教师要积极调节课堂气氛，促进师生互动；注重医学基础理论与临床实践的紧密结合，提高课堂讲授的趣味性，以实现课堂讲授氛围的宽松性，达到理想的教学效果。

3. 教学基本要求

课堂讲授过程一般分为序言、主体和结束三个阶段，在不同阶段对教师课堂教学技能的要求也各不相同，因而掌握不同阶段的教学基本技能是保证讲授法教学效益的基本要求。

（1）备课技能。备课是一种有序的系列思想活动，为了使备课思路清晰，思考周密，提高备课质量，需要详细完整的思维纲目和科学而合理的教学设计。具体要解决三方面的问题：其一，解决"教什么"的问题，即钻研教材，确定医学教学目标，把握教学重点、难点和基点；其二，解决"为谁而教"的问题，即了解医学生基本特征和知识掌握水平，把握医学生学习困难；其三，解决"怎样教"的问题，即合理安排医学教学进程与教学环节的时间分配、学习情境创设、医学教学方法选用、课堂提问设计、板书提纲设计及教学技术手段运用等。

（2）导入技能。导入是保持医学生注意力集中并激发其学习动机和兴趣的重要环节。导入形式多种多样，如复习、设问谜语法、举例法、名言法、故事法、讨论等，但无论采用哪种导入法都必须遵循启发性、知识性、灵活性、趣味性等原则。

（3）板书、PPT演示与现代教学媒体运用的技能。板书和现代教学媒体是医学教学的重要辅助手段。主次分明、层次清楚、提纲挈领的好板书能够强化知识的逻辑性、系统性，有助于提高学生的学习效果；而制作良好的PPT和其他现代教学媒体的合理应用，可增加内容的形象性和生动性，大大加强知识的直观性，有助于学生对知识的快速理解。因此，充分利用现代教育技术做好PPT演示和现代教学媒体应用是现代课堂教学必须掌握的重要教学技能，同时要处理好传统与现代教学技术手段合理选用的问题。

（4）语言表达技能。教师语言表达包括口语、书面语、体态语等多种形式，是教师向医学生传递知识与情感交流的桥梁和工具，教师语言表达能力高低直接影响医学生学习效果。因此，在课堂讲授过程中，教师的口语表达要准确严谨、简练明白、生动形象、有节奏感与幽默感；导语设计情趣盎然、提问设计要指向明确、答题评价恰到好处，真正实现课堂语言表达的逻辑性、针对性、启发性和形象性。

（5）提问技能。在提问时要明确三个方向：其一，明确"什么问题"，即把握问难易度；其二，明确"什么时候提问"，即把握提问时机；其三，明确"提问方式"，即把握提问注意点。在提问时还要切忌三个方面：其一，忌提问形式单调，缺乏启发性；其二，忌提问态度生硬、面无表情，缺乏感染性；其三，忌提问过于频繁，缺乏针对性。

（6）教学组织管理技能。教学组织管理技能即课堂管理，是协调师生之间及学生之间关系、调动医学生学习积极性、师生共同完成医学教学任务的医学教学形式与过程。在教学过程中，教师要根据医学教学目的、医学教学内容和医学生的实际情况，灵活运用多种管理方法以唤起医学生的注意力，激发医学生的兴趣并活跃医学生的思维，使医学生主动、自主、创造性地参与到医学教学活动中来。

（二）直观教学法

直观教学法（Instruction）是指利用和借助实物、图片、模型、标本、动作、语言、电化教学设备、现场演示等教学手段和方式，从具体形象入手，通过直观感知刺激不断强化，使医学生从视觉、听觉、触觉等多角度感知表象，开发学生形象思维能力，强化学生记忆认知效果的方法。

1. 教学运用

直观教学法在医学教学中主要用于解剖学、组织胚胎学、寄生虫学、病理学、医学微生物学等基础形态学科课程以及外科、口腔正畸学、中医伤科等临床学科课程。

（1）实物直观。这是指在教学过程中利用现实世界的真实材料或实物，使学生在感知的基础上形成某种形象和概念，如标本观察、活体直观等。此法具有其优缺点，优点为医学生通过对标本、活体的直接接触与观察，获取真实具体的感性直观，利于准确理解知识，激发学习兴趣，提高学习积极性；缺点为易受客观条件限制，需要模像直观弥补。

（2）模像直观。模像也称教具，模像直观是指对实际事物的模型与图像的直接感知，如图片观察、绘图教学、动画展示、电子课件等。其中，电子课件可以整合书籍、图片、动画、声音等直观素材，是最有效的模像直观手段。

（3）言语直观。言语直观是指教学中用形象化语言唤起和形成学生有关事物的表象和带有感情色彩的印象，主要表现为口诀式、类比式、情境式。此法也具有其优缺点，优点为表现形式丰富多样，不受时空条件限制，使用范围广；缺点为不如实物直观和模像直观鲜明、具体、完整和稳定。

（4）实验直观。实验直观医学实验技术多较为复杂，且有些标本具有一定的致病性，需要严格遵守无菌操作，故而是实验学习的难点。而到位的实验示教可保证良好的实验效果，培养学生严谨的学习态度，一丝不苟的工作作风，对学生今后从事临床研究极为重要。

（5）现场直观。现场直观是指将与授课内容有关的病例直观地放在学生面前，通过现场问答、查体、诊断，使学生增加视觉刺激并加深印象。例如，在讲授椎间盘突出时可将病人请到课堂并主诉其临床症状，然后现场查看病人，演示各种检查方法和阳性体征，甚至可让学生亲自动手操作。该方法的优点为将单调抽象的书本知识变为生动形象的病例，不易遗忘。

2. 教学基本要求

（1）精心选择，符合教学内容和教学目的。

（2）教学过程中巧妙安排，使教具系统化。

（3）教学演示及时，全体可见。

（4）设置悬念，引导探索。

（5）语言与字画等相互配合，指示清楚准确。

总之，教师灵活且合理运用直观教学法，能够使学生突破时间、空间的限制，准确理解教师所表达的含义并掌握所学知识，从而提高教学效果。

（三）基于问题的教学法

基于问题的教学法（Problem-based learning，PBL）又称基于问题的学习或问题导向的学习，是指以临床问题作为激发学生学习动力，引导学生通过自学、研究、讨论和合作等方式，解决临床问题，掌握学习内容，从而培养医学生自主学习能力，发展学生综合思考能力的一种医学教学方法。

1. 教学运用

PBL教学法1969年由加拿大McMaster大学首创，随后在世界各国推广成为国际流行的教学模式和教学改革趋势。其表现形式有以下三种。

（1）经典的PBL教学法。通常由8～10名学生和一名导师组成小组，由导师引导学生围绕复杂的、来自真实情境的病例，通过一段时间自我学习和调研（包括文献搜索、信息筛查、数据收集和分析、做实验等），获取知识，培养自主学习和终身学习能力。基本教学程序为：组建PBL小组（8～10名学生组成一组，并配一名导师）；提出问题（导师分发预先准备好的病例资料给医学生，医学生通过讨论提出一系列学习问题作为自主学习内容）；探索问题（医学生花费大量时间对自己设定的问题进行研究探索和学习，通过查阅资料、互联网、数据库，或者与教师、同学讨论等方式来寻找问题答案）；汇报评价，解决问题（导师提供病例其他资料，医学生整合信息并形成一个完整的知识框架，从而得出最终问题的答案）；反思（反思自己的学习态度、效率和成效，思考改进的方法；反思如何增进团队之间的有效合作，使小组在接下去的病例学习中发挥更大作用。）。

（2）与理论授课结合的综合性的PBL教学法。以问题为导向而实施的一种比较简单的PBL教学方法，此PBL教学经常与理论课讲授混合在一起，形成综合性的PBL教学模式，广泛应用于医学课堂教学中。其基本教学程序表现为五个重点环节（又称五环说）：建立学习小组、启动新问题、学生讨论、展示成果、自我反思与评价。

（3）利用网络模拟医院的PBL教学法。此类教学模式充分利用网络等现代化信息技术手段来实现PBL教学。其基本的教学程序如下：医学生登录到网络医院，进入科室选择PBL病例（如腹痛待查、胸闷待查等）；在网络医院中获取与病例相关的信息（如病人的现病史、既往史、体征等）；讨论提出病例解决方案（未确诊病例提出诊断及检查思路并向导师反馈，一段时间后进入第二轮学习）；测评（医学生完成病例分析，到"考试中心"进行测评）。

2. 教师角色

（1）促进者。导师应营造开放的、相互信任的学习氛围，让每位医学生都投入到主动的学习之中，并设法保持整个学习过程的活跃性。讨论过程中不断鼓励医学生分析、思考、交流及批判性评价，鼓励不同观点的表述，培养医学生深入探究学习的习惯，最终成为独立、自主的学习者。

（2）指导者。导师应通过开放性问题启发医学生展开讨论的思路，鼓励其主动质疑错误概念或观点；当医学生偏离学习方向时给予适当引导，加大学生对知识的理解和运用。

（3）示范者。导师应适当提问与引导，以发挥示范作用，让学生体会分析问题、解决问题的思路，培养问题解决与发展临床思维能力；导师也应通过良好的行为对学生产生积极影响。

（4）管理者。导师应控制和管理小组内部的人际互动关系，协调不和谐或低效率人际关系倾向，帮助学生建立信任与合作的相互关系，培养学生尊重他人的良好行为规范。

（5）评价者。导师应适时对小组讨论的过程、学生的个体表现等做出客观而公正的评价，以公开坦诚为原则，给予具体而有建设性的反馈和建议；还应鼓励学生公正地评价自己和他人的表现，学会接受小组成员的批评意见，以利自身的进步。

3. 教学基本要求

（1）合理设计病例。按照如下程序对PBL病例进行科学编写：确定主题；组建编写团队；依据主题确定疾病；列出主要学习目标；编写病例；更新学习目标；安排病例故事情节；添加其他信息（医学检查结果，导师指导内容等）；定稿。

（2）合理选用PBL教学形式。以医学生掌握知识技能、获得发展为主要教学目标，根据不同课程及教学内容灵活选用经典的、改良的、计算机网络辅助的各类PBL教学形式。例如，基础医学课程可保留传统教学，选择其中具有临床实践意义的内容，采用改良的PBL模式；临床医学课程可采用经典PBL形式。

（3）积极创设教学环境。教学环境包括物理环境、教育环境、人际关系环境、制度环境。其中，物理环境指教室、桌椅、学习用具等，是PBL教学的硬件，必须提供完善的硬件系统方能保障教学的基本要求。PBL作为一种开放式教育，更加需要一个透明的教育环境，即所有的学习目标、教学资源、教学资料、考查标准、教学安排信息等都必须公开，确保学生顺利完成学习任务。而良好人际关系环境的维持是保证PBL顺利进行的前提，因此PBL小组成员要学会相互尊重，尊重别人学习成果、生活习惯、兴趣爱好等。最后，PBL教学得以顺利开展还需要良好的教学制度作后盾。

（4）规范化的师资培训。规范化的师资培训主要涵盖两个方面，一是促进教师观念转变，使教师体会PBL精髓；二是规范PBL师资培训内容，具体包括介绍PBL教学的基本理念；介绍PBL基本教学程序；介绍导师角色并示范基本技巧；介绍PBL教学评价策略；提供PBL教学观摩和实践机会等。

（5）针对性的学习方法指导。在PBL实施之前应对医学生进行培训，使其理解PBL的真实含义、学会有目的地提问、有效利用检索工具，在讨论中向学习目标靠拢等，激发学习兴趣、维持学习热情，积极参与和支持，从而使PBL教学能够得以有效实施。

（6）有效的PBL效果评估。目前国内外多数院校常采用笔试、问卷调查、实践能力测试等综合评价方法对PBL教学效果进行评价。但PBL教学效果涉及领域极其广泛，应建立全面科学的量化考评与评价体系，探索长效评价机制以及对已毕业学生的追踪与随访。

4.教学基本原则

（1）主体性原则。在教学过程中教师要始终把学生放在课堂的主体位置，尽量把时间留给学生，根据讨论进程进行适当的启发引导，使每一个学生都能积极参与并得到锻炼。学生通过对同一问题进行多种不同观点的比较、分析、推理、归纳、综合，建构知识的意义，在提出问题、分析问题、解决问题以及寻找答案的过程中获取知识、培养能力、提升素质。

（2）过程性原则。在教学过程中，不仅要重视问题解决的结果，更要重视问题解决的过程，只有将结果和过程有机地结合起来，使学生通过对问题进行系统完整的分析、讨论、解决，才能促进自身临床思维和实践能力的不断提高。

（3）开放性原则。PBL教学要取得良好的教学效果，必须在教学时间、教学空间、教学方法和教学评价等方面具有较大的开放性。通过师生之间、学生之间，课内课外的对话研讨、多向互动，促进学生把基础与临床及相关学科知识有机地联系起来，培养判断推理、辩证思维、沟通交流和团队协作的能力。

（4）体验性原则。PBL教学模式强调学生的主动参与、亲身体验和内心感悟，这些体验和感悟将会内化为学生个人的品质、能力和经验，并给学生带来自信心和成就感。因此，在PBL教学过程中，教师的核心任务在于引导并促进学生成为积极的自主学习者。

（四）床边教学法。

床边教学（Bedside teaching）就是在实际病人床旁进行教与学的过程。床边教学时均以小组形式进行，每组学生人数一般不超过10人。

1. 教学运用

床边教学法是世界各国医学院校对实习生和低年资住院医师实行的重要教学方法，是学生从课堂理论有效地过渡到临床实践、提高临床能力的关键，对培养具有高素质的未来临床医师发挥重要作用。其基本教学程序为：教师根据教学进程带领学生选择合适的临床病例；教师带领学生检查病人、询问病史；教师结合临床病例及病史引领学生进行分析讨论，提出病人诊断、鉴别诊断及其依据，并提出处理方案；教师引领学生对整个病例观察、分析、诊断，最后确定诊断方案。

2. 教学基本原则

（1）基础理论与临床实际相结合，具体病例具体分析。床旁教学过程中，医学生最常遇到的现象是临床病人所患疾病与书本上的理论病症不完全一致。临床病人个体差异显著，教师必须灵活采用带教方法，引导学生归纳、总结，提炼出理论知识和临床经验的精华，使出"画龙点睛"的本领，让学生便于记忆、分析理解、掌握和运用。尽量利用临床实际病种、病例扩大医学生的知识面，培养医学生临床分析问题与解决问题的能力。而对于学生应该学习而未能及时遇到的病例，应采用电教或模拟病人等方法解决。

（2）利用实际情境渗透医德教育。床旁教学是在实际病人床旁进行的教学，是实施医德职业教育的最好场所。因此，教师要树立医务工作者的崇高形象，严格医德医风教育，在实际床旁教学过程中实施医德职业精神的培养，完成医德教育。

3. 教学基本要求

（1）选择经验丰富的临床教师。上课教师应为具备多年临床经验的主治医师。

（2）选择典型的临床病例。病例是搞好床边教学的基础，如果不加选择地"巡视""挨个看"，容易使学生对辨证论治、理法方药的整个认识过程淡化和泛化，不利于强化和深化。因此，要选择符合教学要求的病例，并做到知情同意，取得病人支持。

（3）合理利用现代化教学辅助手段和相关医学资料。教师除课前认真备课外，平时还要注意典型病例的积累，特别是典型病例的症状、体征、影像学资料、图片、辅助检查等资料的积累，为上好床边教学课做病例储备。

（4）确定科学合理的教学目标。床边教学过程中要努力实现三个主要医学教学目标，重视临床基本技能掌握；重视临床交流技能的培养；重视临床思维方法的训练。

如今，现代床边教学广泛适用于临床课间见习、教学查房、生产实习等临床教学活动，它弥补了传统课堂教学和实验教学不能提供临床真实操作情境的不足，已成为临床教学过程中不可替代的医学教学方法。

（五）医学模拟教学法

医学模拟教学（Simulation based medical education，SBME）是教师为实现一定教学目标，以高科技为基础，以模拟临床实际情况为前提，以实践教学、情景教学和一体化教学为特征，让学生获取医学知识，掌握临床基本技能的一种医学教学方法。

1.教学运用

医学模拟教学方法最早使用源于解剖学的兴起，经历了以基础解剖模型应用为主、局部功能性模拟参与教学、计算机交互式训练模型的兴起与应用、生理驱动型模拟的诞生、虚拟培训系统的兴起等五个阶段。随着现代医学教学内容的不断拓展和现代制造工艺、电子信息技术水平的不断提升，医学模拟技术在教学过程中也得到了广泛使用，主要有实物模拟、视屏模拟系统、智能人模拟系统、虚拟触觉模拟系统等不同类别的教学模型，而且真实模拟病人也开始广泛应用到临床教学。随着美国、英国、德国等发达国家广泛推行和不断深化模拟教学，我国也逐步与国际接轨，目前许多高等医学院校及其部分临床教学医院等陆续建立了临床技能中心、医学教学模拟中心等医学模拟教学基地，并取得了令人满意的效果。

2.教学基本要求

（1）严格的带教要求。教师应具有丰富的临床经验和带教经验；制订翔实的教学计划和训练指导；积累并总结归纳代表性病例，结合临床理论知识加以拓展与深入；熟练掌握各种模型、高级模拟人系统等操作规程；教师要善于设计训练过程，激发医学生学习情绪和学习兴趣，以达到最佳的互动教学效果。

（2）严格的医学生临床技能训练要求。医学生要认真预习训练课内容，掌握相关理论知识，熟悉训练指导要求的课程内容和操作的步骤；各小组根据见习指导要求在训练前讨论制订训练计划，合理安排训练顺序、分工等；课后认真总结，主动提出一些建议和意见，请老师分析与总结，完成一些重要训练的试验报告、心得体会等，进一步巩固理论知识学习。

现代医学模拟教学在教学过程中突显出时间方便、可调节、无风险、可重复、可记录、过程可控、有助于少见病或罕见病例的学习等优势，是理论讲授和床旁教学的重要补充和延伸。

第二节　临床教学

一、临床教学概述

临床教学应该在临床医疗活动中进行，而且学生必须接触病人，只有将医学理论与医疗实践紧密结合，才能真正地历练成为医生。

（一）临床教学的由来

临床教学最早起源于文艺复兴时期的欧洲，当时欧洲的医学教育还处于奉经典为教条的阶段。教师仅在课堂上描述疾病和病人的情况，不让学生接触病人；学生只要背诵理论知识，笔试和口试合格，即可获得毕业证书和执业证书，继而成为医生。但是，一些人文主义者认识到这种脱离临床实践的教学方法阻碍和限制了医学的发展，他们提出面向病人进行医学教学（即临床教学），重视临床实践的观点。

意大利的蒙塔那斯认为医学教学的源泉来自病人，"要学习，只能访视病人"，并率先在帕多瓦大学开设临床医学讲座。1658年，希尔维厄斯在荷兰的莱顿大学，以十二张病床的诊疗所作为临床教学基地，正式开设临床医学讲座，结合病人进行教学。而18世纪莱顿大学的布尔哈夫被认为是真正把临床教学法确定下来并使之发扬光大之人，被后人尊为近代临床教学的先驱。据载，布尔哈夫是一名杰出的临床医学家、出色的演说家与教师，声誉遍及整个欧洲，许多学者云集于他的门下，当时他充分利用仅有的十二张床位（男女病室各有六张病床），以病房为课堂，率领学生在床边教学；以病人为教学对象，询问病史、检查体征、分析病情、判断预后。此外，他结合尸体解剖，向学生传授如何分析病理变化与症状之间的关系；并将体温计、放大镜等应用于临床，检查病人的体温和血液、分泌物以及排泄物。通过这种方式，布尔哈夫培养了大批优秀的临床医学家，为欧洲的临床教学树立了典范。后来，维也纳医校的斯维登继承了布尔哈夫的传统，并且把临床教学建立在更加完善的观察基础上，有力地推动了当时医学的发展。

随着欧洲医学的发展和地区间交流的增多，临床教学的理念陆续传播到北美洲、亚洲、非洲等地区。目前，临床教学已经是医学教学的重要支柱。医学本科生近50%的教学活动发生在临床教学背景下。

（二）临床教学的特征

临床教学与课堂理论教学在教学环境、教学组织、教学方法、教学形式、师生关系教学管理及教学评价等方面有着明显的差别。

1. 教学环境的复杂性

课堂理论教学所用教室的结构比较简单，基本构造都比较相似，但临床医学实践教学所在的医院结构、设施、学习场所各不相同，不同科室有不同的构造，手术科室和非手术科室也有着相当大的区别；课堂理论教学过程中医学生主要与教师接触，而临床教学过程中，医学生要与不同方面的人进行接触，如教师、护理人员、技术人员、辅助人员、病人、病人家属及专业陪护人员等。此外，医学生还要不断轮转科室，不断更换工作学习环境。因此，临床教师要充分考虑临床教学环境对医学生学习的影响。

2. 教学组织的灵活性

临床教学过程中，医学生服务和学习的对象是流动的，病人治愈后迅速出院，随即又收治新的病人，面对不断变化的病人，临床教师的教学组织准备工作相对于课堂理论教学而言要难得多，教师必须保持一定的灵活性，根据情况的变化，合理调配并灵活安排教学内容、教学方法、教学对象和教学设备等。经常要做好预案工作，一旦情况发生紧急改变，要及时进行必要的调整，确保临床教学的顺利开展。

3. 教学方法的多样性

课堂理论教学的一些常用方法如讲授法、讨论法、演示法等在临床教学过程中均可使用，但这些并不能满足临床教学的需要，还必须运用其他丰富多样的教学方法，如教学查房、专题报告、经验教学法、带教法等。在临床教学过程中，教师要根据实际情况，综合采用多种教学方法，以提高临床教学的质量。

4. 教学形式的直观性

课堂理论教学主要依靠教师用生动的语言去描绘，并引导学生去理解掌握，而临床教学则是在真实的教学环境中进行，学生可以亲自去观察、思考、获取信息，这就使临床教学更为直观、也更为生动。教师必须结合具体的临床病例，采取丰富多样的直观教学方法和手段，充分发挥临床教学的直观性、生动性的特点，让学生获得尽可能真实的临床体验，充分提高医学生的学习兴趣，增强学生的科研能力，提高创新水平。

5. 师生关系的密切性

课堂理论教学中由于空间的分离，师生交流时间相对较短，而且交流方式以单向交流为主，师生之间了解较肤浅；临床教学过程中，因有共同的服务对象，师生交流时间相对较长，而且交流方式以双向交流居多，更多的是面对面的交流，因此师生关系较为密切。这有利于教师根据学生的实际情况开展个性化教学，根据学生的知识和能力水平给予针对性的指导。医学生也能根据教师的要求及临床实际工作情况来调整自己的学习目标、学习方法和技巧。由于面对面的交流占优势，师生之间必须重视建立良好的关系，一旦师生关系紧张，甚至恶化，就须及时进行调整，否则将会严重影响教学质量。

6. 教学管理的细致性

课堂理论教学阶段学生相对集中，学习行动一致性强，教学管理比较便利；而临床教学阶段学生分散在不同科室的病房或门诊，学习内容、学习方法和学习时间各不相同，教学管理难度较大。因此，临床教学阶段的教学管理要仔细耐心，要加强巡视，要发挥临床一线教师和科室教学管理干部的管理职能，要将管理权限下放到教研室、科室和一线教师手中，以确保教学秩序的稳定和教学质量的提高。

7. 教学评价的综合性

课堂理论教学的评价主要依靠综合评估，即集中进行考试，评价人比较单一、以任课教师为主。临床教学的评估既要有综合评价，还必须有对学生临床操作技能、工作水平、劳动纪律、医德医风的过程性评价，可以通过实习手册的记载，来评定学生的学习态度、学习过程。既要评价医学生的知识，也要评价医学生的技能，还要评价医学生的素质。评价人可以是医师、护师、同学以及病人。

（三）临床教学的目标

我国临床医学教育的目标符合《全球医学教育最基本要求》和《本科医学教育标准——临床医学专业（试行）》，即经过系统的临床实践学习促使医学生在知识、技能、素质三个领域都能得到全面发展，逐步成为称职的医务工作者。

1. 知识领域

临床教学在知识领域的目标主要包含两方面的内容：其一，掌握基本理论知识；其二，运用基本理论知识来指导临床实践，即用批判性思维分析问题、解决问题，制定诊疗方案等。

（1）掌握基本理论知识

医学生在临床理论学习阶段已完成了公共基础课、医学基础课、医学桥梁课和临床专业课程等各学科理论知识的学习，为临床医学实践打下了坚实的基础。在临床实习过程中，医学生将所学的理论知识用于实践，在实践过程中去验证和巩固这些理论知识，同时医学生还会接触到许多教科书上没有的新知识，通过临床医学实践可以不断完善甚至更新自身的知识体系。

根据国际医学教育标准，医学生应获得以下知识：基本掌握生物科学、行为科学和社会科学的有关知识和方法，并能够用于指导未来的学习和医学实践；掌握生命各阶段人体的正常结构、功能和心理状态；掌握人体生命各阶段各种常见病、多发病（包括精神疾病）的发病原因，认识到环境因素、社会因素及行为心理因素对疾病形成与发展的影响，认识到预防疾病的重要性；掌握人体生命各阶段各种常见病、多发病的发病机理、临床表现、诊断及防治原则；掌握基本的药理知识及临床合理用药原则；掌握正常的妊娠和分娩、产科常见急症、产前和产后的保健原则，以及计划生育的医学知识；掌握健康教育、疾病预防和筛查的原则，掌握缓解与改善疾患和残障、康复以及临终看护的有关知识；掌握临床流行病学的有关知识与方法；掌握常见急症的诊断、急救处理原则；掌握祖国传统医学的基本特点，了解中医的辨证论治原则；掌握传染病的发生、发展、传播的基本规律和常见传染病的防治原则。

（2）运用基本理论知识

医学生不仅要掌握大量的基本理论知识，更重要的是要掌握运用这些基本理论知识去解决临床问题的能力，这是临床教学的重要目标之一。然而，医学生初进临床时并不善于运用所学的基本理论知识去解决所遇到的临床真实问题，因此临床医学实践指导教师要努力将医学生放到真实问题的情境中，通过行之有效的教学方法来培养医学生这方面的能力，如教学查房、案例讨论等。医学生在临床医学实践中通过反复多次的分析问题、解决问题的训练，能充分促使批判性思维能力得到有效的训练和发展，对于他们在临床医学实践过程中，根据收集到的有效信息进行分析、评估，从众多可行的诊疗方案中选择出最佳的诊疗方案是大有促进作用的，这就是临床教学的最终目标之一。因此医学生在临床医学实践过程中应主动参与诊疗方案的制定工作，主动思考，主动决策，不要人云亦云，"不唯上""不唯书"，要相信和培养自身的决策能力及水平，尽快提高自己运用基本理论知识去解决临床实际问题的能力。

2. 技能领域

知识在理论课教学阶段可以打下坚实的基础，而技能则更多地是靠在临床医学实践阶段去学习、训练和提高。在临床实际工作中，一个合格的医生不但要有丰富的基本理论知识，还必须具备熟练的操作技能、娴熟的医患沟通与交流技能、运用循证医学的原理进行医学实践和完善诊治方法的能力。

根据国际医学教育标准，医学生应获得以下能力：具有全面、系统、正确地采集病史和规范书写病历的能力；具有系统、规范地进行体格检查及精神检查的能力；具有较好的临床思维和表达能力；掌握内科、外科、妇科、儿科等各科常见病、多发病的诊疗常规及常用临床操作规范；具有常见急症的诊断、急救及处理能力；具有根据具体情况选择使用合适的临床技术，选择最适合、最经济、合乎伦理的诊断、治疗方法的能力；具有运用循证医学的原理进行医学实践，完善诊治方法的能力；具有与同人、病人及其家属进行有效交流和合作的能力；具有利用各种信息资源和信息技术进行自主学习与研究的能力；具有对病人和公众进行有关健康生活方式、疾病预防等方面知识宣传教育的能力；具有较强的外语交流和阅读能力。

（1）操作技能

操作技能是指在不同的条件下，以适当速度熟练、稳定、持续进行某种操作的能力，主要包括病史询问、体格检查、病历书写、辅助检查资料判读、手术基本操作、急救技术和各类穿刺操作等。操作技能的培训需要不断地练习和反馈，而临床医学实践正是能够为医学生提供大量的训练机会，并给予足够的及时有效的反馈。操作技能培训时要注意培训内容的全面性和均衡性，不能只重视手术基本操作、急救技术和各类穿刺操作，而忽视病史询问、体格检查、病历书写、辅助检查资料判读等更基本的操作技能，要充分认识到这些基本操作的重要性。近年来，各高等医学院校加强了临床技能训练实验室的建设，医学生在实验室内反复训练各种操作技能，达到熟练的标准后，在教师的指导下在真实病人身上进行操作，这样可增强学生操作的自信心，进而提高操作的成功率。

（2）医患沟通与交流技能

医学生在临床医学实践过程中和今后的临床实际工作中，不可避免地要和许多人进行交流，面对这些来自不同文化背景、不同家庭、不同知识层次的人群，医学生必须具备良好的沟通与交流技能，否则会对其工作水平和质量的提高造成显著的阻碍。医患沟通与交流技能涉及行为科学与社会学方面的知识，包括言语行为（如说、写），还涉及非言语行为（如面部表情、身体姿势和触摸等）。为了提高医学生的医患沟通与交流技能，临床医学实践指导教师应指导学生与患者建立起良好的医患关系，与其他专业人士及同学之间建立起相互协作的关系。

（3）合理运用循证医学的原理

循证医学又称实证医学、有证医学等，其含义为：有目的、正确地运用现有最好的科学依据来指导患者进行治疗。它是一门通过正确利用及合理分析临床资料来制定医疗卫生决策，规范医疗服务行为，从而提供经济、高效医疗服务的科学。循证医学包含三大要素，即搜集最新最好的科学研究依据；熟练的临床经验；就诊病人的特殊情况。只有将这三个要素有机地结合起来进行综合考虑，临床医师和病人才能在诊断和治疗上获得共识，达到最佳的治疗效果。

医学生通过临床医学实践教学，掌握循证医学的概念、方法及其应用，扩展思路，获得新知识、新理论和新技能，有利于在临床基础和临床科研与实践中引入或开展循证医学的研究，提高临床科研和临床实践的水平。

3.素质领域

素质领域是指医学生信念、价值观、态度、气质等综合素质的养成，是临床医学实践教学的另一个重要目标领域。在临床医学实践过程中，医学生应逐步树立科学的世界观、人生观和价值观，逐步培养严谨的工作作风和团队协作精神，逐步培养良好的医德医风。

根据国际医学教育标准，医学生应获得以下素质：树立科学的世界观、人生观和价值观，具有爱国主义和集体主义精神，愿为医学科学事业发展贡献力量；树立关爱病人的观念，尊重病人人格，保护病人隐私，坚持以预防疾病发生、减轻和驱除患者的病痛为己任，认识到提供临终关怀的道德责任；充分认识医患沟通与交流的重要性，并积极与病人及病人家属进行交流，使其充分理解和配合诊疗计划的制订与实施；树立成本效益观念，注重合理用药，选择合理的诊治方案，充分掌握公平有效分配和合理使用有限资源的原则，充分利用可用资源达到康复的最大效益；树立终身学习观念，充分认识到不断自我完善和接受继续教育的重要性；树立正确的医学伦理观念，尊重个人信仰，尊重每一个人，理解其人文背景及文化价值；树立实事求是的科学态度，对超出自己的业务能力而不能有效安全处理的医疗活动，主动寻求其他医师的帮助；始终将病人及社区的健康利益作为自己的职业责任；具有创新精神和敢于怀疑、敢于分析批判的精神，具有为新知识产生、新技能发现做出贡献的意识；尊重同仁，树立团队意识；树立依法行医的观念，学会用法律保护病人和自身的权益。

二、临床教学的实施

临床教学有多种模式，如病床边教学、门诊（或急诊）和手术室内教学、模拟教学等，无论采取哪种临床教学模式，临床带教（简称"带教"）都是实施临床教学的重要方式，带教的质量决定临床教学的效果。在带教过程中，教师指导和训练学生、帮助和促进学生进步；学生在此过程中逐渐树立了自信心，获得了应用所学知识和技能独立为病人进行诊治的临床能力。

（一）临床带教教学法

医学生在实习教学过程中的某一段时间内固定由一名教师给予指导的形式称为临床带教老师制，这种教学方法称为临床带教教学法，在当前的临床教学中占主导地位，对指导教师的要求比较高，教师在完成自身临床医疗工作的同时，还要对所带学生给予细致的指导，包括理论知识和临床技能，以及沟通和交流的技巧都要进行系统的传授。

1.临床教学中教师的角色定位

要达到成功带教的目的，教师和学生间必须相互信任和尊重，教师应该对带教工作饱含热情、期待学生成功、明确学生的需求、积极为学生提供临床实践的空间和机会、肯定学生的努力、鼓励学生的正确做法并指正他们的错误和偏倚。

（1）渴望学生成功，热情对待临床带教工作

只有渴望学生成功的教师，才能真正主动地、尽职尽责地完成带教工作，这是保证临床带教工作顺利进行的先决条件和关键因素之一。因此，带教教师一定要充分认识到临床教学工作的重要性，把培养合格的医学生作为责无旁贷的任务执行。

（2）明确学生需求和不足

只有明确学生的需求和不足，教师带教工作才能有的放矢。在带教中，教师可以

通过提问目标性问题和审阅学生笔记等方法，探索学生已经掌握的知识和经验，借此明确已知和未知的需求及不足，增加双方共享的知识并减少未知的知识。

（3）帮助和指导学生学习

因为临床教学的不可预计性和时间所限，教师要帮助学生，使学生在短暂的时间内学习到最重要和最贴近主题的知识；同时，作为医学领域的专家，为学生提供必要的指导，把学生训练成为具有一定临床能力的医生。

（4）具备渊博的知识

为了很好地完成带教工作，并把广泛的知识和技能传授给学生，教师不仅需要精通医学知识，还必须具备广博的人文知识、社会知识、有关学生的知识、甚至流行病学和人口统计学知识等。教师拥有大量的有关学生的知识，有助于帮助教师尽早明确学生的需求和不足，了解学生的能力和水平，使他们能精确预计学生在何时、何地、最可能犯什么错误，以及如何有效地帮学生改正错误。

2. 选择合理的临床教学方法

在临床教学中，教师即使具备上述条件，但如果教学方法不合理，也不能保证临床教学工作顺利进行。所以需要提供给教师科学、合理的临床带教模式。微技能模式是高度组织和构建的、能保证时间受限的情况下临床教学的高效实施。

3. 保证带教工作高效实施

若要在有限时间内完成高效的带教工作，就必须通过预先计划和高度组织构建。在临床教学中，适当地运用微技能模式就能达到所需的效果。

微技能模式通常采用逐渐递进的方式，一般包括以下5个步骤。

（1）让学生清楚表达他的诊断或下一步计划

学生向教师提交病例后，教师不要做出任何先发制人的评论，但教师可以通过提问来启发学生，例如，这个病人最大可能的诊断是什么，你所获得的最重要的信息是什么，你想知道的补充信息是什么等，以达到促进学生自己提交诊断或计划的目的。

（2）探索学生的临床推理过程，了解学生的知识差距

当学生独立提交诊断后，下一步就是探索学生做出这一诊断的临床推理过程，以确定他们的知识差距。教师依旧可以采用提问式的方式进行启发。例如，支持你得出这样的诊断的依据是什么，帮你排除其他诊断的数据或结果是什么等，这样有助于明确学生给出这一诊断的理由，即他的临床推理过程，并了解学生的知识差距。

可见，前两个步骤使教师基本明确了学生的需求和不足，为接下来提供可以再利用的一般原则及恰当的反馈奠定了基础。

（3）传授一般原则

教师的职责就是教授与学生理解水平相当的有关病人的可传递且可再度利用的原则，即一些能用于类似病例的一般规则，在这些一般原则的帮助下，学生可以把以往的学习经验应用到现在的医疗实践中。同时，在某些特殊病例中参照不典型例子的讲解可能有利于在教学中加入亮点，吸引学生关注，为以后遇到类似的问题提供借鉴。

（4）巩固正确的表现

这个过程是对学生的一种正反馈的形式，通过巩固学生正确的表现，可提高他们

永久记忆这些信息的机会。而且，在纠正错误前给予正反馈可以保存学生的自尊心和自我肯定，使纠错过程更易被接受。

（5）纠正错误

通过以上步骤讨论，当学生意识到自己的错误时，如果允许他们自己先纠正错误，则学生更容易接受纠错过程。教师可仅利用建议的形式提供指导性的反馈，进而帮助他们改正错误即可。

（二）临床经验教学法

临床经验教学法是指教师指导医学生从临床实践经验中学习和积累知识，其实质是从实践过程中汲取知识，并非从听课或读书中获得知识。临床经验学习法的最大特点是医学生的积极实践，医学生是真正的主体，医学生可通过亲自实践从临床实际工作中获得直接经验。随着相关法律和制度的健全与实施，医学生直接进行临床实践的机会相对减少，但仍然能够通过经验学习法学习和掌握临床基本技能。

经验学习不是一个自发的过程，而是一个需要严谨设计的过程，学习者可在这一过程中得到较大的收获。经验学习法的过程包括：医学生参加某项临床实践、医学生的回忆、小组讨论和反馈、总结经验并提出本次经验对下一次临床实践的指导意义。

经验学习法不仅仅包括实践过程本身，还包括一系列评估和反馈过程，主要有以下内容：医学生回忆在临床实践过程中的表现，包括整个工作过程、规范化程度及存在的错误等；小组讨论和反馈，即实践者主动说出自己的切身感受，然后由小组同学集中对实践过程进行评估；总结经验，即根据小组的讨论和反馈，在教师的引导下对本次临床实践总结出一些切合临床实际的经验或教训，而且教师要指导医学生如何利用这些经验来指导下一次临床实践。如此循环往复，通过不断积累，医学生的经验才会越来越丰富。

（三）临床小讲课或专题讲座

临床小讲课或专题讲座是指在医学生实习过程中，根据教学大纲和实习计划的要求，适当安排一定学时的小组课堂教学，教学地点可以在标准的教室，也可在病房的小教室进行。

小讲课或专题讲座与大课有明显不同，大课讲授主要是以学科类别划分并按照常见病、多发病等分疾病进行的，更多的是传授经典理论知识给医学生。小讲课或专题讲座是以某一个典型症状或体征为主题，进行横向联系，教会学生如何分析和思考临床实践过程中遇到的问题；也可以是学科在某一个方面的研究进展，以开拓医学生的思维空间。小讲课或专题讲座不能同大课内容重复，应该是大课内容的补充和延伸。在实习阶段，小讲课或专题讲座的安排要适度，学时不能太多，以每周安排1～2次为宜，每次控制在两个学时以内，原则上一周不要超过4个学时，否则就会误导学生只注重理论知识的学习，而忽视临床实践过程的训练。另外，在分组进行的实习教学过程中，要注意小讲课安排的稳定性，不能在不同的实习组随意安排小讲课或讲座的内容，要保证教学的均一性和公平性。

（四）教学查房

医护人员每天的日常工作之一就是查房，查房的目的是进一步明确和调整对病人的诊断、治疗、辅助检查的选择和护理；医护人员通过查房能及时了解病人病情的变化、发展和转归。临床实际工作中有多种查房，如医疗查房、护理查房、教学查房。医疗查房按主持查房教师的职务职称分为住院医师查房、主治医生查房和教授查房。教学查房的过程与医疗查房有较大的区别，主要在于教学查房是结合现实的病例指导学生掌握该病种或诸多病种的诊断和治疗原则，教学查房的病例要根据临床教学的需要，有意识进行选择，教师要做好充分的准备，准备好总结材料，确保教学目标的充分实现。

教学查房的基本过程如下：由负责教学查房的教师（主治医师及以上人员）根据教学目标选择合适的病例，全体医学生和住院医师参加；由负责管床的医学生汇报病史摘要，可用中文或英文，然后安排重点体检，在住院医师进行补充后，负责查房的教师指出病史汇报和体检的不足；所有参加教学查房的人员回到病区的小教室对疾病的诊治进行讨论，以医学生为主，负责教师只起启发、引导和补充的作用；最后由负责查房的教师进行小结，小结时可对某一个方面的问题进行重点补充或讲解。整个教学查房过程一般在1小时左右，最好不超过1.5小时。

（五）病房病例讨论

病房病例讨论是指对病房内现有的典型病例、疑难病例或死亡病例进行分析和研究，并总结出诊断和治疗上的成功经验和失败教训。一般情况下，由管床医生具体介绍病例的基本情况，即病史小结、诊断和治疗的计划与实施过程，对此上级医生可适当进行补充，然后所有的医生和医学生一起进行讨论，各抒己见。通过病房病例讨论可以帮助医学生更全面地理解疾病，并且能够对疾病的诊断、治疗和预后进行正确的评估和判断，有助于提高医学生的临床思维技巧和思维水平。

（六）模拟教学

医学教学内容可以大致分为理论教学和实践教学。在医学生成长阶段，早期主要通过理论教学实现对医学知识和经验的灌输、理解、记忆，而后期主要通过实践教学来完成对临床思维、技能和实际临床工作能力的培养和训练。理论教学不能替代，也不能减弱实践教学。

临床技能的训练应该经过从模仿到实际操作的过程，这都需要操作的对象。从理论角度来讲，医学生最好的学习对象是病人或真实的人体，但是随着社会的进步和相关法律的实施，在病人身上学习和训练临床技能出现了越来越多的困难与弊端，主要表现在以下三方面。

（1）不符合道德伦理要求和病人的利益

临床操作大部分是有创性的，都有可能对病人产生一定的危害，存在着一定的风险，如果让医学生在操作不熟练、不规范的情况下直接在人体上进行，那就有可能会损害病人利益甚至危及病人的生命，这就完全违背了治病救人的医疗宗旨。

（2）不符合相关法律法规要求

世界绝大多数国家制定了相应的法律法规来规范医疗行为，以达到尊重人权、维护病人合法权益的目的。根据相关法律规定：临床医生必须通过严格的执业资格考试，取得执业资格后，才能开展各类操作，特别是各种有创性的临床操作。我国目前的医学教育现状是：五年制本科生在毕业一年后才能参加执业医师资格考试，研究生在毕业当年可以参加医师资格考试，考试结果在第二年才能出来。因此医学院校的大多数毕业医学生要在工作一段时间后才能顺利取得执业资格证，才能以合法的身份从事一些有创性的临床操作，这会对当前医学生的在校教育质量产生一定的负面影响。

（3）不利于提高临床教师的带教积极性

随着社会民众法治观念的增强，各种原因引起的医患纠纷日益增多，社会对医疗服务的高风险性和医学技术的有限性认识不足，在医疗纠纷协调和处理过程中，各类媒体和社会民众的同情心往往偏向"弱势"的病人一方，在这种不利形势下，临床带教教师对于指导学生在病人身上进行临床技能操作，将要承担更多更大的风险。临床带教教师在实际工作中，往往为了规避风险，只能减少甚至不提供医学生临床操作训练的机会，这明显不利于提高医学生的临床操作教学质量。

为了解决这一矛盾，国际和国内医学教育界都在思考对策。近20年来，在材料技术和计算机技术飞速发展的带动下，医学模拟技术日趋成熟，医学模拟教学也逐步成为最重要的教学方式之一。相对传统的临床医学实践教学方法而言，医学模拟教学具有以下特点：

①操作的相对真实性：模拟教学设备通过颜色、声音、动画等创造出接近真实的临床工作环境和病例，医学生在模拟设备上进行操作，可以得到与在真实病人身上进行操作基本相同的体会。

②操作的可重复性：病人的病情是千变万化的，现在有的症状或体征，一段时间后可能会消失，或出现新的症状或体征。模拟教学设备所模拟的情景则是不变的，每种设备所模拟的症状或体征是能够不断重复出现的，而且在不同的时间，不同学生进行操作训练时，也不会发生变化。

③操作的高安全性：模拟教学设备可以让多个医学生在不同的时间内进行反复训练，医学生无须担心操作失误会给"病人"带来痛苦甚至伤残，使医学生在训练时可以放开手脚，以轻松自然的心态去圆满完成操作训练。

近年来，随着我国高等医学教育的发展，医学院校紧跟国际医学教育潮流，掀起了建设医学模拟教学实验室或医学模拟培训中心的高潮。在建设模拟教学实验室的基础上，医学院校正逐步对医学实验课程进行改革，在保持传统教学内容的同时，开设专门的临床操作训练课程和临床思维训练课程，大大提高了教学效果。

三、临床教学中学生临床能力的培养

（一）临床能力的评估

临床能力评估是多方面的，包括知识、技能和态度等多种、复杂的特征和行为的考评。

1.客观、有效地评估学生的临床能力

在临床能力评估过程中，学生运用他们掌握的知识分析病人的相关数据，完成特定的任务，并根据所获得的信息为病人制订出最贴切的诊疗方案。因此，单独通过一次考试很难达到临床能力的评估，必须建立一系列考试用以评估学生各方面的临床能力。这一评估手段必须是有效且可靠，并能效仿实际任务的。评估系统也必须是客观且能够提供形成性评价的。

20世纪70年代，Harden介绍了基于学生采集病史、体格检查、临床操作、沟通和交流据、分数析、实验室检查或影像资料等方面的表现来综合评估学生临床能力的客观结构化临床考试（OSCE）。在此评估过程中，不仅系统地评估临床技能，同时也很好地考核和评估了临床推理能力和临床态度。因此，OSCE被大多数医学院校采纳，作为考核学生临床能力的最主要手段。

2. 典型的OSCE格式和评估范围

OSCE已经被接受为一种有效的、可信的和实践性强的评估方法，广泛应用于本科生和硕士生的临床能力评估。最近，它也被应用到一些地区的执业医师考试中。

OSCE包括若干组成部分，要求学生完成每一部分特定任务。例如，展示临床查体的技能、完成一段简短的书面评论或解释临床检查或实验室结果等，每一部分时间限制在5～10分钟，考官在每一部分根据学生的表现打分；各部分分数比率大致为：病史采集30%、体格检查为30%，实验室检查为20%，解释部分为20%。这些部分可以笼统地归纳为步骤环节和问题环节。在步骤环节，学生要采集病史或做体格检查；在问题环节，教师针对病人的病史、检查和检验结果、诊疗方案等提出多个问题，要求学生逐一回答。

在此评估过程中学生对图表的解释能力、数据的分析能力、对待病人的态度、沟通和交流能力、外科器械和其他医疗工具的使用以及标本和教学模拟器具应用的熟练程度等临床技能、临床推理和临床态度等有关临床能力的各个方面均被评估。

（三）临床操作技能的传授

1. 临床操作技能是知识、态度和行为的统一体

按照Bloom分级，临床操作技能属于精神运动的范畴，但若要安全而有效地进行临床操作，知识是绝对的前提；态度和行为也是临床操作技能的关键组成部分。后者主要包括向病人讲解操作的性质、实施操作的必要性、临床操作潜在的风险、对病人病情的理解和同情等。尽管知识、态度、技能的重要性依靠操作的性质和病人的背景而不同，但这三项对于教学是同等重要的。学生只有认识到临床操作技能是三者的有机结合，才能深刻理解临床操作技能，才能认真学习。

2. 临床操作技能的分类

临床操作技能分为三个级别：基本临床操作技能、选择性临床操作技能、不需要和不被推荐的临床操作技能。基本临床操作技能包括一般常用临床操作技能（如静脉穿刺、胸腔穿刺、腹腔穿刺和腰椎穿刺等）和关键的救命性质的临床操作技能（如心肺复苏），学生必须准确无误地操作这些基本技能；选择性临床操作技能趋于要求专业学生掌握；而不被推荐和不需要的临床操作技能被认为由学生操作是不适合或不安全的，例如，尽管肾活检被认为是内科医生的选修技能，但不允许学生从事这一操作。

3.临床操作技能的传授方法

高度组织的临床操作技能教学方法建立于教育学原则上，是科学、有效的方法，主要包括两种。

（1）将临床操作分为若干组成部分

因学生难以正确掌握复杂的临床操作，可以把主要步骤分成若干组成部分，这样既有助于学生理解和实践，使学生更愿意进行操作，又方便教师讲解复杂的临床操作过程。例如，气管插管可以分为如下若干部分：识别适应证、准备插管器具、预防风险和监护、摆放病人体位、了解气道的正确解剖结构、介绍人工气道、确认人工气道的位置、固定人工气道，这样的分级方法有助于保证每一步骤正确进行。

（2）在教育目标分类的基础上传授临床操作技能

具体步骤为学生掌握技能的认知部分，如适应证、禁忌证和注意事项等；教师展示确切的操作过程，但不做口头描述；教师重复操作过程并用语言描述每一步；学生向教师描述操作步骤；学生进行实际操作。在这种有顺序的教授过程中，教师要仔细观察学生的操作并及时提供反馈，必要时予以纠正错误操作和巩固正确步骤，并允许学生重复操作直至达到所需熟练程度。

4.认识学生学习临床操作技能的障碍

（1）缺乏学习动机。多由教师对临床操作技能重要性的强调不足引起，因此教师在教学过程中要加强临床操作技能重要性的阐述，增强学生的学习动机。

（2）对某一临床操作强烈和持久的错误印象。教师应反复地巩固和反馈，以帮助学生清除错误印象并进行正确的操作。

（3）内在无能力。这可能是学生缺少适当的神经肌肉或视觉和谐所导致，要正确认识学生表现的极限，保存学生的自尊心和道德心，指引他们走向成功。

（4）从实习或模拟环境向现实情景转换困难。这种情况通常发生在实习或模拟环境与实际情况相差较大时，可以通过在真实环境中实习操作技能或通过逐渐转换来实现。

5.教授临床操作技能的注意事项

（1）要从已知向未知发展，新的知识和技能应该构建在原有的知识和技能之上。

（2）强调临床操作技能中知识和态度的重要性。

（3）从较安全的临床操作开始教授和实践。

（4）允许学生用充分的时间去熟悉设备。

（5）充分认知学生的能力和需求。

（四）沟通和交流技能的传授

医生与病人的沟通和交流是医疗中病人预后的一个重要决定因素。因此，沟通和交流技能训练是医学生临床教学中的一个基本组成部分。

1.沟通和交流技能在医疗工作中的重要性

（1）医疗中缺乏沟通和交流可带来严重后果。在医疗过程中缺乏沟通和交流可导致病人不依从治疗和处方，直接导致不必要的入院、额外就诊、发病率和死亡率的增加；而沟通和交流质量低下也引发众多医疗纠纷，进而给病人带来不良后果。因此，医学生有必要掌握沟通和交流技能，为将来成为拥有爱心的医生奠定基础。

（2）良好的沟通和交流大有益处。良好的沟通和交流可显著提高病人预后，有助于获得更丰富的数据，而高质量的广泛数据有助于提高诊断的精确性；良好的沟通和交流还可带来众多社会益处，包括病人更满意、医生更满意、对医生的诉讼和抱怨减少等。

2. 临床教学中如何教授沟通和交流技能

沟通和交流是可以学习的技能，而且这种技能可以被教授。提高沟通和交流技能的策略如下：

（1）沟通和交流技巧的示范。此种策略向学生突出强调了正确的沟通和交流的态度及行为，包括通过单面镜接触病人、实际接触病人、观摩录像带和学习典型病例等手段。

（2）角色互换。允许学生在安全环境中实践角色互换或处理模拟病人。

（3）反思和自我评价。反思和自我评价是学习沟通与交流技巧强有力的成分，借此学生认真思考所接触的病人，明确所犯错误并自己找到未来的补救措施，该过程是学生从自身内部提供建议和动机，从而可减少抵制改变的可能性，更容易接受教师的指正意见，提高教学成功的机会。

（4）反馈和评价。通过各方面的反馈与评价可巩固正确行为，纠正错误行为，提供补救方法，提高沟通和交流技能等。

四、临床教学中的伦理与法律问题

在临床教学过程中，临床教师、医学生、病人都有各自的角色、权利和义务，它们之间不可避免地存在着许多矛盾，这些矛盾的存在会使带教老师和医学生面临伦理和法律方面的问题。

（一）伦理问题

伦理是运用一些原则去确认及证实人在特殊情况下所做的正当行为的一种科学。伦理规则包括对人的尊严、自主性、隐私和自由的尊重，有益性、公正、正直、忠诚等。希波克拉底誓言中的"我愿尽余之能力与判断力所及，遵守为病家谋利益之信条，并检束一切堕落及害人行为，我不得将危害药品给予他人，并不作此项之指导，虽然人请求亦必不与之"，是医学最早的、最朴素的伦理准则。我国医学生誓言中"我志愿献身医学，热爱祖国，忠于人民，恪守医德，尊师守纪，刻苦钻研，孜孜不倦，精益求精，全面发展。我决心竭尽全力除人类之病痛，助健康之完美，维护医术的圣洁和荣誉"，是对医学生的伦理教育给出的最准确的答案。

1. 医学生在临床实际工作场景中的问题

对于服务场所作为教学活动机构而导致的伦理问题早已引起人们的关注。在服务机构中，医学生相对于有执业资格的临床医师而言是缺乏临床经验、技能生疏的学习者。尽管他们的学习活动是在临床带教老师的观察和指导下进行的，但医学生并不被期望提供高质量的服务。另外，病人在求医时，期望得到高质量的服务，而对提供机会给医学生学习则被置于次要的地位。这里涉及的伦理准则是"有益性"，即医学生具有帮助病人的职责，达到有益的结果，或至少不对病人造成伤害。当医学生在服务场所的主要目的是学习而非提供高质量的医疗服务时，这就有可能违反了伦理准则。

病人在有医学生的场所，可能会担心隐私被侵犯。与有执业资格的临床医师相比，医学生在对病人进行诊治时，临床带教老师可能需要花费大量的时间和精力来指导医学生，这样的教学活动也占去了临床带教老师对病人直接进行诊治的时间和精力，干扰了其自身医疗服务工作的顺利进行，甚至可能影响病人对带教老师工作的满意度。但是由于临床教学的特点，医学生只有在真实的临床环境中学习才能达到教学目标。临床带教老师在设计教学活动时，必须充分考虑病人和医学生的权利和需求，使医学生明确学习目标，并保障临床带教活动不致影响医疗服务质量。在教学活动开始前，病人应有知情权和选择权，而且临床带教老师应保证医学生能够针对临床教学做好充分的准备工作，包括具有一定的各项临床实践操作基础、保证带教老师自己在场，并确保作为一名老师的称职性。

2. 师生关系

（1）对人的尊重

临床带教老师和医学生之间的一种有效的互惠的关系是建立在相互信任和尊重的基础之上的。师生双方在维持这种关系时，临床带教老师占有主导地位，应该首先表达对医学生的信任和尊重，主动建立这种关系；医学生是学习的主体，要充分尊重带教老师，对教师的言传身教始终保持感激之情。这种相互信任和尊重的关系展示了临床带教老师和医学生对尊重人的尊严、自主性等伦理准则的承诺。

在临床教学中，医学生常常会感到"不符合伦理准则的教学行为"的存在，例如，在临床教学的公共场所，带教老师对医学生提问并批评医学生，在病人面前谈论该病人或未经病人允许就让医学生观看各类临床操作等。因此，带教老师应在医学生在场的情况下征得病人同意，并向医学生强调这样做的意义，这样既有利于强化医学生尊重病人的伦理价值观，又对医学生将来作为带教老师指导学生时起到很好的示范作用。

（2）公平与公正

公正伦理准则是指公正地对待事物，即用同样的标准评价每个人的行为。在临床教学过程中，带教老师必须用同一标准对医学生进行评价。当临床带教老师对部分学生进行表扬、支持并提供比其他医学生更好的学习机会，或与某些医学生建立某种社交关系时，其他医学生都会认为老师的行为是不公平的。因此，临床带教老师与医学生的关系应该是同事性的、协作性的，而不应过分私人化和社交化。

（3）实习生的隐私权

医学生在不同的科室实习，要接受不同的临床带教老师的指导，在每次更换科室学习时带教老师之间常常会交流某医学生的情况，以了解某医学生前一阶段的表现，有助于新的临床带教老师明确医学生的学习需要、学习特点，并为其设计相应的教学方法。带教老师在交流时应侧重于对医学生表现情况的客观描述，而不是对医学生的主观判断，更不能给医学生贴标签或将其特征化等，即不可披露医学生的个人资料，要保护实习生的隐私，遵循伦理准则。

（4）合格的教学

将"有益性"的伦理准则运用到教学中，则医学生拥有由享有称职、负责及知识渊博的临床带教老师带教的权利。称职的临床带教老师不仅仅要有丰富的知识和娴熟的技能，还要做好以下工作：促进、帮助医学生在临床的学习，包括设计学习活动，帮助医学生将知识运用于实践，培养医学生的独立性，提问并回答医学生的问题等；评价医学生的表现并给予具体、及时的反馈；与医学生有效沟通，包括与医学生建立近似同事的关系。

（5）学术方面的不诚实行为

学术不诚实是指有意参与和个人或他人学业有关的欺骗性活动，包括撒谎、欺骗、抄袭、篡改或虚构记录，不真实地展示自己的身份以及协助他人实施不诚实行为。临床不诚实行为对医学生的害处很多，主要表现为：如果医学生不向老师及时报告自己的错误，临床不诚实行为首先会威胁病人的安全；师生间的相互信任构成了有效师生关系的基础，学术不诚实行为会影响临床带教老师对医学生的信任；如果老师不注意、不处理医学生的不诚实学术行为，则会让医学生形成"这些行为是可以被接受的"的想法，同时也导致那些诚实的医学生对临床带教老师不闻不问的行为产生不满；这样做也可能会影响教研室、院系乃至学校的声誉；当临床工作人员发现医学生隐瞒这些行为而临床带教老师又不指出来时，医院可能会取消医学生在此机构实习的资格。因此，临床带教老师应该严肃对待不诚实行为，减少或杜绝这些行为对病人、学习者、师生关系及教学管理部门产生的有害作用。

导致学术不诚实行为的因素有多种。①竞争：目前我国毕业的医学生出现了相对供大于求的现象，医学生择业面临着激烈的竞争，而成绩是用人单位择优录取的重要标准之一、医学生在学习期间不遗余力地去努力学习，以期获得理想的成绩，有的医学生甚至冒险采用舞弊手段来达到此目的；②对完美的强调：临床教学常常给医学生传递"好医学生是不会犯错误的"的信息，而医学生在学习新知识、新技能的过程中出现一些错误是不可避免的，有些学生会因为对惩罚的恐惧而选择隐瞒错误；③不良的角色作用：角色榜样对行为的影响是很大的，当医学生观察到老师或其他医疗工作人员的不良行为时，可能会对这些行为进行模仿；④道德发展缺失：道德发展是医学生专业价值观社会化的一个过程，临床带教老师有义务负责其指导的医学生的道德发展。

临床带教老师可以采取多种方法来控制学术不诚实行为：①临床带教老师应成为医学生诚实的角色榜样；②临床带教老师应该承认医学生在学习过程中出现错误是正常的事，创造一个允许医学生在安全的环境中出现错误的氛围，并提供正面的反馈。而医学生应清楚这不能成为为自己所犯错误开脱和推卸责任的借口，而且老师是不会允许医学生犯伤害病人的错误的。此外，教学管理部门应该制定学术不诚实行为的范畴以及对这些行为进行惩罚的具体条例或规定，将这些条例或规定告知所有医学生，反复对医学生进行强调，并以此作为准绳，对违反条例的行为进行持续、公正地处理。

（二）法律问题

作为一名临床带教老师，不仅自己应有很强的法律意识，还应教育医学生，让其明确自己的权利及合法身份；临床带教老师及医学生对病人的基本权利必须要有一定的了解，而且更应明白在实际工作中与法律有关的潜在性问题。

1. 医学生的权利

临床带教老师不能忽视医学生在临床实践教学过程中的公平学习权利，主要表现在以下 4 个方面。

（1）知悉对实习的安排。医学生有权知道达到学习目标的实习过程安排，有权利期望临床带教老师引导他们达到目标。因此，临床带教老师应该向医学生解释实习单位的政策、实习轮转的程序、临床教学方法及评价方法等。

（2）良好的学习环境。医学生临床实践教学的场所一般是由校方和实习单位共同决定的，但医学生有权得到一个具有充分学习机会的环境。因此，实习单位应满足下列条件：能提供有助于医学生达到实习目标的机会；提供必要的学习材料与学习活动条件；创造一个有利于医学生学习的环境。对于实习环境中没有的内容，则不应对医学生进行该方面的评价。

（3）有合格的临床带教老师。医学生有权获得合格的临床老师带教。合格的临床带教老师有两个标准：具有在带教领域中丰富的专业知识和熟练的技能以及较强的教学能力；拥有对医学生及相关法律知识的了解。

（4）有权询问评价结果。临床带教老师对医学生进行评价时若带有主观性，则会影响临床带教老师对医学生的评价结果。医学生为确保自己得到相对客观的评价，有权询问临床评价结果，医学生可以询问老师对自己评价的过程及依据，但同时医学生应尊重临床带教教师对他们做出的专业性的评价。

2. 病人的基本权利

美国医院协会于 1973 年颁布了《病人权利典章》，其中规定病人有如下权利：

（1）接受关怀及被尊重的照护；

（2）获知有关诊断、治疗及预后等情况，医师要用病人可以理解的字句来表述这些情况；

（3）接受任何检查程序或治疗前，从医师处获知详情，并经病人同意；

（4）在法律允许的范围内拒绝接受治疗；

（5）要求对个人的医疗计划保障其隐私权；

（6）要求有关其治疗的所有沟通的内容和记录以机密方式处理；

（7）要求医院在其能力范围内，对病人所要求之服务要有合理的反应；

（8）只要与病人的治疗有关，病人就有权力知道医院与其他医疗及学术机构的关系；

（9）事先被告知对其治疗或护理有影响的实验，并有权拒绝参加；

（10）获得继续性保护；

（11）核对其账单及接受有关账目的解释；

（12）知道医院的规则和规定，以便遵守院方的相关规定。

我国虽然没有专门的法律来规定病人的权利，但从部分法律条款中可以见到对病人作为公民、病人的权利的有关规定，包括以下内容。

（1）医疗权。《中华人民共和国宪法》第四十五条规定，"中华人民共和国公民在年老、疾病或者丧失劳动力的情况下，有从国家和社会获得物质帮助的权利，国家发展为公民享受这些权利所需要的社会保险、社会救济和医疗卫生事业。"这一条表明了公民享有医疗保健服务的权利。

（2）自主权。《医疗机构管理条例》第三十三条的规定，表明病人有对自己相关的问题做出决定的权利（自主权），而医务人员有义务不干预病人的自我决定。

（3）知情同意权。《医疗机构管理条例实施细则》第六十二条的规定，表明病人有知情同意权。医务人员有义务把诊断和治疗的种种可供选择的办法的利弊包括不利的后果告诉病人，从病人那里获得对医生选择的治疗方案的同意。

（4）保密权和隐私权。卫生部颁布的《医务人员医德规范及实施办法》规定，"为病人保守医密，实行保护性医疗，不泄露病人隐私与秘密。"医务人员应尊重病人隐私，对所知道的病人身体情况保密，不泄露相关情况。

（5）了解医疗费用权利。《医疗机构管理条例》第三十七条规定，"医疗机构必须按照人民政府或物价部门的有关规定收取费用，详列细项，并出具收据。"该条表明病人有了解医疗费用的权利。

（6）其他。除了上述基本权利以外，病人作为公民还享有生命健康权、姓名权、名誉权、肖像权、荣誉权等。

临床带教老师和医学生应了解病人的基本权利，以避免在提供医疗护理服务时侵犯病人的权利，从而引发一些不必要的医疗纠纷。

3. 潜在性的法律问题

医学生不仅应该了解国家有关医疗护理法律的条文，还应该更明白自己在实际工作中与法律有关的潜在性问题，以便自觉地防范和避免相关问题。

（1）侵权行为与犯罪。侵权行为一般指对人的人身权利不应有的侵犯，犯罪则指一切触犯国家刑法的行为。前者通过民事方式（如调解、赔礼、赔物乃至赔款等）来解决，后者则必然会被起诉而依法受到惩处。分清犯罪与侵权行为的关键是对临床实践行为的目的和后果的正确鉴定。例如，医学生在病房随意高声谈论癌症病人的病情，在病房及其探视者中扩散，则应视为侵犯了病人的隐私权；如果因此导致病人内心的巨大痛苦而自杀身亡，就构成犯罪。

（2）疏忽大意与渎职罪。疏忽大意是指不专心致志地履行职责，因一时粗心或遗忘而造成客观上的过失行为。就临床实践而言，过失可导致两种后果：①疏忽大意的错误仅损害了病人的心理满足、生活利益或恢复健康的进程；②因失职而致残、致死。前者可构成侵权行为，后者则可构成犯罪，属渎职罪。

（3）临床医疗文书记录的法律意义。临床医疗文书记录是严肃的法律性文件，主要包括病历、医嘱、病程记录、手术记录等。它们不仅是衡量医疗质量高低的标准，也是观察诊疗效果、调整治疗方案的主要依据。不认真记录或漏记、错记等可造成差错事故或渎职罪。

第三节　反思性教学

"反思性教学"自20世纪80年代以来在西方一些发达国家的师范教育领域兴起，并迅速向教育其他领域延伸的新的教学理论和实践。它超越了常规教学研究中技术理性思维的实践，站在更高更宏观的层面去关注和探寻一种抽象的、基础的教学策略和人文理性。

一、反思性教学的含义

在教育学领域，杜威在1933年首次引入反思的概念，将反思定义为对支持行动的任何信念和假定性知识作积极的、持续的、审慎的思考。

反思性教学是一种思考经验问题的方式，是教师借助发展逻辑推理的技能、仔细推敲的判断以及支持反思的态度进行批判性分析的过程。它是一种现代思潮，是教师研究解决教学问题的重要手段，也是促进教师专业发展的有效途径。

教师的反思性教学是对传统的技术理性主义和经验主义的一种反思。反思性教学的教师既具有课堂教学所必备的知识、技能，又具有对教育目的、教育行为的后果、教育的伦理背景以及教育方法等更宽广的教育问题的探究和处理能力，即教师自觉地从反思的维度来看待教育现实和教育问题，自觉地反省自己的教育实践，从而在不断地反省与探究的过程中提升自己的专业水平和教育教学能力。另外，教师的反思性教学也是当前教育教学改革的要求。在新一轮基础教育课程改革中，学生的学习方式发生了重大的变化，即更加注重学生的主动探究、研究能力的培养，这种学习方式的转变客观上呼唤教师的教学方式也要随之改变，"教师即研究者""研究为本""探究取向"的教师角色应运而生。在一定意义上，反思性教学将教师的"学会教学"与学生的"学会学习"有机结合起来，以增强教师的责任感为突破口，促进了我国高等医学教育和教师自身素质的发展，提高了教学质量。

二、反思性教学的基本流程

反思性教学是促进教师素质提高的核心因素，只有经过反思，教师的有效经验才能上升到一定的理论高度，才会对后续的教学行为产生积极的影响。其基本流程为如下。

（一）确定内容

教学反思的起点是教学问题，这个阶段主要是确定反思的内容，发展教师的问题意识，而发现问题是实施"反思教学"的首要任务。

教学中的问题主要表现在以下方面：教学行为的明确性；教学方法的灵活多样性；调动学生学习积极性手段的有效性；教师在课堂上所有活动的取向性；学生在课堂教学活动中的参与性等。

教师通过对实际教学的感受总结经验、收集信息，意识到自己教学中的问题，并产生研究这些问题的欲望，最终促进教学效果的提高。

（二）观察分析

反思内容确定后即进入观察分析阶段，此阶段中的教师既是各种信息的收集者，又是冷静的批判者和经验的描述者。教师首先要围绕反思问题，通过查阅文献、观摩研讨、专访等形式广泛收集信息，尤其是关于自己教学活动的信息，然后以批判的眼光反观自己的思想行为态度和情感，分析产生问题的原因以及他人在解决这个问题时的经验教训，为下一阶段寻找解决问题的新思想与形成新策略奠定基础。

（三）重新概括

在观察分析的基础上，教师必须重新审视自己教学活动中所依据的思想，积极吸收新信息，并寻找解决问题的新思路和新策略，在此基础上构思新的教学方案。

（四）实践验证

教师可通过实际教学检验上一阶段所形成的假设和教学方案，并根据教学实践的结果验证假设和教学方案的合理性。在验证中可能还会发现新的问题，这些新问题将成为新一轮反思性教学的内容，进而开始新的循环。

由以上流程可以看出，反思性教学的过程既是从发现问题、分析问题到解决问题的循环往复的过程，又是教师素质持续发展的过程，更是经验型教师走向学者型教师必须经历的过程。

三、反思性教学的类型

根据教师常规教学活动的内容及教学程序，反思性教学通常包括三种基本类型。

（一）教学实践活动前的反思

此类型的反思主要发生在课前准备的备课阶段，它有助于发展教师的智慧技能。而教师智慧技能主要体现在两个方面：其一，能否预测学生在学习某一内容时可能会遇到的问题；其二，能否找到解决这些问题的策略和方法。

目前教师备课时主要存在两种不良的倾向：其一，照搬现成的教案，以"他思"取代"我思"，不考虑自己所教班级学生的实际；其二，有经验的老教师备课时过分依赖多年积累起来的教学经验，这种习惯化的思维使他们不注重反思自己的经验，凭原有的经验设计教学方案，有的甚至照抄以往的备课笔记。针对这两种不良倾向，要求教师在备课时应先对过去的经验进行反思，例如，自己或他人过去在教授这些内容时遇到的问题、解决这些问题的方法和效果以及将来可能遇到的问题等，使新的教学设计方案建立在对过去经验与教训反思的基础上。

通过教学实践活动前的反思，可以增强教学设计的针对性并可以逐步培养教师良好的反思习惯。

（二）教学实践活动中的反思

课前教学设计方案的合理性还需要经过课堂教学实践的验证。教学实践活动中的反思主要指向课堂教学，解决教师在课堂教学活动中出现的问题。例如，学生在学习教学的重点和难点时出现的意想不到的理解障碍及教师的应激解决方式；教学中师生之间及学生之间出现争议时的处理方法；能力较弱的学生不能按计划时间回答问题时的调整方案等。实践证明，教师在反思中必须具备驾驭课堂教学的调控能力，以有效解决发生在课堂教学现场的问题，而课中有效的反思往往也会收到意想不到的教学效果。

（三）教学实践活动后的反思

此阶段的反思主要是教师在课后对整个课堂教学行为过程进行思考性回忆，包括对自己的教学观念和教学行为、学生的表现、教学的成功与失败进行理性的分析等。例如，当课堂气氛沉闷的有效调控方式；教学环节中的工作没有按计划完成的原因；授课过程中出现的"亮点"环节的原因；再次教授此部分内容时如何更改教学设计方案等。

四、反思性教学的实施方法

（一）撰写教学反思日记

教学日记是重点教学经验的记录，可作为反思性探索的手段，为指导者提供反馈，但教师的反思程度是有差异的，因此有必要进行反思方法的训练，学会撰写反思日记的方法。在一天的教学工作结束后，教师可以从以下几个方面着手撰写反思日记：

（1）记录成功做法，即将教学过程中达到预先设想目的、取得良好教学效果的做法，例如，巧妙地导入新课，激发学生思维的提问等。

（2）记录失败之处，即将处理不当的教学重点和难点及安排不妥的教学内容等记录下来，使之成为今后教学所应吸取的教训。

（3）记录学生问题，即记录教学过程中学生的迷惑点、作业中暴露出来的欠缺点及考试中出现的失分点。然后对这些收集到的资料与信息进行分析研究，通过反思得出解决问题的办法与设想等。

（4）记录学习心得，即将重要的参考资料、相关书籍以及老教师的一些教学经验、学法指导和公开课、观摩课的收获记录下来，并在将来的教学中加以改良运用，从而提高自身的教学水平。

（二）开展行动研究

行动研究是一种自我反思的方式，教育工作者和社会工作者可通过这种方式来提高他们对自身所从事的教育或社会事业、对自己的工作过程以及对自己的工作环境的理性认识和正确评价。

教师应该成为"行动研究者"，应使自己的研究与行动真正紧密相连，教师对自己的教学过程进行反思，发现教学外部行为背后隐藏的理论并获得某种策略，继之针对某些实际问题改变教学方式，在问题解决过程中再进行自我监控与评价，并在评价过程中不断修正与改进。

它的特点反映在行动与反思之间建立联系，对自己有意识或潜意识的行为进行反思，目的是通过基于反思的行动来发展我们的知识和对事物的认识。以行动研究把理论应用于实践，作为提高课程和教学的手段，可以使教学水平得以提高。行动研究为反思性教学提供了理论与实践相结合的最佳方式，使教师在理论联系实际的过程中逐渐发展成为探究者。

行动研究的操作步骤大体包括：确定问题、制订计划、采取行动、实施考察、进行反思等环节，即行动研究以"计划—行动—观察—反思—计划"构成了一个循环。

（三）观摩与讨论法

教师在反思自己的教学实践时往往局限于个人的视野而难以发现问题和缺陷，而同事之间的观摩和讨论可以为教师反思个人的教学实践提供新的思路和借鉴，有助于推进教师集体的教学反思，并为反思教学创造一个良好的整体氛围。

注重教师之间的合作与对话是反思教学的一个重要特征，而与外界的沟通和交流是进行教学反思的重要途径，这是由教育学的社会本质所决定的。广大教师在学校教育的实践中也发明了一些进行集体反思的活动，如公开课、讲课比赛、相互评课等，这些活动对于促进教师的教学反思是行之有效的。参与观摩和讨论的教师要以批判的眼光审视自己和他人的教学，进行质疑性的讨论，通过集体智慧的分享而从整体上提高教学水平。

（四）调查问卷法

调查问卷法是指通过调查或问卷获得教学情况信息的方法。例如，当教师想调查学生对小组活动的态度时，可以通过问卷了解到课堂中的小组活动到底多有用，学生可以从中学到什么，什么样的内容又最适合开展小组活动等。

调查问卷是教师了解自己教学和学生学习情况（如学习态度、动机、偏好等）的快速有效的方法。但要注意的是，调查问卷的设计一定要科学合理，可以在调查问卷前进行信度和效度的检测。

（五）录像反思法

录像反思法就是通过录像再现教学过程，让教师以旁观者的身份反思自己或他人教学过程的方法。其操作程序为：上课和录像；观看录像并比较录像的教学过程与预先的教学设计之间的不同；反思评价，包括自我评价与听课或观看录像人员的评价，评价主要教学环节所应用的教学技能和策略以及理论依据；根据评价内容进一步修改完善原先的教学设计，写出反思性总结。

五、反思性教学思想对我国高等医学教育的启示

（一）教育目的

教育目的是教育要达到的预期结果，反映对教育在人的培养规格标准、努力方向等方面的要求，其实质就是"培养什么样的人的问题"。

我国现在的高等医学教育是在模仿西方"技术理性"模式的传统学校教育下培养出来的几代人，缺乏在"充满着复杂性、模糊性、不稳定性、独特性和价值冲突"的实践情境中进行反思性实践的能力，造成学生在解决实践问题中的困难和自我发展的

困难。因此，反思性教学思想在高等医学教育中特别具有实用价值，高等医学教育人才培养目标急需进行调整，这个目标应该是培养具有反思能力、创新能力和终身学习能力的人才。

（二）课程建设

课程建设是实现高等医学教育人才培养目标的根本保证。然而，当前高等医学教育在课程结构、课程内容和课程开发等方面都存在问题，为了促进高等医学教育有效发挥其社会功能，必须进行课程体系的改革，为学生在行动中反思提供条件。

1. 我国高等医学教育课程设置的不足

（1）课程结构欠合理：由于过分强调科学文化知识的系统性，致使我国高等医学教育整个课程结构偏重于理论性和学术性，基本理论课程占据主导地位，忽视社会发展的要求和学生发展的需要，这就造成培养学生技能、实践能力的专业课程所占比重偏少，与现场联系密切的实习和操作等相关内容的课程更是少之又少。

（2）课程内容忽视实践知识：目前我国高等医学教育的课程内容主要还是学科知识，虽然也包括一部分的实践知识，但并没有构成课程的主体。

（3）教材及其开发主体单一：目前我国高等医学教育所用教材多强调理论性、科学性、系统性和严密性，忽视实践性、应用性，比较适合于"准备型"的教学，而不能满足学生适应新环境、解决新问题及学以致用的要求。有的学科在理论和实践方面都发生了深刻的变化的情况下，仍使用20世纪八九十年代所编的教材，教材建设远远落后于专业实践发展。由于高等医学教育所搬用的普通高校教材的开发主体多为理论专家、学者，极少是来自专业实践一线的实践型专家，这就在很大程度上决定了课程内容偏重于学科知识，缺乏实践知识。

2. 改进措施

针对当前高等医学教育课程中理论与实践脱节的情况，我国高等医学教育机构应加强实践课程的建设，采取的措施主要包括两个方面：①着力增加实践课比例。②打破从理论到实践的"三段式"课程组织方式，在课程实施之初便设立实践课，让"实践知识"成为课程的重要内容，这里的实践知识包括学生在实践中训练得到知识及以书面或口头语言形式呈现的有关实践知识的表述；让资深实践者成为课程开发的主体之一，而由资深实践者独立编写或与理论研究者共同开发的、从反思"行动中认知"和"行动中反思"得来的结果，即"行动中知识"成为教材的重要资源。

（三）教学方法

教学方法是课程实施的核心环节，课程目标的实现关键在于教学方法的成功运用。在专业实践者的培养中，应围绕培养学生行动中反思能力这个中心，灵活选用教学方法。当前我国高等医学教育仍然是一种典型的以教师、教材、课堂教学为中心的古老而传统的课程实施模式。在这种模式中，学生学习的主要途径是课堂静听教师系统讲授书本知识，教师力求尽可能多地传授已有的知识理论，学生则采用死记硬背的方式加以消化，形成封闭式的应试教育模式。这种模式的优点是知识传授比较系统、完整、高效，授课教师能在有限的时间内系统地传授知识，学生能在较短的时间内接受大量的知识信息。但这种模式最大的弊端在于把学生视作知识的容器，大大抑制了学生个性的发挥和思维的发散，不利于培养学生的创新精神和创新能力。因此，学校应在教学中让学生熟悉行动中反思过程、掌握行动中反思的方法、培养行动中反思的习惯。

第八章　智能技术在医学教育改革中的应用

第一节　智能化教学环境设计

一、智慧学习空间的设计

智慧教育是智能化、个性化的教与学，而智慧学习空间（smart learning space）是智慧教育的一种数字化学习环境，学习者在这个环境中以自主学习为导向，用信息技术来支撑，通过有趣的、定制化的方式，来学习资源丰富的知识和技能。智慧学习空间整合了虚拟学习环境和个人学习环境，是现代化教育的一种重要学习形态和形式。

智慧课堂将课堂由物理边界转向更广阔的学习空间，从场所的虚实角度来说，借助网络虚拟环境搭建智慧学习空间（包括物理空间和虚拟空间）（图3-1）。从功能应用来看，智能学习空间是连接他人指导与自主学习的中间架构。它为学习者提供在任何设备上以任何形式接入并获得持续服务的可能，可以满足随时、随地、按需学习的要求。它还能够感知学习情境，发掘历史学习过程，从记录中提取出学习者的行为数据（包括思维轨迹、动作行为等），并通过对这些数据的系统加工，为每个学习者提供最适配的自测资源（如练习，案例等），从而帮助学习者进行正确的决策，促进学习者思维品质的发展、行为能力的提升和创造潜能的激发。

（一）智慧学习空间设计的目标定位

1. 建立学习者个性化学习平台

实践表明，目前国内很多的智能学习系统都以堆砌教学资料为主，并没有让学习智能化地去适应不同的学习者，智慧学习空间的建设需要遵循以学习者为中心的思想，学习者可以自主选择智慧学习空间模式，符合学习者的个人习惯和学习方法。

2. 创建智能化、多样化的学习资源环境

信息化教学理念下智慧学习空间的构建应该体现在学习资源方面，智能化、多元化的学习资源运用学习分析技术，以及过滤技术等对学习者的学习路径，学习风格、学习偏好的分析，自动为学习者建立自适应学习系统，为学习者提供适合个性发展的学习资源。

3．构建教学内容层次性支持系统

智慧学习空间在设计时应重点关注学生不同的能力差异和兴趣差异，根据不同的教学内容、学科特点给予相适应的学科工具支撑，通过教学内容和信息技术的融合构建教与学的有效激发模式，使学习空间能够为学生提供明确的学习内容体系，完成高质量，高效率的教学。

4．搭建互动交流管理于一体的学习社区

集学习问题互动，内容交流、智能管理于一体的智慧学习空间，能够让不同的学习者可以不受时间、空间的限制，管理者与教学者可以借助平台评估学习者的学习质量，家长可以随时了解学生真实的学习情况，搭建不同角色联通互动的学习交流空间与学习环境。

（二）智慧学习空间的搭建基础

教育信息化的目的是培养学生具有多元创造性和批判性的思维能力，构建智慧学习空间是培养学生能力的保障之一。利用云平台作为基础资源库，学习分析技术和数据挖掘技术进行教学策略和学习路径选择，第三方应用型软件辅助学习交流，完成智慧学习空间搭建，是先进技术与教学改革的深度融合。

1．云平台

智慧学习空间的云平台建设为学生提供了多元化的，丰富的学习资源和教学内容。基础云平台不受地域空间的限制，为学习者提供了一个广阔的学习空间。在平台内部，教师节点作为初始的资源云．为加入的学生节点提供云服务。学生通过网络登录与教师节点共同组成教育云平台。教育云平台的应用解决了教育资源缺乏、不平衡的问题，为提供教育教学管理打下了良好基础，是教育资源与信息化技术相融合的切入点。

2．学习分析技术

在近期的新联盟NMC地平线报告中，学习分析技术被誉为未来2～3年的主要教学技术，在智慧学习空间的建设中使学习分析技术参与其中，有助于提高学生的认知方式。对于学习者而言，学习分析技术可以基于学习者学习行为、学习路径的相关数据为学生推荐最优化的学习方法，动态调整学习方式；对于管理者和教师来说，可以通过对学生学习质量的分析评估诊断教与学效果，恰当地做出教学干预，由此可见学习分析技术是个人学习空间构建中体现智慧化的必需基础。

3．社会性软件

智慧教育的重要目的之一是培养学生的高阶思维能力，创造性思维能力和批判性思维能力，而社会性软件在构建学习环境、提高学生认知能力方面有显著的作用。智慧学习空间的建设通过各种物联网技术的应用，结合不同社会性应用软件的特点从而支持群组间的讨论反馈，构建开放、合作、互动的学习环境。

二、智能教学设备及软件介绍

目前，在国家大力支持智慧教学和网络技术相融合的条件下，随着科学技术的飞速发展，智能化教学设备需求在全国范围内大量增加，国家教育信息化政策推进有显著的成效。随着教学改革的不断深入，教育市场的需求也不断扩大，市场环境和用户认知也在快速发展下越来越成熟。交互平台和智能设备作为教育信息化的主要产品，在迅速占领市场的同时，也面临着越来越大的技术挑战。未来智能教学产品竞争不再是硬件上的"硬碰硬"，而会在硬件，软件甚至服务上实现全方位、高质量的用户体验与综合实力比拼，如智慧教室。

（一）智能教学设备介绍

1. 智慧讲台（智能控制中心）

模块化设计，实现PC机、交换机，中央控制、音视频切换矩阵、录播主机、功放等多设备融合功能。具有灵活的高清视音频切换功能和丰富的管理控制功能，同时内嵌高性能智能云终端，满足教师日常教学。实现对智慧教室中多媒体教学系统、录播系统，智能交互平板系统，以及灯光、空调、教室环境监测等物联网设备的集中统一控制与管理。

2. 智慧物联（智能物联网控制器）

全面兼容支持ZigBee，红外技术，能够全面智能识别控制LED教室灯，智能插座等物联网设备和交互智能终端、空调等设备，应用物联网技术控制教室整体环境。

3. 智能交互屏幕

剧院级智能音箱，支持批注、绘画、手势识别，课件播放功能，支持不同学科工具．丰富教学手段和教学交互体验。

（二）智能教学软件系统

1. 智慧教室综合管理平台

RG-SCP采用云计算、物联网、智慧校园网技术，组建一个智慧教室统一管理、统一运维、统一监控的综合管理平台。系统实现了教室管理，教务管理、资产管理、统计报表等多项功能，支持互动教室，多媒体教室、智慧教室及未来教室统一控制，支持智慧学习，创新教学的新模式。

2. 投屏软件（RG-WLS-S）

投屏软件（RG-WLS-S）是一款用于多终端设备与屏幕之间推送、传屏的屏幕投放软件，具有无线传屏、跨多平台，简单易用等特点。让使用者的手机、平板、笔记本电脑等移动设备通过无线方式一键投放到教室屏幕上。当投放设备与教室内的屏幕在同一无线网络时，用户可轻松将自带设备的照片、视频、文件等投放到教室屏幕上，方便用户灵活开展移动授课与互动教学。

三、智能医学实训教学场景的设计

"看一百遍不如实际动手做一遍"这句话放在医学教学中尤为合适。而真实的情况是．医学学生无论是在学校学习还是在医院实习．能够进行临床操作的机会都很少，传统的书本理论学习是其主要的学习形式。即使学生可以通过模拟人进行练习，但是从经济层面来看，模拟人的成本比较高，并且没有办法进行细致的微观操作。而恰巧虚拟现实医疗教学可以解决这一难题。智能医学就是利用虚拟现实技术，实现交互式.体验式的医疗教学，帮助医学生把理论知识快速转化成临床实践操作。

（一）感知VR虚拟医疗实训场景

感知VR虚拟医疗实训室是基于Unity 3D开发的医学实训系统，用于实现数字仿真模拟医疗教学。学习场景涵盖了课堂学习和科室学习两大系统.能够支持专业医疗教学、护理科系统实训、学生实训考核等多方面教学实训场景。

1．多人沉浸式CAVE系统

通过多人沉浸式CAVE系统进行教学，给学生带来极强的代入感，虚拟现实环境的相互.转换.可以激发学生的学习兴趣。虚拟三维对象产生直观立体的教学效果.以及系统实时的交互和反馈，使学生更容易将所学所见的理论与实践相关联。增强了学习动机.丰富了教学效果。

2．桌面人机交互平台

桌面人机交互平台精致，小巧、立体、教学使用方便，用于了解人体各个部位组织、器官的立体式教学感受，更加细致地了解专业内容。

通过感知VR场景实训，实现了医学基本技能见习、实习模拟训练，在康复、中医、影像各学科中都可以进行实训项目设计和应用，并且系统还可以模拟虚拟医院进行门诊大楼.分诊台.挂号室.收费处.各科室及绿色通道等场景的设计，增强教学体验感和真实感。为学生在模拟实践教学环境中提供了医学思维能力，实践诊疗能力，考试模拟治疗能力的训练方法，达到了自主学习、自我修正的良好学习效果。

（二）虚拟现实临床解剖教学场景

解剖学知识是所有医学知识的基念，通过教科书和实体解剖训练来完成教学课程，是医学院校常用的教学手段和方法。现在医学解剖训练可以通过虚拟现实的场景来实现。虚拟现实解剖训练让学生通过新的学习感观方式了解人体的复杂结构。

虚拟仿真解剖教学平台可以呈现出完整的3D男性和女性身体构造，以及5 000多个人体结构模型。系统在教学过程中为学习者提供解剖学数据的实时帮助。

虚拟仿真解剖教学设计了系统解剖和局部解剖两个模块，两者相互补充。系统解剖模块为教学提供了包括循环、消化、内分泌、皮肤、淋巴、肌肉、神经、生殖、泌尿、呼吸、骨骼、骨连接/韧带12套系统模型；局部解剖模块则提供断层解剖，实物图片对比、3D动画演示等方面的教学模型。

整个教学过程中，5 000多个模型可以通过随时隐藏和显示实现"所有"部位的透明效果，并且教师和学生可以在操作过程中进行自由拼接组合，通过手持设备虚拟手术刀进行逐层剥离。沉浸式的教学体验让解剖学的学习难度得以降低，让学生更好地理解肌肉、器官、神经和血管之间的相互作用。

（三）虚拟仿真护理教学场景

1．沉浸式场景教学训练

山西医科大学汾阳学院与科技公司共同开发了一套便于护理专业学生使用的虚拟仿真学习系统。系统利用三维互动场景，其中包括建筑物、场景、人物、操作设备等，辅助动画展示手段进行虚拟教学环境设计。教师或学生在登录系统后，从初始位置护士站开始进行一系列的护理操作，如用推车进行鼻饲、临终关怀等操作。采用开放式的教学场景，通过手持设备或其他输入设备进行点击，实现手部操作。整个教学系统分为初级、中级、高级3个级别，每项操作都设定了完成时间，根据系统提示可以完成相应任务后进入后续操作。学生可根据课程进度选择实训项目，按级别完成训练任务，每项操作达到80分以上才有资格进入下级任务，不可越级。

2. 网络虚拟场景教学训练

VCS（virtual clinical simulation）是指用计算机技术构建出三维立体的虚拟临床环境和任务，再现动态临床情景，并通过虚拟化身与虚拟对象互.动，在虚拟场景中实践。如eWARD软件，使用专门拍摄的视频和图片搭建网络教学场景，通过计算机虚拟技术模拟包括病房物品，环境，患者、护士及相关人员角色，展现案例发展线索与流程。学生以护士角色进入场景，根据患者病情选择护理内容，回答系统提问。护理过程中教师可以通过提示信息给予学生帮助或进行操作过程的提问。学生需要分析电子病历，评估患者情况进行沟通，制定护理计划，随后实施计划并再次评估和记录。学生还可以在操作过程中与观摩教学的同学进行沟通、讨论、商榷护理措施。整个操作过程可实时记录，以便反馈讨论。

第二节　智能医学革新教学模式

随着信息技术智能化的快速发展，IBM在2008提出了"智慧地球"的概念，并将其应用到教育领域，最早提出了智慧教育的概念。2018年智能医学专委会提出智能医学新理念：智能医学不是简单的AI加医学，而是当今的信息技术，包括人工智能、AR、VR，大数据，移动互联网等和传统医学的深度融合和重构，两者是"+"关系，"+"指的是融合和应用，而非互相取代。根据这个全新的理念，人工智能、AR、VR，大数据，移动互联网等与传统医学教学模式的深度融合与重构，即我们在本章节将探讨的智能医学教育模式。

医学传统教学模式和手段主要以医学图谱、尸体剖解、教学模型、实验动物、现场观摩、面对面教学等形式完成。这些方法有其自身的优点，但也存在不足。互联网，大数据分析，人工智能、3D打印、VR技术、AR技术的互相结合，对医学传统的教学模式.教学手段都产生了巨大的冲击，随着网络技术的发展和大数据在生物学，统计学、医学等领域的迅速普及，各种教学模式和教学方法的结合将成为医学教学的主流。互联网教学打破了时间、空间的限制，而大数据分析、人工智能将实现以学生为中心，以能力提升为核心的个性化教学模式，医学图像三维立体可视化、3D打印、AR技术和VR技术的合理综合应用，将使教学过程更加具体生动，达到事半功倍的效果。这些技术的综合运用将有效弥补现有教学模式的不足，通过增加教学案例的多样性，改善师生互动，加强对学生的控制，通过现实的虚拟环境降低培训成本，通过培养医学生的主动学习能力，利用信息资源的能力、解决问题的能力，进而提高教学效果。这些技术的综合运用在医学教学的发展中带来更广阔的空间，其意义和在深化教学改革中的应用将是深远的。

一、基于智能技术的教学模式介绍

（一）基于现代信息技术的医学教育模式

1. 教学模式

乔伊斯和韦尔在《教学模式》一书中认为："教学模式是构成课程和作业，选择教材，提示教师活动的一种范式或计划"。将"模式"一词引入教学理论中，是想以此来说明在一定的教学思想或教学理论指导下建立起来的各种类型的教学活动的基本结构或框架，表现教学过程中程序性的策略体系，包括教学过程中诸要素的组合方式．教学程序及其相应的策略。任何一个教学模式，都会对教师教的行为和学生学的形式进行规范，并形成一定的策略体系和相对稳定的执行程序。好的教学模式在一定程度上可以改善教师和学生的关系，改变教师的行为方式和学生的学习方式，促进学生的发展、变化，达成教和学的和谐。先进教学模式的价值不仅表现在教学工具性方面的便利和简明，而且表现在教与学的调节和适应、教学理论和教学经验的统一、课堂生态的循环与维护。

21世纪以后，世界各国的教育改革都根据学生的个体差异提倡个性化教学，力求根据学生学习行为的大数据来调整教学策略。在课堂教学中，采用基于证据的教学（evidence-based teaching.EBT），一直是人们追求的理想教育形式。

2. 现代信息技术的支持下常见的医学教学模式

通过基于网络平台上的数字化、智能化与多媒体化技术的现代信息技术，打破了教学模式在时间和空间上的限制，使得各种教学资源得以充分利用，高度共享，并构建了互动的教育环境，实现了"特殊性"和"个性化"的教学，学生由"被动学习"变为"主动学习"，具体有以下几种常见教学模式。

（1）基于互联网的MOOC、微课等在线教学模式。当学生在学校里学习一门学科时，他们经历了课堂教学一实验教学一学习效果的评价并取得合格的成绩，这门课程的学习就结束了。对于医学学习而言，应当打破这种模式，因为医学是一门需要积累的科学。我国的医学教育是由医学院校教育、毕业后医学教育和继续医学教育构成的统一体，是贯穿终身的教育。网络教育的迅速发展也打破了学习时间、空间的局限性。基于慕课、微课在线的教学模式，移动教学模式在教授专业知识的同时有助于拓宽知识面，了解国内外医学发展动态，开阔专业眼界，促进学生的专业素质整体提高，增强学生执业竞争力。例如．"MOOC"的应用可以把许多美国常春藤大学或世界顶尖大学的课程带给医学生，并可以与知名教授讨论问题，进行网络互动。

慕课（massive open online course，MOOC）不是一门面对面的课程，而是一门通过互联网传播的课程。学生上课的地点不受限制。无论你在哪里，都可以享受世界一流学校的课程，这些课程只需要计算机和网络连接。

慕课始于加拿大和美国。Udacity,Coursera,edX三大慕课网站于2011年纷纷开始创建并运营，10多所世界著名大学利用这些网站开展教学。目前，中国也创建了慕课平台，如MOOC学院、慕课网。

最初的 MOOC 教学模式是基于关联主义学习理论的 CMOOC 教学模式，其倾向于提升学习者的自学，创造能力，更加注重于知识的建构。

基于行为主义学习理论的 XMOOC 教学模式是在 CMOOC 教学模式的基础上发展而来的，其更接近于传统的教师授课的在线模式。行为主义 MOOC 的教学模式更类似于现有的网络教学模式，大多为高校教学模式的迁移与延伸，大多以作业练习与测验为主，为学生提供相应的教学视频、作业练习和课程考试等。典型的 XMOOC 网站有中国大学MOOC、美国斯坦福大学的 Coursera 等。

微课，从这个名字，很容易看出，课程的持续时间通常较短，通常为 5～8 分钟，最长不超过 10 分钟。因此，在内容设计上微课有很高的要求，要在很短的时间内讲述一个完整的知识点。由于时间短和碎片化的学习模式，微课可以应用于 PC 终端和移动终端的学习。微课是将知识的组织形式重建，不是简单地将课程内容分割，信息传递的过程也随之改变，从而使教学效果也发生变化。微课制作成本少，又可碎片化学习，在经费少工学矛盾突出的继续医学教育中非常适用。

（2）PBL. 教学模式。

1）什么是 PBL 教学法。PBL 是指在临床前期课或临床课中，以问题为基础、学生为主体、教师为导向的小组讨论式教学方法。这种教学模式是 1969 年美国医学教育改革先驱 Barrows 教授首创的。PBL 教学法，有的解释为 Problem-Based Learning——"基于问题"的学习，有的解释为 Project-Based Learning——"基于项目"的学习。

其特点是学习内容涉及多个学科，围绕问题编制综合性课程，以培养学生的独立自主性、发挥创新力，掌握并能有效运用知识，解决新问题的能力为教学目标。完善的信息技术是 PBL 顺利实施的前提，辅以多媒体，网络等教学手段可有效地提高教学效果。这种新型的教学模式得到了世界医学教育界的肯定，目前，37 个国家 60 多所院校采用这种方法。美国、加拿大等国的部分医学院不主张单纯使用 PBL 教学法，认为将各种教学方法融为一体，混合使用效果更好。

2）PBL 的教学原则。PBL 教学模式在教学过程遵循以下教学原则：①自主学习原则；②能力指向原则；③情境适应原则；④形成性评价原则。

3）PBL 教学方法。在一个 PBL 教学中，有 4 个关键的步骤：①确定项目任务并提出问题，学生根据兴趣自主选择；②制定项目规划方案；③解决项目任务中提出问题的过程；④检查评估，即评价和反思。

在每个步骤中，教师都要起到引导学生的作用，引导学生根据项目的不同主题. 学生的不同表现不断修整自己的教学计划及项目的进行计划。和其他教学方法相比，教师在整个教学中不是主导者，更像是学生学习的协助者、引导者、指导者、监督者，在较为宽松的课程计划中为学生提供大方向的辅导，帮助学生顺利完成项目，学生在学习中有较高的积极性。

传统的教学模式中老师处于主导的地位，学生缺乏分析问题和解决问题的能力和时间，学生的主观能动性被忽视。而 PBL 教学模式则是以问题，项目为中心，老师根据课堂的内容，结合临床案例提出问题，如乙肝疫苗为什么要多次注射？健康人群的免疫系统在流感期间是如何抵抗病毒感染的？引导学生围绕问题进行求索式学习，注重学生的自学、实践.探索能力及团队精神的综合培养。

在对医学基础知识的学习中，PBL教学模式也有它的优势，可以在全面掌握基本知识和基础理论架构的同时，让学生找到医学理论的发展规律，有利于学生养成发展性的思维模式，但作为基础学科，如果安排太提前，学生缺乏基础医学理论知识支撑，课程效果也会不理想。因此PBL教学模式中学生的自学能力及课时安排也是很重要的因素。

研究表明，相对于传统培养方式，PBL方式培养的医学生在临床操作，沟通能力、写作能力、独立性方面都表现出色，使学生在今后的工作和学习中受益终身。

（3）从混合式教学到翻转课堂、智慧课堂。

1）混合式教学模式。混合教学模式形式上是在线学习与面对面学习的混合。但其包括了以下几方面更深层次的混合：①基于建构主义.行为主义和认知主义等不同教学理论的教学模式的混合；②传统面授课堂与互联网线上学习不同学习环境的混合；③不同教学媒体的混合；④由教师主导的教学活动和以学生为主体参与的混合；⑤课堂授课形式与在虚拟教室或虚拟社区中学习的混合。

2）先学后教的混合教学模式：翻转课堂。翻转课堂（flipped classroom）就是在信息化环境下，教师提供以教学视频为主要形式的学习资源，学生在课前完成对学习资源的观看和学习，师生在课堂上协作完成一系列教学活动（包括作业完成、答疑、协作探究、互动交流等）的新型的"以学生为中心"的教学模式。

翻转课堂教学模式于2012年引入我国，并且发展迅速。通过文献计量分析了解到国内医学翻转课堂教育文献分布特点：2013—2015年文章数量逐年增加，相较全学科文献增长更为迅速。反映出国内医学翻转课堂教学研究虽然还处于起步阶段，但是国内医学院校开展翻转课堂教学改革的积极性较高且发展迅速，加入到其中的医学教育工作者越来越多。

翻转课堂模式精神意涵：

a）翻转课堂相比传统教学模式强化了学生在整个教学模式中的中心地位，具体体现在这种模式更尊重学生的独立性和好奇心，更重视学生思维上的差异性和天赋的差距性。在翻转课堂教学中，学生的学习是主动的、探究式的和互动式的，而不是传统教学中被动的，接受式的和单向式的学习。

b）体现了深度学习的思想。"浅层学习"常常与机械和被动记忆有关。"深度学习"（也称深层学习）强调学生对学习材料的意义建构，注重学习者的批判性理解。翻转课堂中"颠倒"的学习流程和碎片化学习方式的应用对学生"深度学习"具有特殊价值。

c）翻转课堂是基于翻转理念的混合式教学模式，在信息技术的帮助下，翻转课堂将在线学习和线下学习，实体教室学习与互联网学习相结合，实现了教学环境和教学资源的优化组合，体现了混合式学习的优势。

最后，翻转课堂让学习快的学生不受束缚，学习慢的学生也能跟上充分发挥了学生自主性，推进了学生个性化学习的实践，有利于实现"因材施教"。

3）从翻转课堂到智慧课堂。互联网及各种新技术、、新媒体的使用促进了教学结构性变革，改变了以往认识工具过于单调的状况，为学习者提供了可视化工具，超媒体等丰富的认知工具及智能化的支撑环境，在"先学后教"的基础上进一步实现"以学定教"，使翻转课堂从流程上的颠倒进入"结构性变革"的2.0阶段，形成了"互联网＋"时代的新的教学模式——智慧课堂，将"以教师为中心"的传统教学结构，转变为"以学生为中心、主导与主体相结合"的新型教学结构，学生利用认知工具深入思考，评价分析，组织个人知识向他人表达．学生个性化成长和智慧的发展将得益于智慧课堂这种教学模式的革命。

基于翻转课堂存在的不足，祝智庭等提出了从翻转课堂到智慧课堂的转型方法。

教学视频是翻转课堂的主要教学资源，但它并没有想象的那么强的作用，因此要通过采用"小粒度、富媒体、自足性、多元化，预植入"等特征的普适设计，以及"心动"设计的办法以进一步提升视频资源的品质，还可制作互动数字课本等。

目前．翻转课堂在"记忆""理解""应用"等初级认知方面优势突显，但在"分析""评价""创造"等高级认知层面显得"疲软乏力"，出现了"认知天花板"现象，而智慧课堂就是要突破这层"天花板"，解决"分析""评价""创造"等高级认知层面的问题，从根本上改变"教"与"学"的方式与关系。在新的教学模式中，除了基于问题的学习和基于项目的学习外，还有模拟学习．案例学习，问究学习，辩论学习、协作学习等辅助模式。通过对学习过程中产生的大数据进行数据挖掘与学习分析，对每个学生进行精准教学。翻转课堂要改变在初级认知水平徘徊不前的状态，翻转课堂需要走向以创造驱动学习的智慧课堂。在创造驱动的学习中，学习者的一切活动都是以实现"创造"为目标，为了实现这个目标，学习者要从初级水平的知识开始学习，最终使他们不仅掌握了初级水平的知识，而且掌握了知识的复杂性，把它们灵活地运用到各种具体情境中，从而提高了高级认知能力。在信息技术的支持下，智慧学习实现照本宣科策略，问答策略和对话策略等多种教学策略的运用，促进了思维教学。越来越多的内容被做成数字化资源后，重塑教师专业角色，从讲师变成教练，提升教师信息化教学能力。

（二）新兴智能技术重塑医学教育模式

1．"AI＋教育"

近年来，随着科技的快速发展，在教学条件中人们越来越充分利用可提供的科学技术。作为高技术核心的智能技术，包括人工智能、智能计算机、智能机器人，其关键是人工智能。智能技术将和其他信息技术作为教育技术应用于教育，推动医学教育模式的变革。2018年教育部出台的《高等学校人工智能创新行动计划》中，鼓励加快推进人工智能与教育的深度融合，推进人工智能支撑下的教育新业态，全面推动教育现代化。

"AI+教育"（artificial intelligence in education，AIED）慢慢走向上风口。AIED的主要目标是"使用精确的计算和清晰的形式表达教育学，心理学和社会学中含糊不清的知识"。目前，虽然人工智能在教育领域的影响还未达到预期的程度，但人工智能在通过自然语言处理、视频内容识别，图像识别、数据挖掘、系统评测等技术已逐渐实现了与教学的核心连接与融合，人工智能的全面渗透促进了教学产品的创新。在系统层面上，人工智能正不断影响每个学生的学习体验；而且使数据收集、分析，处理和形成评价更加便捷、高效。

2. AI与个性化学习的时代

教育领域的专家普遍认为未来是个性化学习的时代，千篇一律、千人一面的教学教育.培养出来的学生也毫无创造能力和探索精神，源自工业时代的现代学校体系是以班级授课制和标准化教材为基础的，这种教学模式已与新的时代需求格格不入，衰落是必然的。

医学是技能性、实践性、人文性很强的学科，应当注重对他们思想素质、人文素质、专业素质、身心素质的综合培养，医疗行业是一个需要终身学习实践、受教育的职业，10%是由之前基础教育所获得的，90%是需要通过毕业后医学教育和继续教育获得的，医生在自己毕业后逐渐对自己今后的职业生涯有所规划，因此在医学教育中医学生毕业后参加临床工作所需要的知识、受教育群体的复杂性及医学工作人文方面的高要求决定了对医学生的培养应当是个性化的，个性化教育其最大的特点是以学生的个性为重要依据，让每一个学生找到自己才能独特的发展领域，让个性充分发展。个性化培养是重要的教育理念，有助于提高医学生的综合能力、提高医学教育质量。

什么样的体系才能帮助人们实现个性化学习的需求？网络和人工智能可以做到。教师可以通过智能技术分析学生各个知识点的学习结果，自动生成个别化的辅导方案，并由机器辅助教师进行全面的个别化施教，此外，教师通过数据系统，还能够分析每个学生的学习潜质、学业发展、品德及行为习惯，心理素质等智力的、非智力的发展现状，以采取更加有效的教育对策。互联网为随时随地进行自主学习提供了资源与空间，人工智能可以实现一对一的个性化教学服务。目前，美国许多学校开始借助人工智能和虚拟现实等新技术来变革传统的教育模式，各国纷纷启动了一些有代表性的"人工智能与教育"的计划或项目。国外的人工智能主要针对学习者的自适应学习，应用于在线教育、个性化分析、练习测评、教学环境等方面。

3. 自适应学习和基于人工智能的自适应学习技术

2016年1月我国专家就曾在中文版《地平线报告》中预测：自适应学习技术将在未来4～5年内得到广泛使用。20世纪70年代自适应学习技术就被提出，只是由于学习行为的复杂性与差异性，对于自适应学习及自适应学习技术的定义有着多种理解和解释。维基百科对自适应学习的解释是：一种使用计算机作为交互式教学设备的教学方式。

2015年美国新媒体联盟在《地平线报告》中对自适应学习技术的阐述；指适应个体学生学习需要的软件和网络平台。自适应学习技术另一个阐述来自一篇受"比尔及梅琳达·盖茨基金会"委托完成的论文中，文中认为自适应学习技术是一种"复杂的、数据驱动的，（在某些情况下）非线性的指导和矫正方法，与学习者的互动及其表现出的水平相适应，且能随之预测学习者在某个具体的时间点要取得进步所需的内容和资源类型"。

自适应学习技术发展和以下要素密切相关。首先，结合计算机技术和认知心理学发展起来的人工智能是自适应学习技术的重要支撑，而智能辅导技术的发展极大地推动了自适应学习技术的发展。智能教学系统在数学、健康科学、语言等领域的教学中都有成功案例。因此进入21世纪后，特别是近几年，自适应学习技术得到了快速发展。其次，自适应学习技术以满足学生个性化学习需求和认识发展为目的，以脑神经科学，心理学、教育学等为自适应学习技术的基础科学群，实现行为主义和认识心理学上的优势互补。最后，自适应学习技术的发展，不仅有利于学生学习的个性化，进而实现学习者自身的自我选择学习策略和自我评估，同时在教师与学生的互动中了解学生，使教师的教学行为有针对性，实现了个性化教学。

通俗地讲，"自适应"就是在强调某种"智能"，希望机器能聪明地、自动化地为人类解决问题。从专业的角度来说，其实是希望在"按需推送资源"和"按适应能力推送资源"这两种需要之间做平衡，"按需推送资源"对应"按需教学"，使学习者自主选择学习内容和节奏；"按适应能力推送资源"对应"适应性教学"指系统或教师为学习者选择学习内容和节奏。

4. 国内外自适应学习技术现状

接触到数据之后，自适应学习技术开始进入飞速发展阶段。2013年，一项由比尔和梅琳达·盖茨基金会委托进行的报告指出，有大约40家公司提供自适应学习软件或网络平台。

在西方最著名的就是建立了10多年的美国Knewton自适应学习平台，美国传统的非自适应机构也纷纷开始向自适应转型。Coursera和可汗学院也分别宣布将自适应系统与慕课网站融合，传统的语言学习平台"多邻国（Duolingo）"也转型自适应。

我国涌入自适应的创业公司有国家863科技的科大讯飞，智能题库的猿辅导，朗播网等，它们也是由非自适应机构纷纷转型自适应。

人工智能自适应学习产品的基本原理是收集大数据、建立学习模型、输出学习建议。学习模型的构建过程十分复杂，需要多个学科整合，其中主要包括计算机科学，数据科学、机器学习，认知科学、教育测量学、学习心理学等。为了开发一款合格的人工智能自适应学习产品，除了技术之外，它还取决于开发团队对教育及其相关行业的深刻理解。

5. 构建自适应学习技术支持下的教学模式

（1）自适应学习技术支持下的教学与传统教学的区别

传统教学以知识为核心，教师教学为中心。自适应学习的教学以学生的学习和训练为中心，学生可以进行大量的自主练习，尤其是通过模仿、语音识别，AR等技术训练，实现了课程内容的多样化，支持学生的独特的认知需求。多样化的课程体现在教材、起点、环境及评价手段的不同。环境包括大组讲授、小组讲授、小组合作，以及在线讲座、远程辅导、自主学习，实践活动等。评价手段有学习需求评价、学习进步评价、统一测验、人工评价等。这种新的教学模式把学习当作一种学习和训练的技能，而知识成为技能训练的自然习得。

（2）自适应学习技术支持下的混合式教学模式

混合式学习模式是自适应学习技术支持下的一种基本教学模式。一方面，在这种混合式学习模式下，学生在计算机或移动终端支持的虚拟学习空间中进行自主学习，并在自适应学习系统的支持下进行。根据学生的学习数据，老师对学生的学习情况进行评价及指导；另一方面，要在实体课堂中组织学生的学习、交流、讨论和应用，从而提高学生的应用、综合和创新能力。

（3）自适应学习技术与慕课、微课，以及PBL，翻转课堂等教学模式的融合

1）自适应学习背景下的慕课、微课等在线教学模式。常见的在线教育采用线性学习模式，所有学生根据相同的学习步骤学习相同的内容。这就带来了几个问题，一是即使学生掌握了知识点，也需要一步一步地学习，而课程的内容可以分为小块，但不会自动转到下一步的学习；二是学生有问题不能立即得到反馈和帮助。

自适应学习平台将引导学生进入最适合自己的学习和活动的下一步，在学生学习困难的情况下，该课程的难度将自动降低。教师还可以使用自适应平台的实时预测技术来监控每个学生的知识差距，立即调整，并为每个学生提供个性化教学。

2）基于翻转课堂实践效果的考虑，用自适应学习技术对翻转课堂进行整合。翻转课堂是近年教育界的研究热门，但在不断深入中，其实施效果是大家主要争议的问题。其中一个重要原因是如何保证课前没有教师监督的有效性是实施翻转课堂的一个难题。

目前，基于MOOC的翻转课堂的解决方案是在观看视频（微课）或观看视频（微课）的过程中回答教师预先设计的问题，以检测学生对知识点的掌握。但这种解决方案在评价上不够个性化，对于学生的知识点掌握程度和学生的学习偏好不能准确把握。

自适应学习系统通用模型包括学生模型.领域模型、自适应引擎，教与学模型，通过学生模型记录了学习者的学习历史过程（如学习者访问学习资源的媒体类型，学习时间、访问次数等），系统可根据用户的学习历史记录不断地更新学生模型，然后通过数据挖掘、学习分析等，实现实时的评价和反馈。最后，将学生的学习成果以可视化的学习报告的形式反馈给教师和学生，从而促进学生的持续学习改进，帮助教师及时掌握在进入实体课堂前学生的知识水平和学习偏好，并提供技术支持，以便在实体课堂部分进行有针对性的教学。

3）自适应学习技术与PBL。作为一种优秀的教学模式，PBL还需要有丰富的教学资源来支持，这样才能充分提高学生学习的动力与效率，充分发挥PBL教学的优势。自适应技术平台的应用可以智能化地为学生按需推送教学资源，这使学生学习的效率得到显著的提高。

在PBI的教学中，老师对于学生的学习掌握程度很难考量，通过自适应学习平台的数据挖掘与分析形成可视化数据报告，可以让老师有的放矢。

（三）未来基于智能技术的个性化自适应教学模式展望

今后课程教学的微课化、慕课化，以及通过AR、VR、视频会议系统等打造出的比实体课堂还要逼真的网上虚拟课堂，都将使我们的学生逐渐远离实体课堂。

今后翻转学习的方式将成为人们主要的学习方式。人们先通过互联网和智能机器人进行个性化的自主学习，然后再通过集中进行分享、交流、讨论，练习、创造等活动。人们经常组织起来，根据不同的兴趣和需要自发组织成相应的学习社区与社群，

通过信息的分享与交流达到学习的目的。学习内容不只是书本和教材，更多来自网络与生活实践；学习者可以自由进出这些课堂，并且不会被严格限制学习进度。根据个人的需要将碎片化知识通过一定的步骤整合成一个独特的个性化的知识体系，学习的目标不再是以学科和专业为中心的共性的标准化知识，而是以个人兴趣与需求为中心的个性化知识体系。

二、运用大数据优化教学模式

21世纪，随着新技术的发展，临床医学已经进入了以科学和大数据为基础的现代医学时代。进入现代循证医学（evidence-based medicine，EBM）时代，在临床中采用前瞻性随机双盲对照及多中心研究的科学方法，系统地收集.整理大数据样本研究所获得的客观证据以作为医疗决策的基础。然而，到目前为止，我国的教育体系仍然遵循古代教育的范式，主要依靠教师个人的教学经验来判断学生在课堂上的学习行为，并做出教学决策。21世纪以后，世界各国的教育改革提倡学生个体差异化的个性化教学，力求根据学生学习行为的大数据，调整教学策略。在课堂教学中，以证据为基础的教学（evidence-based teaching，EBT）一直是人们追求的理想教育形式。

如今，随着移动终端、云计算服务，大数据分析技术的普及与发展，使基于学生行为大数据分析的教学得以实现，它也促进了学习分析学（learning analytics，LA）和教育数据挖掘（educational data mining，EDM）的发展和应用，以及教育技术领域的研究范式的改进。

（一）大数据帮助实现以学生为中心、以能力提升为核心的个性化教学模式

在各种类型数据中，教育大数据所具备的数据量大、产生速度快，数据多样化的特点正好适应了个性化和人性化的学习变化。大数据技术使个性化教学成为可能，使教学由群体转向个体。

利用大数据技术记录学生的即时行为和现象.对这些数据进行整合分析，在教学过程中对不同时期学生的学习状态、学习成绩和学习水平进行评价，掌握学生真实、个性化的数据。帮助学习者发现和发展他们的潜能，提高他们的学习成绩。学习者的学习主动权掌握在自己手中，因而可以独立规划自己的学习计划，随时自行监督学习进度、检查学习效果，确定个性化学习参与路径，根据具体情况选择和定制个性化学习内容。

教师通过大数据采集分析确定最合理的教学方式，改进并完善教学过程。通过采集到的学习者的多种特点和行为倾向（如学习目标、偏好，认知水平等）的数据进行分析，评估，教师可以掌握每个学生的学习需求、学习风格，学习态度及学习模式，相应地提供适合不同学生发展的学习内容和学习指导，促进学生个性发展。

在大数据的支撑下，个性化将成为未来教育发展的主要方向。学校教育将逐步摆脱工业化时代的特点，如大学校、大班级、统一的标准与程序，将在学生的个性化发展方面起着更为重要的作用。教师与学生把实体课堂作为对深层次的知识探究和互动的实践场所，教师逐渐由传授者转变为助学者、引导者。以教师为中心，只注重知识的灌输、不注重开导的教学模式将转变为以学生为中心以能力提升为核心的强调学生

主体性、主动学习的个性化教学模式。

（二）大数据优化在线教育

可汗学院是全球最大的慕课平台之一，10年间，世界各地约5 000万名学生使用该网站。在可汗上传第一个使可汗学院闻名于世的视频之前，他便设计了收集有关学生行为的数据，并从中获取信息的机制。如果我们把可汗学院10分钟视频课程比喻成它的心脏，那么时刻在后台运行的数据分析就是它的大脑。学生是靠天赋还是靠努力？学生成绩不好的原因是什么？以及更多关于学习者学习的普遍存在的问题被提出，并且可能通过数据的分析得到答案。因此，数据成了可汗学院运作的关键。每一次与系统发生的交互都被记录下，并且这些数据被用于向学生、教师和家长提供学习进程的实时汇报。可汗学院根据每个学生答案的准确性来建立一个统计模型，以确定学生是否精通某一学科领域。该网站已经记录了10亿多个完成的练习.这相当于收集了大量揭示学习行为的数据。该系统还可以确定最适合他们所学内容的学习路径.这样他们不仅可以根据自己的进度学习，而且可以以最有效的顺序学习。

大数据的应用将使越来越多的教育机构选择在线教育。高等院校是能够充分利用大数据的既存机构，因为它们拥有足够多的学生，可以在在线教育的进行中采集到大量的教育数据；而借此改善学生的学习，对高校来说是也是极为重要的，因为这为它们在教育领域中增添了竞争的优势。

（三）大数据在基于适应性学习的混合式教学模式中的应用

有了大规模在线课程，数据流的垂直整合将可能不复存在，一个全新的数据收集平台生态系统可能随之显现。在线课程可以自己挖掘数据，用于激发新的视点.或者向第三方专业机构开放访问。事实上，MOOC最终可能会向学生开放数据访问，并由他们自己来选择分析数据的第三方机构。

Knewton的长期目标是做一个这样的平台，让世界上所有的学习产品都可以用于适应性学习，比如像Amazon，淘宝这样的有许多店铺的开放平台。学校有自己的学习产品，比如一些在线课程.Knewton平台与学校的学习产品融合，学生形式上是在和学习产品交互。平台客户通过应用程序编程接口（application programming inter-face.API）管理平台到Knew-ton来，Knewton分析数据再返回去决定或者是引导学生进行下一步的学习。

第一是推荐引导功能。告诉下一步学生应该学习什么？该系统收集了来自许多学生的学习数据，并使用数据来分析学生下一步最适合学习的内容。

第二是对学习数据的分析，这是记录学生如何做的一些预测性数据。Knewton不是让学生知道自己做得对与错。Knewton做的是记录学生现在的能力.以及预测将来学生能做得如何。比如一个学生测试得了70分，系统会基于以前的数据和系统对内容的理解，向教师显示这个学生的实际水平比70分更高或者更低。

第三就是内容数据。这些课程的内容质量如何，对学生学习有什么影响。Knew-ton的第一个API客户是美国最大的k12领域的出版商Houghton Mifflin，它在全世界有6 000万名学生。最早和这个出版商做的项目，有几个核心要求，教学产品不但要帮助成绩不好的学生，也要帮助优秀的学生，并要求学生的学习进度必须是相同的，因此每个学生的作业量是相同的，所以自适应应该在这个标准之内。系统中要考虑学生的历史数据，当学生的作业是一样的．那怎么体现自适应学习呢？每个学生在做作业之前，都有不同的复习题/热身题．当学生完成一个问题，数据将返回 Knewton 的系统里。比如学生做对了，系统就给他推荐下一个习题。所以 Knewton 自适应系统是实时的且精确的。学生的成绩要达到一定的水平才能做加强的学习，即比作业的层次更高的学习。其次是干预，当学生作业分数低于一定数值的时候，系统会干预，就是为了让学生顺利地完成作业。

三、运用3D技术优化教学模式

3D技术是推进工业化与信息化融合的引擎，它是推动产业升级和自主创新的动力。它是工业界广泛应用的基础性，战略性工具技术，嵌入到了现代工业与文化创意产业的整个流程，包括工业设计、工程设计，模具设计，数控编程、仿真分析，虚拟现实，产品展示，动画动漫、3D打印、教育训练等，是各国争夺行业制高点的竞争焦点之一、是科技与艺术的整合。在教育领域虚拟现实3D打印已得到广泛应用。

（一）3D打印教学模式

3D打印，也称为增量制造，一个物品的"打印"过程就像用砖砌墙一样。通过三维扫描仪或者软件建模，得到一个虚拟模型，然后通过软件将虚拟模型分成若干个层面，分层后，3D打印机清楚地知道如何打印每一层，并按照分层之后的数据以增量制造的方式将材料填充到每一层，直到"打印"出整个物品。

随着技术上的进步，3D打印机已经进入学校。一个可以"听到"无线电频率的仿生耳，就是美国普林斯顿大学的研究小组通过3D打印制造出来的。我国的杭州电子科技大学自主研发出的生物材料3D打印机，可打印生物医用高分子材料、活细胞等，并且已成功打印出了较小比例的人类软骨组织、肝脏单元等。

因疾病种类繁多且与解剖学密切相关，很多医学专业对学员的解剖基础及空间思维要求极高，3D打印精度较高的医用模型与影像资料，传统解剖相结合，有利于医学生对知识及技能的掌握，也明显提高了学员们的学习兴趣。

师生与学习内容在3D打印环境中主要包括在识记，领会、运用、分析，综合，评价6个层次上的对话交互，并在此基础上细分为对话选择打印对象，解读打印建模方向、支持打印建模内容、建构基础数字模型、触发深层建模疑问、探索修正数字模型、整合现有打印条件、打印首件模型器件、实物反思前期对话内容9个步骤。3D打印协助授课教师改善了原有的授课内容及授课方式，特别是师生交流交互的对话变得越加频繁与秩序（图3-15）。

（二）PBL+3D打印教学结合

在临床教学中很多老师将PBI.与3D打印教学结合，认为这种新教学模式有助于明确学习目的和激发学习兴趣；提高自主学习能力和探究问题能力；容易掌握复杂解剖基础；提高对知识的理解及理解信息，利用信息处理问题的能力。

以PBL在骨科教学中应用为例，常见的教学步骤如下：

（1）选取具有真实性和完整性的教学病例。

（2）通过3D打印技术将骨伤患者的情况使用辅助软件进行模拟构建模型，打印制造出1：1等大的、与患者伤情一致的模型。

（3）将学生分成10人以内的小组，组长为"主治医生"。

（4）学生提前得到教师选取的病例资料，学生课前进行相关知识的准备。

（5）在课堂上，学生通过对3D打印模型的分析，检查X线片、CT片，做好相关辅助检查，筛选检查项目得出临床诊断、制定治疗方案、实施手术操作等临床治疗工作（根据3D模型选择固定方式，3D模型上模拟手术步骤）。如果条件允许.学生可在课堂自行进行3D模型的打印。

（6）老师进行全面与系统的总结。

这种问题导学、案例导学、创新为导向的教学模式培养了学生的创新设计思维及实际操作能力，符合医学领域对人才培养的要求。

四、运用VR、AR、AI优化教学模式

（一）V-learning时代的到来

在现代教育技术的发展进程中，我们经历了以广播电视为主导的远程学习（D-learning），基于计算机和互联网的网络（化）学习（E-learning），使用移动终端如手机，PDA等设备的移动学习（M-learning）。

现在人们正在推动MOOCs，它通过互联网教授学生的课程，解决了资源共享。然而，与传统教学比较，基于互联网的MOOCs教学不能解决教学内容和知识的可视化，学生在教学环境中体验不到情境感，沉浸感；教学过程缺乏师生、学生与学生、学生与环境的交互活动教学模式和评价方法都需要进行改进。虚拟现实在这些方面能实现交互与沉浸感，因此教育领域的变革中虚拟现实是一项新的重要技术。我们把基于虚拟现实与可视化技术的教育叫作数字化虚拟学习（V-learning）。从远程学习（D-learning）发展到V-learning阶段体现了教育观念和技术的进步。V-learning最重要的特征是体验，由于设备的不同，体验式教学内容、教学方法.实验手段、教学管理也不同.对学生的评价也应进入不同的新阶段。

我国高度重视VR技术的在教育领域中的应用，在《教育信息化十年发展规划（2011-2020年）》和《关于开展国家级虚拟仿真实验教学中心建设工作的通知》等相关文件中要求并指导高校深入开展实验教学与VR技术的深度融合。2013年教育部正式启动国家级虚拟仿真实验教学中心建设工作，全国共建中心300个，使实验教学与VR技术的深度融合工作得到长足的进步和可持续发展。

1. 基于VR、AR的教学模式

虚拟现实技术（VR），又称灵境技术，是以沉浸性、交互性和构想性为基本特征的计算机高级人机界面。它是继多媒体技术之后出现在教学技术领域的一种新的教学媒体。与虚拟现实相比，增强现实（AR）系统并没有将用户与外界环境隔离，在增强现实中，体验者既能看到真实世界，又能看到虚拟事物，并能将两者区分开来。

　　VR、AR不论与在线教育，还是传统教学融合，主要形成以下3种具体的教学模式：情境教学、模拟仿真教学和超现实环境教学。

　　（1）情境教学。所谓情境教学法，是运用反映论的原理，充分利用形象，创设生动具体的场景，激起学生的学习兴趣和愿望，引导学生全面理解和运用知识的教学方法。

　　1）实物演示情境教学。例如，人体解剖学要求学生在学习过程中掌握人体器官结构和空间位置的确立，在头脑中理解器官或局部与整体、局部之间或器官之间在结构和功能上的联系，能把静态结构与活体动态结合起来以准确掌握其结构和功能。《人体解剖4D》（Anatomy4D）这个应用利用AR技术可以让人看到人体内部器官的模型，它的交互界面非常简单，在AR应用程序的使用中不需要进行特殊培训，用手机屏幕显示出一个细致的人体结构，非常适合医学教育。学生通过手机APP软件，用摄像头对准下面的应用截图．解剖器官在手机屏幕上就会呈现出来，并可以对其进行任意的翻转观察。

　　2）扮演体会情境教学。因为某些教学内容需要创设虚拟教学的情境，给学生设定各种角色，引导其进入角色扮演，使学生对学习的内容产生浓厚的兴趣，真正做到寓教于乐。例如，学生在虚拟现实教学中可以更快地进入角色，学生通过头盔显示器可以"亲身"感受手术过程，甚至可以通过数据服和数据手套上的压力传感器感受到手术器械与机体的触感。例如，在互动模拟学习平台中把已经积累的视频动画资源利用虚拟现实技术，计算机图形技术及三维技术共同打造一个模拟学习平台．360°全景VR技术不仅让医生有高度的临场感和沉浸训练的环境，还能让全球医务人员跨越国界进行训练。

　　手术模拟学习平台介绍：

　　2016年4月由英国国家卫生院（NHS）伦敦皇家医院的主刀外科医生Ahmed主刀一个直肠癌手术，通过下载一个APP，学生们可以在手机上观看手术全过程流媒体直播。整个直播过程用两个360°全景摄像来完成。

　　2016年5月上海交通大学附属瑞金医院为患者实施了3D腹腔镜下的胃肠癌根治术，同时借助VR技术进行了全程直播，在瑞金医院30多名来自全国各地的进修医生及医学生佩戴VR眼镜以主刀医生的视觉观摩了这场手术。

　　学生可以在手术直播期间向主刀医生提问，问题由助理筛选后转达给主刀医生，并由主刀医生现场解答以实现与学生的互动。

　　传统的外科医生培训方式是学生在手术室现场观摩手术，主刀医生一台手术中平均只能带约6名学生现场学习观看。按照传统的方法，培养合格的外科医生需要30年。而借助VR技术，将大大缩短外科医生培养时间，而且还能让医务人员跨越地理限制进行学习，更能让顶尖医生指导偏远地区的学生。手术操作离不开团队作业，通过VR，学员可以身临其境地观察医生和团队成员之间的互动。这对他们今后的实践具有重要意义。

　　（2）模拟仿真教学。模拟仿真教学主要是通过虚拟现实技术来介绍客观事物各个方面的信息，通过对虚拟客观事物的状态，运动方式及过程的软件开发．使学生更容易摆脱教科书的枯燥说教和冷冰冰的电脑屏幕，逼真地处于一个可以自己控制的环境里，这种教学更能引起学生的亲切感和新鲜感，挖掘学生大脑潜在的能量，使学生通过虚拟实践将知识转化为技能，从而满足自身的需要。运用沉浸型虚拟现实系统，可以进行各种技能训练，学生通过虚拟实践获得在传统学习中无法获取的隐性知识。模拟仿真教学主要有医学虚拟实验室、手术仿真系统等形式。

1）医学虚拟实验室。模拟仿真教学一大应用便是医学虚拟实验室（图 3-18）。目前，基于实验项目分类的实验虚拟教学模式有验证性虚拟实验教学、综合性虚拟实验教学、设计性虚拟实验教学。

验证性虚拟实验是指由教科书、实验手册或教师给定，提供实验器材和方案，在虚拟实验过程中，学生按照预先制定的步骤进行实验并获得实验数据。这种模式常应用于熟悉实验仪器及实验方法等训练。

综合性虚拟实验的实验内容是综合性的，涉及本课程的综合知识或与本课程相关的多门课程知识。在这种模式下．学生可以运用基础实验中的实验方法及手段，综合解决较为复杂的实验项目。

设计性虚拟实验是指按给定实验目的要求和虚拟实验的条件，由学生设计和实现实验方案。在这种教学模式下，可以充分发挥学生的主观能动性，引导学生创新思维，体现科学精神。

2）手术仿真系统。由于医学对象的特殊性，每一个医学生对患者进行临床操作是不可能的。可以通过虚拟现实技术开发，形成一个可以代替真人进行临床或基础研究的技术平台。我国由解放军医院承担，国防科技大学计算机学院合作，利用 2 年时间研究实现的内窥镜手术仿真系统，利用触觉交互设备，在国内实现了把触觉加入到手术练习的过程中，在教学过程中，教师利用此系统可以很方便地介绍和演示手术的过程；学生可以对老师所演示的内容进行演练，对所学知识可以进行测试，达到实际掌握的目的。

美国斯坦福大学正在研究利用"虚拟尸体"来训练外科医生。医学生可以解剖虚拟人体，甚至模拟脑外科的手术，反复操作直到熟练，同时根据医学生进行的操作正确与否，数字化虚拟人体系统会提供相应的反馈数据来帮助医学生掌握所学知识，这在传统的医学教学中是无法实现的。

（3）超现实环境教学。虚拟实践以客观现实性为出发点．它不再局限于以往实体环境中的操作经验，我们可以将人类积累的经验和知识结合到"预设"对象的计划或假设中，通过虚拟实践的综合技术对大量现实材料进行叠加、分解和重组等处理，来寻找和发现新事物，新规律等，并将接近现实的图景展现出来。超现实环境教学主要分为超越型和幻想型两类。比如在医学教育领域，通过 VR 沉浸感，学习生物的时候我们会进入到细胞的内部，看到 DNA 双螺旋上的氮氢和氧氢桥结构、细胞分裂的过程、DNA 的复制、我们的身体如何被有害的病毒和细菌感染及自我防护的过程。

2.VR 技术对教学模式的优化

（1）基于虚拟现实技术的在线课堂将一改视频课堂的枯燥乏味，为学生提供主动探索和互动交流的机会，极大地促进了学生的主动学习。如今的在线教育主要通过视频、声音和文本来实现，虽然给人们提供了更多学习知识的机会和条件，但与虚拟现实学习环境相比，其局限性也相当明显，如无法让学生与这些学习环境进行交互、无法给学习者提供即时的反馈等。而网络虚拟现实学习环境不仅能够给学生提供交互和反馈以促进学生在网络和远程学习中的主动性和可控感，还能够让地理位置相距很远的学生在虚拟环境中进行更有效的合作学习。多用户虚拟现实系统的空间维度和多通道功能为合作学习活动的设计，部署和实施提供了新的可能和机会，并根据多用户虚拟现实环境的优势提出了在虚拟现实平台中建立有效合作学习虚拟环境的模型。虚拟现实学习环境在不久的将来可能会成为高校提供在线教育的最有效形式。

（2）基于虚拟现实的教学与在线教学模式结合达到虚实互补，即实践与理论教学互补，使教学更趋完整合理。

例如，虚拟仿真实验是学生实践过程，微课则是为更好地实践提供了理论指导。把微课教学合理恰当地与虚拟仿真实验相结合是微课研发的一个方向，也是虚拟仿真实验教学的重要内容。

学生进入虚拟仿真实验室后将触发微课视频，微课中介绍了实验内容、实验目的、实验意义及实验基础知识测试。虚拟仿真实验室内有虚拟实验台及实验仪器，学生可在实验室里随意游走，当点击实验室中的虚拟教材时触发微课实验的指导视频，视频中介绍实验的操作流程。整个实验完成后，根据学习者最终的得分情况，触发不同的微课总结视频，视频给出不同的评价，同时并对难点、重点的掌握情况给予强调和鼓励，如果成绩合格，将触发下一个实验内容，如果成绩不合格，程序将返回实验开始状态。

以视频为主要工具的翻转教学很难实现教学的多维目标，不能呈现接近现实问题的情境，一定程度上阻碍了思维和智力的发展。虚拟现实技术所带来的身临其境的感受和自然的交互体验不仅极大地激发了学生的学习动力，更为学生提供了大量亲身观察、操作及与他人合作学习的机会，促进了学生的认知加工及知识建构的过程，有利于实现知识的深度理解。而这些在只是以视频讲解进行翻转的课堂中是很难实现的。

虚拟现实技术弥补远程教学中的不足。在远程教学中，由于设备、场地、经费等实验条件的限制，一些应该开设的教学实验无法开展。使用VR系统可以弥补这些方面的不足，学生可以足不出户做各种实验，得到与实际操作一样的实验体会。

（3）虚拟现实技术有助于实现个性化教学。虽然信息科技产品的使用和计算机辅助教学的出现在一定程度上改变了传统的教学局面，但碍于其技术的局限性，并未实现有效的个性化教学。而虚拟现实学习环境则可以根据学生的个体差异来进行不同的设计，也可以由学生自己按照自己的需求在虚拟环境中创建自己所需的物体和场景，能够有效提升他们的自我导向学习（self-directed learning）的能力，即使是学习较差的学生也可以很轻松运用多媒体电脑不受其他因素干扰地来安排自己的学习。在这种教学模式中，教学的一系列过程可以被设计成软件、动画，由计算机来实现。教师通过网络与学生进行一对一互动，教师会有更多时间辅导个别学生，有利于因材施教。

3.AR技术对教学模式的优化

AR被称为有前途的教育技术，有助于促进有意义的学习和迁移，且具有组织优势。它在教育中的应用潜力主要体现在：抽象的学习内容可视化、形象化；支持泛在环境下的情境式学习；提升学习者的存在感、直觉和专注度；使用自然方式交互学习对象；传统学习与新型学习相结合。增强现实技术的教育应用涵盖课堂学习（学科分类）和课外非正式学习，目前在国内外的教育中已经有了不少实践，并初步形成了基于角色扮演.基于位置和基于任务的三类增强现实学习环境教学方式。

（二）机器人时代的到来

机器人进入课堂与人类共同学习近年来已成为一种趋势。快速发展的机器人在教学中得到应用。

在神经科方面，用WKE-2（早稻田弯头机器人2号）的肘机器人来模拟运动神经系统的症状，以进行肘力检查的神经系统检查训练，可以获得意想不到的体验。利用机器人，学员可以对考试技能和知识的理解，对疾病全方位解读。随着机器人技术的发展，目前开发出了许多医疗训练模拟器。这些机器人针对不同的医学教育领域，可以提供定量信息及客观评估。通过使用模拟器，学员可以快速提高他们的技能。

就机器人在医疗领域的应用中，它们还被用作患者机器人，其被设计为描绘真实患者身体或精神障碍的作用。比如在牙科领域治疗教育和培训中，开发了能够表现出疼痛症状并通过移动头部和眼睛与受训者进行交流的类人机器人。患者机器人的使用使得牙科学员能够像对待患者一样体验紧张感和现实感。比如在精神科方面，日本科学家发明了一种精神病患者机器人，可用于精神病学教育的面试培训。使用患者机器人的优点是为精神科学员提供标准化和可重复的培训，并可以使学员体验到与患者的访谈仿真场景。

2017年11月6日，科大讯飞对外发布了"智医助理"机器人的2017年临床执业医师综合笔试测试成绩，"智医助理"以优异成绩大幅超过合格线，达到全国考生的中高级水平。IBM Watson的负责人多年前就梦想，让Watson能通过美国的国家医师资格考试。而今天，中国率先实现了这一突破。中国现在和美国一样，正在进入人工智能的无人区。

我国高考机器人AI-MATHS核心技术及其应用涵盖了计算智能、感知智能、认知智能、推理智能4个层级，不同于解题机器，AI-MATHS解题全靠逻辑推理，是会学习、会记忆、会应用的智能教育机器人，不仅可以解题，还可以出题、判题、评价反馈、辅导学生，辅助老师。

机器人在教育的应用中，将教师的教学智慧和经验转化为机器认知，通过采集教师教学、学生学习的所有数据，紧扣教学大纲和标准，对相关数据进行教学质量分析，考试及作业质量分析、个性化学习分析、学习推荐、学习预测等，实现智能诊断、自动出卷、个性化教学，可改变传统教育模式，大幅度提高教学效率，促进教育资源的均衡配置和高效。医用教学机器人也是医疗指导过程中最理想的教具，可以答疑解惑，模拟患者，通过模拟真实医治过程，有助于提高医护人员手术配合和临场反应等实操水平，成为医学生学习的全面助理，使教学进入个性化的智能模式。更为重要的是机器人和大学教育的结合，为学生营造科技创新学术氛围，培养学生的创新能力，用这些创新手段去潜移默化地影响学生的价值取向、心理趋向、行为规范和生活方式，激发出青年的创新能力。机器人在教育中的应用具有重大的社会价值和经济价值。

第三节　智能化教学管理

一、大数据在个性化教学管理中的应用

大数据是指利用常用软件工具捕获、管理和处理数据所耗时间超过可容忍时间的数据集。大数据具有4个特点：规模性（volume）、多样性（variety）、高速性（velocity）和价值（val-ue）。信息时代的各行各业都在产生着大数据，这些数据是真实的资产。怎样分析这些数据，如何利用这些数据为高校的教育，管理，决策及师生生活提供更好的服务已成为现阶段热门话题。

在教育领域中，大数据除体现宏观的传统数据功能外，还能收集详尽的微观个性化数据进行分析，大数据的优势比较显著。传统数据分析只能体现宏观、整体的教育状况；而大数据的应用可以对教学中涉及学生和教师的教学方法实现个性化教育。传统数据分析只能是阶段性的、针对性的评估，其分析过程可能有系统误差；大数据可以进行机器自主学习方式来减少甚至做到零误差。传统数据分析对人才、专业技能的要求比较低，对其用到设施设备也较为普通，容易获得；大数据挖掘对人才、专业技能要求较高，主要体现在数据建模等新兴的技术，并且对设施设备要求较高，要求从业者在数据建模方面具有创新意识与挖掘数据的灵感而不是按部就班。

大数据随着嵌入式及芯片技术使计算机硬件和网络带宽的高速发展带来新一轮教育信息化的浪潮，也随着软件的高度智能、人工智能技术及机器自主学习能力的加强无可避免地推到了我们面前。作为新时期教育管理者和参与者，怎么掌握好这些新型技术，如何转变传统教育思想，合理地利用大数据服务学校管理，改革教育教学，提高办学质量是我们今后不断的发展方向。

随着时代的发展、科技的进步，以往的教学管理模式已经不适合这种以现代信息技术为支撑、大数据挖掘为载体的新型管理和教学模式，大数据挖掘技术极大地实现了教育资源的共享与充分利用，促进了工作效率的提升，让我们的教育工作更加具有时效性，及时性和科学性，使教学管理更简约化、信息化，透明化。

（一）大数据教学管理的模型构建

大数据支撑的教育管理模型：以"主体、对象、资源、目标"为核心要素，建立多级连通共享的教育云，构建复杂的教育管理系统，利用云计算存储技术、分析教育数据，为教育教学管理者、教师和学生提供持续，及时的多终端个性化需求的教育资源、专业发展及综合素质发展等多角度服务，科学合理地配置教育资源，提高教育决策信息化水平。

在教育和教学管理中，教育和教学数据的主要因素是人的因素，也就是说教育数据一切来源于人。教育资源的配置，首先要对资源进行科学合理的基本分类：知识资源、人才资源和财物资源；教育方法论，教学内容，教育理论、教育经验的分享等，

既是教育资源配置中的隐性资源，也是根本资源；数据挖掘技术和数据建模技术是大数据教育管理的生产力，教育技术尤其是教育信息化，大数据挖掘、云计算技术及物联网的应用，是满足教育服务需要的管理主体。

教育大数据是一个伟大工程，我们需要在思想上、理论上和实践上全面推进，迫切需要制订正确而长远的行动路线。

这是3个层级的运行策略：底层是大数据教育管理的基础建设；教育云的建设，各区域应遵循国家教育数据标准；建设分布式教育数据中心（云）；资源库＋数据库＋数据关系逻辑的建构，为云端教育教学资源配置提供基础硬件支撑，进而建设三层智慧平台。在大数据时代下，我们必须要利用好一切宝贵的数据资源，进行大数据分析，建设高效的智慧校园，为广大的管理者和师生提供智能，高效和便捷的服务，为学校管理者提供决策的支持。数字化校园发展到现在，进入到了智慧校园的发展阶段，利用高性能计算、云计算和物联网技术来建设高校数字化校园。智慧校园建设中必不可少的重要组成部分之一是校园大数据的分析。

（二）大数据教学管理的优越性

用数据说话，决策、管理、创新的数据文化正在成形，未来已来。随着大数据时代的发展，教育的变革已经进入一个新的阶段，教育领域将迎来一场前所未有的大变革。

教育大数据的发展给教育改革提出了新的目标。进入大数据时代，依靠传统的精英式教学与注重快速有效的现代式教学进行有机的结合，基于数据仓库的大数据分析的互联式精准教学已初见成效，因材施教、按需学习的新兴教学模式也被广泛认知。

信息教育的变革对创新人才的培养提出了迫切而具体的要求，物联网技术、多媒体技术及各类智能软件为教师和学生提供了更自由灵活的学习方式，探索研究与创新能力被大大激发；生活、工作、学习的各种行为活动可以被采集、存储、整理、分析和共享，教育环境的物理界限、时空界限被打开，不易被发现的教育理论和规律被清晰地呈现出来。社会、学校、学生不再是孤立的个体，而会形成统一的数据资源服务于教育教学。

二、人工智能在教学管理中的应用

计算机与教育的结合，始于20世纪60年代初期。随着计算机在教学中的地位变得越来越重要，人工智能跟教学的结合也越来越紧密。

"人工智能＋教育"是改变教育现状的强大力量和推手，人工智能技术在教育行业中的应用和创新不断地推动教育行业自身变革。

目前我国的人工智能人才缺口巨大，我国人工智能领域的专业技术人才总数超过5万人，排在全球第7位，还远远不能满足我国的需求，事实证明科技的快速发展从来没有像今天的人类对AI人才需求如此紧迫。

聚焦国家战略，人工智能产业是我们首先要抢抓的重大机遇，因此，要构筑我国人工智能发展的先发优势，培养未来多元化 . 创新型的优秀工程师；使学校能够快速建设相关专业，服务全国乃至全球人工智能产业的发展，更快培养出符合人工智能领域的创新型应用型人才。

在"人工智能＋教育"的环境下，如何体系化培养人工智能的人才，成为一个非常现实的课题。教育部学校规划建设发展中心联合达内集团共同策划发起"AI+智慧学习"共建人工智能学院项目，开拓一个企业与高校在人工智能领域中新的人才培养模式，通过"共建人工智能学院"与"AI教育创新研究院"实现了实践与理论的结合，实现了科研成果的快速转化，十分有效地缓解了人工智能人才缺口，更是为研究人工智能技术提供实际的环境，从而使教学质量得到更大的提升。

三、物联网技术在教学管理中的应用

随着物联网技术的发展，当前的物联网被认为是通过射频识别、无线传感器网络、互联网和其他网络技术的智能识别、定位、监视和管理的网络，连接任何项目，互相交换信息互相交流。网络的范围也从互联网扩展到包括互联网，无线传感器网络和其他信息网络。对象和对象之间的连接不同于传统的互联网，而是通过射频传感器和其他技术手段实现信息交互。

物联网的目标是通过各种信息传感设备和智能通信系统将物理对象、信息技术系统和世界各地的人们连接起来，从而更好地通过数据采集，理解和管理物理世界。它的核心概念在于智慧的连接，如人体的神经系统，它可以将数以亿计的神经元连接到中枢神经和大脑，及时、准确、全面和有效地感知物理世界中的物理变化并做出反应。

基于物联网和物联网中大量的信息，通过对物联网强大的中央计算机集进行整个系统的协调操作，可以实现"智能地球"网络。从高校角度来看，以物联网为基础的"智慧教学"建设可以使IT与管理、教学、科研业务相结合而引发突破式创新。它利用感知技术和智能设备来感知和识别校园的各个方面。通过互联网，移动通信网等网络传输方式，进行互联、计算、处理和知识挖掘，实现人与物、物与物的信息交互。离子互动与无缝链接将其转化为生产力，提高了校园管理的质量和效率，推动了教育科研模式的创新，达到了实时控制，精确管理和科学决策的目的。

（一）利用物联网技术建立泛在学习环境

传统的教学环境受到教学资源的限制，物联网丰富和优化了教学环境。物理空间与数字信息空间的互联是通过物联网实现的。它可以有效地支持人机交互、人与物之间的交互及人与人之间的交往。物联网使实际教学环境中的各个组成部分具有数字化．网络化．智能化的特点，可以与数字化的信息空间相结合，即时捕捉和分析师生教学信息。需要进行相应的调整，为教师提供智能化的教学环境和教学资源。智能标签可用于识别需要学习的对象，并根据学生的学习行为记录调整学习内容。这是拓展传统的课堂和虚拟实验，通过实地参观和实践在空间和互动中提高学生的经验。例如，在药用植物的实践教学中，学生需要识别各种药用植物，他们可以用二维码对每种植物进行标记，可以知道植物的名称，并使用手机来识别相关植物的延伸内容。

（二）利用物联网指导和丰富实验教学

通过物联网指导实验教学和科学研究，是培养学生设计，观察、分析和解决问题的能力，培养学生实践能力和创新能力的重要手段。尤其在实验过程中，学生遇到无法解决的问题会降低学生实验的积极性，直接影响实验效果，学生可能会复制或猜测实验结果，甚至影响实验结果。学生对后续实验课程的信心和兴趣也随之减少。并且，传统的实验教学设备有限，比如一些医学相关的化学实验、药学实验及人体解剖实验等，实验器材存在危险性，或者实验原材料紧缺，学生能够亲自参与的机会、实验时长和体验感都受到一定限制。

物联网的引入丰富了实验教学平台，提高了实验的安全性，降低了实验成本。例如，允许学生佩戴传感器设备，教师可以及时识别学生实验过程中的错误，并进行指导。教师还可以标记数字属性，帮助标记实验设备上的信息。实验设备不使用时，实验设备将启动自动报警系统，教师可以及时指导实验。此外，教师通过分析实验过程中的典型问题，改进后续教学，可以提高教学效率。对于有隐患的实验，可以通过物联网实时采集实验数据，并将实验数据以适当的方式传递给实验人员，实现实验教学的共享与安全。

（三）物联网技术建设数字校园

物联网在数字化校园中的应用，如校园卡服务、校园监控等，以减少校园安全事故发生的可能性、安全跟踪、智能图书馆建设、人员和设备管理等。

智能化教学环境下，物联网技术的控制还可以应用于校园交通管理、车辆管理、校园安全、师生健康、智能大厦、学生生活服务等领域。例如，在教室中安装光传感器和控制器，以根据光的强度和学生的位置来调节教室中的照明。控制器还可以与投影仪和窗帘导轨等相结合。根据投影的工作状态，决定是否关闭窗帘并降低灯的亮度。例如，在学校存在隐患的区域安装有摄像头和红外线传感器，实现安全监控和自动报警。

（四）物联网技术实现智慧教室

智慧教室是数字教室和未来教室的一种形式。智慧课堂是一种新的教育形式，它不同于传统的听力方式、课前预习、小组讨论、测试等，教师可以快速掌握每一个学生的学习情况，并进行指导性教学。智慧课堂采用现代手段切入整个教学过程，简单，高效、智能化的教学环境有助于培养学生独立思考和学习的能力。

在学校中，课堂教学环节是学生接受系统教育的重要组成部分。教学互动是提高教学环节质量，提高教学水平的关键。在当前的教学过程中，传统的签入环节，问题确认环节、问题互动环节和小课堂测试存在诸多问题。在签到过程中，论文签到，效率低下，符号现象存在，结果不利于教师统计；在课堂提问互动和小测验的环节中，教师给出简单的选择，学生举手或者口头回答，无法获得准确的统计数据，教师只能根据一般情况进行判断。教学中，没有准确的数据，甚至不能考虑后期的数据挖掘和数据统计。传统的教学方法已不能适应现代教学的需要。基于物联网的现代智能教室系统在智能教学，人才考勤、资产管理、环境智能调节、视频监控，远程控制等方面的应用逐渐普及和应用。智慧课堂作为一种新的教育形式和现代教学手段，给教育产业带来了新的机遇。

四、机器人在教学管理中的应用

（一）机器人在教育教学应用中的5种分类

机器人的发明、研究和应用都是以科学研究和社会生产为基础的，教育是其领域的拓展和发展。由于所涉及知识的广泛性和技术的全面性，使得机器人对教育更有价值。教育机器人是专门为学习机器人相关知识或使用机器人授课而设计的一种服务机器人。随着科技的进步，教育型机器人成为新的热点教育形式，机器人技术也在不断地更新换代。按照功能及使用教育机器人在教学情景中扮演着教师，学习同伴，助理，顾问等角色，根据机器人教育专家的研究和实践，机器人教育的应用可分为5种类型。

1、机器人学科教学（robot-subject instruction，RSI）

机器人学的教学意味着机器人学被认为是一门科学。在各级各类教育中，机器人专业的基本知识和基本技能在一门特殊的课程中普遍受到所有学生的掌握。其教学目标如下。

（1）知识目标：理解机器人软件工程的基本知识.硬件结构、功能和应用。

（2）技能目标：可进行机器人程序设计和编写，可装配各种具有实际功能的机器人，可进行机器人和智能家电的使用和维护，并能独立开发软件控制机器人。

（3）情感目标：培养对人工智能技术的兴趣，真正认识智能机器人在社会进步和经济发展中的作用。

机器人教育已成为一门学科课程，尤其是中小学，对教师、设备、场地和活动、教学经验等都有很大的挑战。

2．机器人辅助教学（robot-assisted instruction.RA1）

机器人辅助教学是指以机器人为主要教学媒体和工具的师生进行的教与学活动。类似于机器人辅助教学的概念，有机器人辅助学习（RAR），机器人辅助训练（RAT），机器人辅助教育（机器人辅助推理，RAE）和基于计算机的教育（机器人基础演绎，RBE）。与机器人课程相比，机器人辅助教学的特点是它不是教学的主体，而是辅助者。也就是说，它充当一个助手，同伴、环境或智能设备，扮演着一个普通教学工具所不能拥有的智能角色。

3．机器人管理教学（robot-managed instruction.RMI）

机器人管理教学是指机器人在教学、财务、人事、设备等教学管理活动中的规划，组织、协调、指挥和控制。机器人管理是一种辅助管理功能.具有组织形式和组织效率的自动化和智能化的特点。

4．机器人代理（师生）事务（robot-represented routine，RRR）

机器人具有人类智能和人类功能的一部分。除了课堂教学外，它还可以代替教师和学生处理其他问题。例如，机器人借书，做笔记或代替他们做饭。使用机器人代理事务功能的目的是提高学习相关度，提高学习效率和质量。

5. 机器人主持教学（robot-directed instruction.RDI）

机器人主持教学（RDI）是机器人在教育中应用的最高级别。在这个层面上，机器人不再是多方面的角色，而成为教学组织，实施和管理的主人。机器人作为我们学习的对象似乎是一件遥不可及的事情，但利用虚拟现实技术、多媒体技术等来实现人工智能并不困难。更重要的是，我们应该越来越适应教育的发展。

（二）机器人辅助教育教学管理

推进智能化教育资源建设，构建学习者为中心的教学模式，辅助完善教学师资，改进传统教育的不足，是教育机器人主要的应用方向。

1. 机器人优化教学资源

在教学管理中，从教学环境现代化到教学内容科学化始终是教育资源合理化的主要问题，限制了教育教学管理的准确性和广泛性。而机器人技术从一定程度上讲，不仅能够为学生提供虚拟教学环境，还可以重新定义教育的传递方式。教育型机器人的探索与研究，是人工智能与教育教学相融合的新方向，使教育创造越来越多地向外延展，突破了时间和空间的限制，加深了线上线下的融合，让优质教育资源得以科学配置与整合。

2. 机器人辅助教学

机器人辅助教学是指教师和学生用机器人进行教学活动。以建构主义为基本指导理论，强调以学习者为中心，积极帮助学习者建立良好的学习环境，提供优化的学习策略，强调个性化的学习指导和帮助，突出 TEAC 的主导作用。在教学中，帮助教师在教学活动中改进教学，以提高教学效果和学习效率。

3. 机器人辅助教学特点

机器人辅助教学具有三大特征：技术特征、角色特征和应用心理机制。

（1）机器人辅助教学管理具有智能识别、自主判断和优化决策的功能，能独立构建学习环境，因材施教。在教学水平上，可以对教学机器人的知识库，推理机．决策者和解释器等模块进行预设。通过编程控制和外部装饰，教育机器人具有人性化的特点，如文雅、睿智、幽默，活泼，教育机器人一般具有人性。图像识别、识别与合成，逻辑推理和知识记忆等功能，可以与教师和学生在各种语言符号中进行交流。在教学中也可以自由地改变其位置和角度，并获得最佳的交流效果。它还可以携带和操作各种实验仪器，避免教师和学生进行一些危险的实验演示。

（2）机器人辅助教学的角色特点。从社会学角度看，机器人可以发挥教师、学习伙伴，助教等角色，在教育系统的微观社区中，承担相应的教学任务，发挥相应的作用。尤其是教育机器人可以从事知识传授、解答疑惑，学习指导、培养技能等，并能与学生和竞争对手进行良好的合作、平等竞争、相互启发、共同讨论。它是学生在合作与竞争中的动力和进步，是单人教师备课和科研的助手，也是学生写作，阅读、思考和实验的助手，帮助学生收集、组织和传递相关信息，提高教学效率。

（3）机器人辅助教育的应用心理机制特点。从教育心理学的角度来看，教育机器人还可以具有以下特点：激发学生的好奇心和求知欲、产生浓厚的学习兴趣、突出感知对象、拓展感知渠道、促进多感官协同工作、提高感知能力。学生可以通过与机器人的多维度对话来掌握知识和技能，提高理解的深度和准确性，加深了学生记忆．保持、认识，回忆，提高记忆效果的知识和技能，为学生综合防御性知识和技能提供了新的平台和途径。

机器人是教学创新能力和创新成果的载体，是需要深入发展研究的课题。培养学生的专业知识和潜能，培养高素质创新人才是一种有效的途径。机器人辅助教学管理作为一种崭新管理手段，符合现代化教育技术理念，能够使学生在探索中学习，在活动中发现，在问题中创造性地构建知识；能够培养学生分析问题、解决问题的能力。随着更加成熟的教育机器人出现，教师和学生会更加容易地接受智能教学理念，研究性学习等新的教学方式，这些都是以往的教学管理无法比拟的。

第四节　智能化教学评价

一、教学评价中的大数据应用

教育大数据技术促进了数据驱动决策在教育评价中的实现，为参与教育评价和实现发展性学生评价提供了良好的支持。平板电脑、数码笔、可穿戴设备等都可以实时将不同类型的数据进行数字化成为各类学习数据。为教育领域基于数据分析和合理证据的教育评价和决策提供了数据基础。各种可视化分析工具可以在稀疏的教育大数据中进行过滤，挖掘出各种隐含的教育规则和信息，帮助我们了解学生个人知识体系的构建过程，摸索每个学生社会学习的网格化的演变规律，揭示了教育事件在特定的时间和空间上的特点。

（一）大数据与教学评价变革

教育评价是指在系统、科学、全面地收集、整理、处理和分析教育信息的基础上，对教育价值进行判断的过程。从这一角度出发，教育评价的目的是了解学生的发展，客观地总结学生的学习状况，评价教师的教学质量。从宏观上看，评价的目的是促进教育改革，提高全国教育质量。《国家中长期教育改革和发展纲要》（2010—2020年）指出："要改进教育教学评价，根据培养目标和人才观念建立科学多样的评价标准。"将开展涉及政府、学校、家长和社会各界的教育质量评估活动。做好学生成长记录，完善综合素质评价，探索各种评价方法，促进学生发展。2010年美国出版的《国家教育技术计划》强调，所有的各级教育系统都应该使用技术来衡量和评估学习过程，教育管理者应该使用技术来收集学习过程中的实时数据。为学习成绩的持续改进提供依据。

中美两国重要的教育文件揭示了教育评价在整个国家教育体系中的重要地位，表明教育评价将在观念、内容和方法上发生转变。在现代教育价值多元化的基础上，教育评价方式面临着全面转型的现实需要。这种转型主要体现在以下几个方面：

（1）做好学生成长记录，收集学生学习过程中的实时数据等评价信息。主要反映在评价观念由"经验主义"向"数据主义"改变的趋势。

（2）提高和完善综合素质评价，探索促进学生发展的多种评价方法，不断提高学习效果等。主要反映在综合素质评价内容由"总结性评价"向"发展性评价"改变的趋势。

（3）由政府、学校、家长和社会各方面参与的评价主体的提出，反映了评价模式由"单一封闭"向"多元开放"转变的趋势。

事实上，上述教育评价的转变并不是全新的理念和想法。从数据所提供的证据来判断是实证主义的基本思想。发展原则一直是教育评价本身的意义所在。学生和家长的自我评价也是许多学校采用的评价方法之一。但是，近年来，这些思想在"国家教育纲要文件"中得到突显，这表明这些思想在过去没有得到有效的实施，或者直到今天这些想法的实施才是可操作的。

在传统的教育环境中，对学生的理解主要有问卷调查，课堂行为观察、考试，家庭作业分析等。这些方法具有许多缺点，如耗时长．数据不准确、过程数据丢失或无法收集等缺陷。基于这些不完全数据的分析结果只能揭示一些具体问题，但缺乏全面性。此外，由于收集的成本缺乏数据的连续性，所以难以从不同的来源集成数据，这导致数据缺少连续性，导致隐藏的信息被分离。例如，很难理解学生的家庭作业水平与学生的课堂学习行为之间的关系，以及阅读能力对学生数学成绩的影响分析。因此，教师只能以经验为基础来处理教学问题，这对科学，准确理解学生及做出教学决策甚至制定教育政策都会产生负面影响。为了更好地了解学生，审视我们的课堂和教学过程，将大数据引入到教育评价中，为评价过程的数据不足提供了一个有效的解决方案。

1. 大数据推动数据驱动的教学决策

数据驱动教学决策是指数据的收集、存储、分析、挖掘、报告及使用数据改善教育和教学的改进过程。例如，美国普渡大学的"课程信号"（course signals）是一个最好的例子，是国际知名的大数据诊断学生学习行为，提供教育决策的经典案例。

"课程信号"系统主要是基于成果算法为基础，它收集和计算学生的课程努力程度、以往的学业历史，学习者的特点等数据进行分析和挖掘，从而实现对课程的实时预测。预测结果将以红色、黄色和绿色信号的形式出现在学生的学习页面和教师的课程控制页面中。红灯表示课程学习失败的可能性很大，黄灯表示课程学习中存在一些问题和失败的可能性；绿灯表示成功的可能性很高。根据不同颜色的信号，教师可以通过发送电子邮件、短信、面对面沟通等方式对学生的学习进行干预。他们还可以使用"课程信号"系统中包含的推荐学习导师和学习资源模块，为学习者提供有效的帮助，以促进他们在课程学习中的成功。

2. 大数据促进了学生发展性评估

早在1940年，美国的史密斯·泰勒报告就指出，教育评价不仅要衡量学生的某些能力和特点，而且要根据学生的教育目标来评价学生的发展和成长的进步和水平。这是现代教育评价中发展性评价理念的确立。发展性评价是指对学生教育活动的价值进行系统的评价和分析，以实现其发展目标的过程。发展性评价主要发挥评价和诊断功能，突出评价过程，注重学生的人格差异。因此，要与学生的学习过程紧密结合，进行长期跟踪。以北京，成都、深圳等地的中小学校为例，以发展性评价为指导，连续跟踪学生的每次考试成绩，通过时间序列分析，聚类分析等方法对学生考试数据、学习数据和课堂的学习表现，进行数据挖掘、构建学生学习图谱，建立学生学习的数据模型，分析学生的学习风格和行为，最终完成对每个学生学习能力的诊断。

3．大数据提供了多方参与评价的途径

过去，学生评价主要针对学生的考试分数水平测试，评价主要由学校部门和教师完成。整个评价体系呈现出封闭性特征。目前，重点是学生的发展性评价和综合素质评价，它贯穿于学生的整个学习过程，涵盖了学生在校园内外的学习.活动.行为和表现。通过对不同数据来源、不同结构的数据采集来分析学生的综合素质，并通过数据的不断积累，建立各种参数和模型，以提高分析的准确性。教育大数据直接来源于各种教育活动（包括教学活动，管理活动，科研活动等）。每个教育利益相关者既是教育数据的生产者，又是教育数据的消费者，在开放的大数据评价的基础上，为参与者在不同情境下掌握和提供学生的学习数据，参与评价活动提供了桥梁。可以说，数据是推动教育评价转变的核心因素。

（二）教学评价数据的采集

1.教学评价数据的采集类型

2013年颁布的《教育部关于推进中小学教育质量综合评价改革的意见》强调改革评价方法，定量与定性相结合，注重全面、客观地收集信息。根据数据和事实做出分析判断，认为教育质量评价不再单纯依靠考试成绩，而是对学生发展的所有信息进行收集.整理、分析和得出结论性的认识。这意味着根据"数据"和"证据"来评价教育质量。在当前以学生为中心的学习环境中，学生"数据"和"证据"的主要产生来源是学生的学习过程数据和个性数据，过程数据包括学习互动，学习行为、学习路径、各种过程学习文件；个性数据包括学生的生理、情感、认知状态等，以及各种考试，作业等形式的学习成果。

2．教学评价数据的采集技术

为了实现基于"数据"和"证据"的教育评价，学校采取了多种措施收集评价数据，如考试，问卷调查，家庭作业组合等。然而，这类信息大多是从学生的学习结果或状态信息（如学习风格）中收集的，属于静态信息；学生在学习过程中产生的许多动态信息，如学习路径、学习行为等不能达到有效的收集。不完整的数据采集必然影响评价结果的准确性和可信度，也制约着大数据下教育评价的实施。因此，对整个教育过程的数据采集和研究是大数据应用和教育评价的关键要素。

目前，智能学习终端如智能手机、平板电脑，可穿戴设备和数字笔的应用，为采集学生的学习数据提供了有效的技术方案，解决了数据采集的难题。

平板电脑是一种便携式智能设备，许多学校都为学生提供数字化学习。通过多媒体教学系统，作业考试系统和平板电脑进行互联互通，进行交互式互动学习，可以记录和生成学习行为大数据，主要包括大量的学习内容序列节点数据。大量的学习资源序列节点数据、大量的演习评价序列节点数据和大量交互式交换序列节点数据。这些数据涵盖了学生在学习过程中产生的所有学习行为数据，并与平板电脑环境感知数据相结合，可以对学生进行多维、深层次的评价，从而发现学生的真实缺陷和潜能。

二、人工智能在教学评价中的应用

随着以"互联网＋"为代表的社会形态的形成和教育中"两基攻坚"的完成，我国教育正经历着从"有学上"到"上好学"的过程。从追求规模到追求质量，从追求学习成绩到追求科学教育质量的核心素养的转变。科学教育质量观："互联网+"时代教育评价体系改革的呼唤，科学教育观是追求学生的全面发展，它不仅关注学生知识和技能学习得的表现和发展，而且关注知识和技能背后思维品质和思维方式的深层表现和发展。注重学生的情感、态度、心理健康、身心发展、业余爱好等非学历的表现和发展。

科学教育的质量观追求的是每个学生的个性发展，是以整体质量观为导向的，也是每个人的素质观，即教育发展要以学生为本，注重学生个性的发展。为每个孩子提供合适的教育环境、内容、方法和策略。

除了课堂上的学习数据外，学生学习全过程的大数据还包括课外学习数据和学生个人生活，心理等状态数据。虽然这些数据的重要性早已得到承认，但在现实中很难准确地收集这些数据。学习分析专家Siemens教授指出，学习分析所需的数据主要来自于学习计算机管理系统、键盘数据、浏览器数据等学生操作电脑的数据，而在实际情况下缺乏学习过程数据的获取。因此，分析家很难深入了解学习和教学过程。

RFID芯片，眼动装置和腕表等可穿戴设备也可用于教育领域，以真正捕捉学生在教室内外的学习信息及他们的日常行为数据。用于准确的学习分析和个性化的教育评价与管理使用。例如，眼动技术通过记录眼动轨迹来提取注视点.注视时间和次数，眼跳距离、瞳孔大小等数据，从而研究个体的内部认知过程。为评价图画书的注意水平，采用眼动仪对2～3岁儿童的注视点数、注视点长度、注视点时间长度和物理数学数据进行了测量，以评价其图画书的注意水平，阅读偏好、图片阅读能力阅读理解能力等。腕表等设备可以实时记录学生的位置信息，运动数据和身体健康指标，并可用于分析和预测不同类型学生的学习成绩和发展。

三、智能医学教学质量保障体系

智能医学新形势下，如何推进信息化技术与医学教育教学的深度融合，构建多元化的质量保障体系，实现医学生教育管理过程的科学化、信息化是医学教育的主要关注点。

为提高医学教育信息化管理的质量和水平，要充分利用数字化平台，运用信息化手段.促进教育内容、教学手段及方法的现代化，提升教育治理能力。以建立医教研一体化的数字平台为目标，共同构建管理体系与提高数据对高校事务决策辅助功能的相关工作策略。

随着医学教育信息化改革的不断发展深入，医学教育从教育环境、教育对象到教育成果都在发生着质的变化。教学评价作为教育教学中的导向性问题，在提升教育品质方面扮演着重要的角色。医学教育质量体系必须符合当下的医学教育形势，满足教育对象全面发展的需求。科学的教学保障体系能促进学生全面发展，提高教学质量和办学效益。对教学改革，教学管理，医学人才培养产生着积极的影响。因此医学教育界不断在研究探索更合适的信息化教学保障体系。针对智慧医学教育环境下教学质量保障体系有如下几方面影响因素。

（一）智能人才培养目标

在信息化教育的新形势下，培养具有创新精神和创造能力、适应并符合医学教育的现代化人才成为医学教育的新目标。医学人才的培养取决于医学发展的要求，在医学技术发展高度分化又高度综合的新时期，现代医学教育更需要在专业深化的基础上，提高医学社会科学及相关自然学科之间的融合度。知识结构的演化产生了大量边缘学科和横断学科之间的相互作用，要求现代医学人才不仅是专业人才，更是了解相关学科内容，有一定广度、跨度和深度，熟练掌握实践技能的综合人才。该目标明确了医学人才在多种智能领域的要求。

（二）智能医学课程评价体系

1. 定制化教学

可以说，定制化教学与普通的"一刀切"的教学方式是完全相反的。定制化教学需要将学生的个人能力，学习背景，速度，反应能力及其他因素考虑在内。因此，机器学习需要实时处理数据，并向老师提供反馈。

在这种情况下，老师就能立即识别出学生注意力是否集中或有其他行为，并及时采取矫正措施，从而增加学生的参与度，提高教学过程的整体效果。更重要的是，智能化学习将能够对学生所学的概念知识给出解释，并为学生设定明确个体化的目标。另外还有助于教师进一步跟进学生学习进度。基于这些反馈，教师可以相应地调整自己的教学方法、讲课方式或课堂主题，以便可以为学生提供更好的教学。从原理上来说，智能评价的目标是基于每个学生的学习数据进行分析，从而使决策过程自动化并统一。所以，这样得出来的结论会更准确且更具个性化。

2. 自定义课程规划

传统教学的课程规划是通过教学研究讨论而统一制定的，教师也会按照相应的计划对学生进行相同的教学进度与安排。但是，在这个过程中学生学习接受知识能力的个体差异就很难被考虑和平衡，所以传统的课程规划并不适用于所有学习者。智能化教学评价体系可以对教学结果进行检测，并为学习者提供专属的解决方案。这使学生减轻了学习中对于知识反复记忆和回溯教学过程产生的时间成本压力。让学生能够更好地发挥主观学习能动性，找到适合自己的学习节奏和模式，大大提高了学习的乐趣。

3. 自定义反馈

不可否认，学习反馈在任何学科的学习中都是重要的教学因素。在智能化学习系统中也是如此，智能的全方位的学习反馈不单是对学生的学习情况的反馈，也同样关注教育者在教学过程中产生的一系列数据反馈。对于学生而言，数据分析记录的是学习习惯、兴趣、分数、行为等数据；针对教师，数据则会包括教学方法，教学形态，学生接受程度等。也就是说，无论是学生还是教师，虽然对象不同，产生的数据来源不同，但对于参与整个教学过程的每一个对象都会无一例外地被实时完整记录下来。

由此可见，数据反馈对于教与学的上方来说都有所帮助和提高。首先，学生能都通过反馈获得科学的，建设性的学习建议，从而调整自己的学习行为，提高学习的效率和效果；其次，对于老师的教学，可以获得更准确、快速的经验积累，并能更加详细地了解学生的接受情况，依据课堂反映的历史数据，得出客观的反馈结论，可以消除教育的人为偏见。

综上所述，信息化技术推动下的智慧教学为教育产业带来巨大变革，在此之前，我们的教育是统一规划，同标准执行的。是由上而下地指导学生适应计划，跟上计划，要求教师完成计划，并建立可行的解决方案，造成了教学经验不足，学习效果不如预期的情况。现在，人工智能的出现，让教育教学也可以自下而上，双向互动。学习者成为主体，自定义获得知识和反馈，更主动、专注，准确地参与教学活动，直至成功。

（三）智能教育师资培养

教育已经快速步入了智能化时代，重复繁杂的工作可以由机器来做，而这个时代的教育工作者需要重新被定义。教师如何面对知识信息化、教学体制智能化带来的变革，如何找到自己在教育新时代的准确位置，是现在师资培养的首要问题。想要迎接这些机遇与挑战，需要教师不断学习新知识、新技能，顺应时代变革所带来的巨大影响，在能力和意识上找到机器化和人性化教育的契合点。

1. 具有学习意识.创新意识、开放意识

在智能教育中，学习意识.创新意识，开放意识将是老师们不可或缺的基本素质。如何利用智能医学技术为学生展现更完美的教学效果，这必将成为各位老师将要面临的重要课题。因此，只有具有了这三方面意识的老师，才能更受学生欢迎！

2. 沟通能力与亲和力

利用人工智能进行教学，实际上仍然是人机互动的一种形式，而对于如何更好地与学生进行情感上的交流、全方位的情感互动，是需要老师们更加关注的问题之一。以具有亲和力的沟通方式与学生交流，是人工智能信息时代，机器所不能替代的！

3. 因材施教.关注个性化发展的能力

新技术的发展与应用，将会确保更多的学生都得到更为细致的、个性化的教育，因此，作为老师，也需要关注学生的学习规律与特征，并尽可能地因材施教，进行更具针对性的培养。

4. 运用人工智能技术的能力

3D立体演示医学模型、浸入式手术观摩、远程实景医疗诊断、虚拟患者学习系统等智能医疗应用为医学教育评价体系提供了多元化的教学环境，教学手段、理论实践教学模式，同时也对教学师资提出了更高的要求。显然，未来的优秀教师更加积极地将人工智能技术应用于教学当中去。

在信息化教育时代，教师新的主导地位与价值体现在能够教授学生有价值的知识，培养学生探索知识的兴趣、能力及方式方法；启发学生自我发现，主动实践创新实现人生价值和意义。所以，面对信息时代的变革和教育的科学发展，教师也需要不断提升自己的信息素养，利用智能技术改进自己的教学理念，教学方法，成为掌握信息技术，具有创新思维的新型教师！

（四）智能教学评价体系

传统的评价方式侧重于书面测试和标准化考试，而智能教学评价体系对于教学评价方式更多地引入了基于大数据资源的电子评价系统。在学习成绩可信度评价、个性教学适应度和学生特质分析准确度等方面增加了教学评价方式的维度。克服了传统教学质量评价系统中存在的评价方式单一、评价指标分配不够灵活，评价自适应性不强等问题。

从评价对象的角度来说，医学智能评价体系以"教师为引导，学生为主体"，通过教师课堂观察、阶段考核、学习情况督导等多种方式对学生的学习情况进行实时数据分析评价；通过学生自主理论学习，临床实践互动学习方式进行自我评价，学生互评，临床实践教师评价和患者反馈评价等定性和定量评价相结合的方式，对教学过程的实施情况进行周期性调整，促进教学目标的标准化提升和教学质量的持续性提高。

从评价内容上看，智能医学评价体系提供了科学实践，学术交流、创新创业等多方面教育平台数据内容。根据这些平台数据教学过程评价可以在医学理论，临床见习实践，网络自主学习，课外学术活动等方面实现评价内容的全覆盖。

在智能医学环境下开展教学活动和教学实施时，智能评价体系通过建立学生智能档案，了解学生个性特点，并进行数据统计分析及智能分组搭配和课程设计。整个教学过程是一个动态的过程，因此教学数据的实时更新与反馈显得尤为关键和重要。智能教学评价系统的及时更新与反馈为教师提供了教学策略调整的依据。

参考文献

[1] 王明强.中国古代医学教育思想史［M］.北京：中国中医药出版社，2018.

[2] 孟繁英.医学生人文素质教育与评价［M］.长春：吉林人民出版社，2018.

[3] 胡鸿雁，聂萍.医学教育教学策略创新研究［M］.武汉：湖北科学技术出版社，2018.

[4] 冯川钧，黄丹丹，程博.中国高等医学教育发展概述［M］.成都：四川大学出版社，2018.

[5] 隋洪玉，李晶.医学教育学概论［M］.北京：知识产权出版社，2019.

[6] 沙琨.智能医学教育［M］.武汉：湖北科学技术出版社，2019.

[7] 张锦英，陈权，杜英杰.医学教育改革新探索［M］.北京：中国协和医科大学出版社，2019.

[8] 傅晓.医学教育发展与教学实践研究［M］.北京：中国人口出版社，2019.

[9] 刘群英，王兆良.医学人文教育概论［M］.合肥：安徽人民出版社，2019.

[10] 岳芸，白芳，孔祥军.医学院校医德及教育研究［M］.北京：中国纺织出版社，2019.

[11] 宋随民，鲁杨.医学院校大学生心理健康与教育研究［M］.天津：天津科学技术出版社，2019.

[12] 张大庆.追寻医学的人文价值［M］.武汉：湖北科学技术出版社，2019.

[13] 樊代明.整合医学［M］.北京/西安：世界图书出版公司，2019.

[14] 谷成明，康志清，贺李镜.智慧医学引领未来［M］.北京：科学技术文献出版社，2019.

[15] 张颖，章震宇.医学心理学［M］.北京：中国协和医科大学出版社，2019.

[16] 刘新民，凤林谱.行为医学与健康［M］.合肥：中国科学技术大学出版社，2019.

[17] 黄红兰，石金舟.医学微生物学［M］.武汉：华中科技大学出版社，2019.

[18] 吕霞霞.实用临床医学基础与进展［M］.长春：吉林科学技术出版社，2019.

[19] 宋蓉.现代口腔医学修复技术与教育创新［M］.北京：中国纺织出版社，

2020.

　　［20］王维民.医学教育研究概论［M］.北京：北京大学医学出版社，2020.

　　［21］王英姿，袁金勇.医学人文教育读本［M］.南京：南京大学出版社，2020.

　　［22］刘琼.医学生人文素养教育体系构建［M］.延吉：延边大学出版社，2020.

　　［23］杨国华.医学高等院校创新创业教育研究［M］.昆明：云南人民出版社，
2020.

　　［24］张黎逸，杜慧凤.医学心理学［M］.北京：中国医药科技出版社，2021.

　　［25］于业礼，张如青.黑水城出土汉文医学文献研究［M］.上海：上海交通大
学出版社，2021.

　　［26］吕建农.重症医学［M］.南京：东南大学出版社，2021.

　　［27］乔纳森·格雷.群医学［M］.北京：中国协和医科大学出版社，2021.

　　［28］李国利，郭兵，胡艳玲.医学基础［M］.武汉：华中科学技术大学出版社，
2021.

　　［29］张勤文，俞红贤.动物医学实验技术　基础兽医学［M］.北京：科学出版
社，2021.

　　［30］姜玉新，刘德培，王辰.中华医学百科全书　临床医学医学超声学［M］.北
京：中国协和医科大学出版社，2021.